reinhardt

AF889406

Personzentrierte Beratung & Therapie; Band 6

GwG | Herausgegeben von der Gesellschaft für wissenschaftliche Gesprächspsychotherapie e.V., Köln

Michael Lux

Der Personzentrierte Ansatz und die Neurowissenschaften

Ernst Reinhardt Verlag München Basel

Michael Lux, Diplom-Psychologe, Diplom-Psychogerontologe, Gesprächspsychotherapeut (GwG), arbeitet als Neuropsychologe und Psychotherapeut in einem neurologischen Rehabilitationszentrum im Schwarzwald.

Covergestaltung unter Verwendung eines Werkes von Lioba Hartmann, München

Bibliografische Information der Deutschen Nationalbibliothek

Die Deutsche Nationalbibliothek verzeichnet diese Publikation in der Deutschen Nationalbibliografie; detaillierte bibliografische Daten sind im Internet über <http://dnb.d-nb.de> abrufbar.
ISBN 978-3-497-01902-1

Printed in Germany
Reihenkonzeption Umschlag: Oliver Linke, Augsburg
Satz: KompetenzCenter, Mönchengladbach
Druck und Bindung: Friedrich Pustet, Regensburg

Ernst Reinhardt Verlag, Kemnatenstr. 46, D-80639 München
Net: www.reinhardt-verlag.de E-Mail: info@reinhardt-verlag.de

Inhalt

Vorwort

Ausgangspunkt für dieses Buch ist meine praktische Tätigkeit als Neuropsychologe und Personzentrierter Psychotherapeut. Dabei wurde mir in den letzten Jahren immer deutlicher bewusst, wie gut neurowissenschaftliche Konzepte mit dem Personzentrierten Ansatz vereinbar sind. Umso erstaunlicher war es für mich, dass diese Zusammenhänge meines Wissens bislang weder im neurowissenschaftlichen Bereich noch innerhalb des Personzentrierten Ansatzes diskutiert wurden. Dass sie jedoch nicht nur für Vertreter des Personzentrierten Ansatzes von großem Interesse sind, habe ich bei Vorträgen wiederholt deutlich gespürt. Deswegen habe ich den Anstoß von Seiten des Ernst Reinhardt Verlages, diese Zusammenhänge zu einem Buch auszuarbeiten, gerne aufgegriffen. Die Arbeit daran hat mir Freude bereitet und ich hoffe, dass auch Sie ähnliche Empfindungen beim Lesen haben werden. Sie werden später noch etwas darüber erfahren, warum dies ein sehr gutes Zeichen wäre.

Mein Zugang zu den Neurowissenschaften ist der eines Personzentrierten Psychotherapeuten und dieser Blickwinkel hat die Auswahl der in dem Buch behandelten Themen geprägt. Dass es sich hierbei um eine selektive Auswahl handelt, ließ sich bei dem (ständig wachsenden) Umfang neurowissenschaftlicher Grundlagenbefunde nicht vermeiden. Entscheidendes Auswahlkriterium war dabei für mich, dass die Befunde mir helfen, Phänomene meiner klinischen Tätigkeit zu reflektieren und besser zu verstehen.

Zunächst möchte ich noch etwas über einige Begriffe sagen, die von mir verwendet werden. Ich spreche durchgängig von dem Personzentrierten Ansatz bzw. der Personzentrierten Psychotherapie. Keine Verwendung finden dagegen die als synomym anzusehenden Begriffe der klientenzentrierten Psychotherapie und der Gesprächspsychotherapie. Außerdem verwende ich der Einfachheit halber durchgängig männliche Bezeichnungen. Gemeint sind dabei immer Therapeutinnen und Therapeuten bzw. Klientinnen und Klienten. Dies ist für mich keine völlig zufriedenstellende Lösung, für die ich um Verständnis bitte. Sie finden am Ende des Buches einen Glossar, in dem die wichtigsten Grundbegriffe des Personzentrierten Ansatzes erläutert werden. Ich habe mich hierbei hauptsächlich an die in Stumm et al. (2003) vorgenommenen Begriffsbestimmungen gehalten.

Bei den folgenden Ausführungen handelt es sich nicht um eine „fertige Lehre", dazu ist das Thema dieses Buches inhaltlich noch zu wenig erschlossen. Deshalb ist es aus meiner Sicht wünschenswert, wenn Sie als Leser sich aktiv damit auseinandersetzen und dabei Ihre eigenen Sichtweisen sich entfalten lassen – nur dann „funktioniert" dieses Buch.

Neben den Mitarbeiterinnen des Ernst Reinhardt Verlages, und hier insbesondere der Lektorin Ulrike Landersdorfer, möchte ich Sylvia Rasch-Owald für ihre Unterstützung auch in schwierigen Phasen des Buchprojekts danken. Daneben gibt es weitere Personen, ohne die dieses Buch nicht möglich gewesen wäre. Zu nennen ist hier die fachliche Leitung des Instituts für Gesprächspsychotherapie und Klientzentrierte Beratung in Stuttgart: Susanne Vahrenkamp, Michael Behr, Hans-Jürgen Luderer und Reinhard Tausch. Durch sie wurde ich mit dem Personzentrierten Ansatz vertraut gemacht und erwarb meine Ausbildung in Personzentrierter Psychotherapie. Danken möchte ich auch den anderen Ausbildungsteilnehmern, durch die ich vielfältige Anregungen bekommen habe und in kollegialer Verbundenheit weiter bekomme. Herausheben möchte ich hierbei Sabine Reinartz, die von Beginn an meine Auffassungen hinsichtlich der klinischen Relevanz der geschilderten Zusammenhänge teilte. Sehr hilfreich war zudem in den letzten Monaten der fachliche Austausch mit Carola Brückmann, durch den ich verhaltenstherapeutische Sichtweisen sowie Grawes Neuropsychotherapie intensiver kennengelernt habe. Für die „logistische" Unterstützung in dieser Zeit danke ich Gerda Thara. Seit Herbst 2004 stehe ich zudem in engem Kontakt mit Renate Motschnig-Pitrik, die mich auf einige Fehler und Ungenauigkeiten aufmerksam gemacht hat; die verbleibenden Mängel habe alleine ich zu verantworten. Ihre Gedanken sind praktisch in die gesamte Ausgestaltung des Buches eingeflossen, ohne dass ich dies in ausreichendem Maß kenntlich machen konnte. Danken möchte ich meinen Klienten, die mich an ihrem seelischen Geschehen teilhaben ließen. Ohne sie hätte ich die Bedeutsamkeit der neurowissenschaftlichen Grundlagenbefunde für die Praxis der Personzentrierten Psychotherapie nicht erfahren. Die Beschäftigung damit hat bei mir bewirkt, dass ich die Geborgenheit und die Unterstützung, die mir in meinem Leben widerfahren ist, noch mehr zu würdigen weiß. Auch aus diesem Grund möchte ich dieses Buch meinen Eltern widmen.

Januar 2007 Michael Lux

1 Grundlagen des Personzentrierten Ansatzes – die 19 Thesen von Carl R. Rogers

(in Zusammenarbeit mit *Renate Motschnig-Pitrik*)

Der Personzentrierte Ansatz geht auf Carl Ransom Rogers zurück, einen der bedeutendsten Vertreter und Mitbegründer der humanistischen Psychologie. Wir verdanken ihm nicht nur tiefe Einsichten in das Wesen des Menschen, sondern auch die Beschreibung eines Weges, wie Menschen auf förderliche Art und Weise miteinander umgehen können. Der Personzentrierte Ansatz ist heute sowohl in der Psychotherapie als auch in verschiedensten Beratungskontexten weit verbreitet. Ausgangspunkt für dieses Kapitel ist ein Vergleich der Theorien von Carl Rogers und Antonio Damasio, einem der weltweit führenden Neurowissenschaftler, wobei eindrucksvolle Übereinstimmungen deutlich werden (Motschnig-Pitrik/Lux, zur Publikation eingereicht). Dies ist vor allem auch deshalb höchst bemerkenswert, weil diese Theorien im Abstand von 50 Jahren (!) und vor einem ganz unterschiedlichen Erfahrungshintergrund entwickelt wurden.

Rogers hat seine Konzepte im Rahmen seiner klinischen Erfahrungen als Berater und Psychotherapeut entwickelt. Dabei war er fest verwurzelt in der empirischen Psychologie und begründete seine Überlegungen so weit wie möglich mit Befunden der Grundlagenforschung. Er initiierte gemeinsam mit seinen Mitarbeitern viele wissenschaftliche Untersuchungen zur Überprüfung der eigenen Theorien und war *der* Pionier der Psychotherapie-Prozess-Forschung. Seine positive Haltung gegenüber dem wissenschaftlichen Erkenntnisgewinn fasst er selbst am besten mit den berühmten Worten zusammen: „Die Tatsachen sind freundlich." (Rogers 1961/2004, 40) In dieser Haltung hat er seine eigenen Theorien immer als vorläufig betrachtet und er hat in Aussicht gestellt, dass Entwicklungen der Grundlagenforschung zu deren Veränderung führen würden. Eine Differenzierung und Weiterentwicklung seiner Theorien fand Rogers erstrebenswert. Daher kann davon ausgegangen werden, dass er den in den letzten Jahren in den Neurowissenschaften stattfindenden Entwicklungen sicher mit großem Interesse und vielleicht auch mit Freude begegnet wäre. Im Verlauf dieses Buches wird, wie ich hoffe, zum Ausdruck kommen, dass die Grundlagenforschung jedoch entgegen den Vermutungen von Rogers eine weitgehende Bestätigung seiner theoretischen Konzeptionen erbracht hat. Am Ende der Darstellung seiner Theorie der Persönlichkeit äußert Rogers die Ansicht, es sei „sicher übertrieben zu hoffen, dass sich die zahlreichen

Hypothesen der Theorie als richtig erweisen" (Rogers 1951/2005, 458) – diese Ansicht wurde von der Grundlagenforschung eindrucksvoll widerlegt.

Mir geht es im Folgenden um die Darstellung von Grundzügen des Personzentrierten Ansatzes. Diese sind in den 19 Thesen von Rogers zur Persönlichkeit (Rogers 1951/2005) enthalten. Bei der Erläuterung der 19 Thesen werde ich auch auf Präzisierungen eingehen, die Rogers erst später vorgenommen hat. Eine der herausragenden Stärken der Theorie von Rogers, und damit der des Personzentrierten Ansatzes, ist dabei meiner Ansicht nach, dass sie in einem einheitlichen Bezugsrahmen eine Theorie der Persönlichkeit, der seelischen Gesundheit und der Psychotherapie bietet. Erweiterungen und Differenzierungen, die die Nachfolger von Rogers vorgenommen haben, lassen den Kern der Theorie unberührt. Einen Überblick über diese ist bei Keil und Stumm (2002) zu finden. Um es Ihnen als Leser zu erleichtern, Beziehungen der Theorie zu den in den nachfolgenden Kapiteln dargestellten Konzepten der neurowissenschaftlichen und psychologischen Grundlagenforschung herzustellen, sind Verweise darauf bei den betreffenden Thesen zu finden. Eine der wesentlichen Wurzeln des Personzentrierten Ansatzes besteht in der philosophischen Ausrichtung der Phänomenologie. Die erste These von Rogers lautet deshalb:

> I. Jedes Individuum existiert in einer ständig sich ändernden Welt der Erfahrung, deren Mittelpunkt es ist.

„Erfahrung" ist ein zentraler Begriff innerhalb des Personzentrierten Ansatzes. Die Welt der Erfahrungen bildet die subjektive Realität eines Menschen, diese wird auch als „Wahrnehmungsfeld" oder „phänomenales Feld" bezeichnet. Zu den Erfahrungen zählt alles, was dem Organismus in einem Augenblick widerfährt, wie z.B. Sinneseindrücke, Körperempfindungen, Gedanken, Bedürfnisse, Gefühle oder Erinnerungen. Allerdings wird

„nur ein Teil dieser Erfahrung und vermutlich ein sehr geringer Teil bewusst erfahren" (Rogers 1951/2005, 418), der Großteil der Erfahrungen bleibt damit außerhalb des Bewusstseins. Zu den Erfahrungen zählen deshalb auch unterschwellige Wahrnehmungen, die unbewusst verarbeitet werden. Ich werde wiederholt auf neurowissenschaftliche Befunde eingehen, die auf die Existenz und die Relevanz unbewusster Erfahrungen hinweisen. Die Welt der Erfahrungen, die subjektive Realität des Individuums, kann niemals von außen vollständig erschlossen werden. Messungen von Verhaltensreaktionen ermöglichen uns deshalb keinen vollständigen Zugang zur Qualität der subjektiven Erfahrung eines anderen Menschen. Rogers erläutert dies mit folgenden Worten:

> „Eine wichtige Tatsache ist, dass diese Welt des Individuums im echten und vollständigen Sinn nur dem Individuum selbst bekannt sein kann. Gleichgültig, wie angemessen unser Versuch ist, den Reiz zu messen – einen Lichtstrahl, einen Nadelstich, das Versagen bei einer Prüfung oder eine andere noch komplexere Situation –, gleichgültig auch, wie sehr wir uns bemühen, den wahrnehmenden Organismus zu messen – durch psychometrische Tests oder physiologische Instrumentarien –, die Tatsache bleibt, dass das Individuum der einzige ist, der wissen kann, wie die Erfahrung wahrgenommen wurde." (Rogers 1951/2005, 419)

Ganz ähnlich äußert sich Damasio:

> „Der Gedanke, man könne das Wesen subjektiver Erfahrungen erschöpfend durch die Untersuchung ihrer Verhaltenskorrelate erfassen, ist falsch. Zwar sind Geist und Verhalten biologische Phänomene, doch Geist ist Geist, und Verhalten ist Verhalten. Geist und Verhalten lassen sich korrelieren, und die Korrelation wird mit dem Fortschritt der Wissenschaft immer enger werden, doch in ihren jeweiligen Eigenschaften bleiben Geist und Verhalten verschieden. Das ist der Grund, weshalb ich niemals Ihre Gedanken erkennen kann, wenn Sie sie mir nicht mitteilen, und Sie die meinen nicht kennen, wenn ich sie Ihnen nicht verrate." (Damasio 2002, 369)

Rogers stellt in I fest, dass die Welt der Erfahrungen sich ständig ändert. Genau dies ist auch in der Bewusstseinstheorie von Damasio ein Merkmal des so genannten Kernbewusstseins, einer basalen Bewusstseinsform, die unsere individuelle subjektive Perspektive prägt (Kap. 6.2.2). Entsprechend der phänomenologischen Grundausrichtung ist nicht die äußere Welt, sondern die Welt der Erfahrungen die entscheidende Realität, in der das Individuum lebt. Darauf bezieht sich die zweite These.

> II. Der Organismus reagiert auf das Feld, wie es erfahren und wahrgenommen wird. Dieses Wahrnehmungsfeld ist für das Individuum „Realität".

Die Welt der Erfahrungen stellt die „Realität" dar, innerhalb derer wir uns orientieren. Nach Ansicht von Rogers leben wir dabei „nach einer wahrnehmungsmäßigen ‚Landkarte', die nie die Realität selbst ist" (Rogers 1951/2005, 420). Diese „Realität" prägt unser Verhalten und sie ist von zentraler Bedeutung für das Verständnis von psychischen Phänomenen. In Abhängigkeit von den wahrgenommenen Erfahrungen können gleiche äußere Ereignisse ganz unterschiedliche Auswirkungen haben. Rogers erläutert dies am Beispiel zweier Männer, die nachts auf einer Straße fahren: „Vor ihnen taucht mitten auf der Straße ein Gegenstand auf. Einer der beiden sieht einen Felsblock und reagiert mit Schrecken. Der andere, der die Gegend kennt, sieht einen Haufen toter Zweige und reagiert mit Gelassenheit. Jeder der beiden reagiert auf die Realität, wie er sie wahrnimmt." (Rogers 1951/2005, 419) Die Realität wird also gewissermaßen durch den Beobachter selbst erzeugt, was einer konstruktivistischen Perspektive entspricht (Fehringer 2003). Der Begriff der „wahrnehmungsmäßigen Landkarte" erinnert dabei an Konzepte aus der kognitiven Psychologie wie z. B. den des Schemas bei Piaget, Bartlett oder Neisser. Die Auffassung von Rogers korrespondiert gut mit einer Sichtweise, die auch von Neurowissenschaftlern wie z. B. Damasio eingenommen wird. Unsere Vorstellungen sind danach „Konstruktionen des Gehirns, die durch ein Objekt ausgelöst werden, und keine Spiegelbilder des Objekts" (Damasio 2002, 369). In den Kapiteln 3 und 4 werden Konzepte vorgestellt, die für die Konstruktion der „wahrnehmungsmäßigen Landkarte" von Bedeutung sind. Die wahrgenommenen Erfahrungen bestimmen nach These III das Verhalten des Organismus, der biologischen Einheit eines Lebewesens.

> III. Der Organismus reagiert auf das Wahrnehmungsfeld als ein organisiertes Ganzes.

Hier kommt zum Ausdruck, dass das Verhalten des Organismus nicht durch einfache Ursache-Wirkung-Prinzipien beschrieben werden kann. Eine systemtheoretische Sicht ist stattdessen angemessener, um den Aspekten der Ganzheitlichkeit und der Selbstorganisation des Organismus gerecht zu werden. Rogers geht dabei davon aus, dass der Organismus „ein total organisiertes System ist, in dem Veränderungen irgendeines Teils zu Veränderungen bei anderen Teilen führen kann" (Rogers 1951/2005, 422). Der in Kapitel 5.1.2 dargestellte „Baum der Lebensregulation" verdeutlicht die von Rogers angesprochene ganzheitliche Reaktionsweise des Organismus. Eine systemtheoretische Perspektive wird heute in verschiedenen wissenschaftlichen Disziplinen eingenommen. Diese weist eine hohe Kompatibilität mit humanistischen Ansätzen auf und wird von Jürgen Kriz zu einer Personzentrierten Systemtheorie ausgearbeitet (Kriz 2001). Insbesondere lassen sich dabei Beziehungen herstellen zwischen Systemtheorie und Aktualisierungstendenz (Kriz/Stumm 2003), auf die sich die vierte These von Rogers bezieht.

> IV. Der Organismus hat eine grundlegende Tendenz, den Erfahrungen machenden Organismus zu aktualisieren, zu erhalten und zu erhöhen.

Die Aktualisierungstendenz ist das einzige Motiv, „welches in diesem theoretischen System als Axiom vorausgesetzt wird" (Rogers 1959/1991, 22). Rogers definiert die Aktualisierungstendenz wie folgt: „Der Begriff bezeichnet die dem Organismus innewohnende Tendenz zur Entwicklung all seiner Möglichkeiten; und zwar so, daß sie der Erhaltung oder Förderung des Organismus dienen." (Rogers 1959/1991, 21) Angenommen wird, dass alle Lebewesen danach streben, sich zu erhalten und die in ihnen liegenden Möglichkeiten zur Entfaltung zu bringen. Aus der Aktualisierungstendenz heraus entwickelt sich der Mensch in Richtung auf Wachstum, Differenzierung, Autonomie und sozial-konstruktive Werthaltungen (Stumm/Keil 2002). Die Aktualisierungstendenz ist von übergeordneter Bedeutung für alle anderen Bedürfnisse. Deren Existenz wird zwar angenommen, sie werden jedoch nicht weiter voneinander abgegrenzt, sieht man von dem Bedürfnis nach positiver Beachtung durch andere Personen ab. Sie stellt dabei eine Energiequelle dar, die bewirkt, dass der Organismus im Sinne von Selbsterhaltung und Weiterentwicklung „immer etwas vor" (Rogers 1980/2003, 74) hat. Eine bemerkenswert ähnliche Sicht hinsichtlich der grundsätzlichen Ausrichtung lebender Organismen vertritt Damasio (Kap. 5.2.2).

Im Personzentrierten Ansatz wird davon ausgegangen, dass der Organismus die Fähigkeit hat, Ereignisse danach zu bewerten, ob sie für diesen als Ganzes förderlich sind oder nicht. Er hat somit die Funktion einer „inneren Bewertungsinstanz". Der Zugang zu dieser inneren Bewertungsinstanz, die Offenheit des Bewusstseins gegenüber allen Erfahrungen des Organismus, ist dabei im Verständnis des Personzentrierten Ansatzes von zentraler Bedeutung für die seelische Gesundheit. Auch in den Neurowissenschaften wurden Belege für die Existenz eines solchen nicht auf bewusste Verarbeitungsprozesse angewiesenen Bewertungsprozesses gefunden. So wird beispielsweise nach Damasio die Bedeutung von Objekten für den Organismus durch den körperbezogenen Prozess des Kernbewusstseins bewertet, der weder das Arbeitsgedächtnis noch begriffliches Denken erfordert (Kap. 6.2.2). Dieser Prozess des Kernbewusstseins beinhaltet gewissermaßen ein internes Präferenzsystem, das zum großen Teil durch emotionale Lernerfahrungen geprägt wird. Die emotionalen Lernerfahrungen sind im impliziten Gedächtnis, dem emotionalen Erfahrungsgedächtnis nach Gerhard Roth (2003), gespeichert (Kap. 3.3). Sie finden über die gesamte Lebensspanne hinweg statt, wobei Kindheit und Jugend von besonderer Bedeutung sind. Die Nutzung des internen Präferenzsystems ist von entscheidender Bedeutung für die Bewältigung der Anforderungen des Lebens. Den Zugang dazu erhalten wir über Körperempfindungen, Emotionen und Gefühle (Kap. 5). Experimentelle Belege für die Relevanz dieses internen Präferenzsystems wurden unter anderem in Untersuchungen zur Theorie der somatischen Marker gefunden (Kap. 5.3).

> V. Verhalten ist grundsätzlich der zielgerichtete Versuch des Organismus, seine Bedürfnisse, wie sie in dem so wahrgenommenen Feld erfahren wurden, zu befriedigen.

Verhalten ist nach dieser These motiviert, wobei die Motivation des Verhaltens aus den wahrgenommenen Bedürfnissen des Organismus resultiert. Entscheidend sind damit nicht die Bedürfnisse an sich, sondern die Art und Weise, wie diese wahrgenommen werden. Die Bedürfnisse resultieren dabei aus der Aktualisierungstendenz und umfassen sowohl die Defizitbedürfnisse als auch die Wachstumsbedürfnisse entsprechend der Bedürfnishierarchie von Maslow (Kriz/Stumm 2003). Werden Bedürfnisse allerdings nicht oder verzerrt wahrgenommen, d.h. werden sie nicht exakt symbolisiert (s.u.), ergeben sich Probleme für die Integrität der Verhaltenssteuerung: „Wir begeben uns bewußt in eine Richtung, während wir uns organisch in eine andere bewegen.“ (Rogers 1961/2004, 194) Dies betrifft den Kern der Störungstheorie des Personzentrierten Ansatzes, der durch die Grundlagenforschung eine weitgehende Bestätigung erfahren hat (Kap. 7). Die Bedeutung der Emotionen hinsichtlich der Steuerung des Verhaltens wird in der nächsten These zusammengefasst.

> VI. Dieses zielgerichtete Verhalten wird begleitet und im allgemeinen gefördert durch Emotion, eine Emotion, die in Beziehung steht zu dem Suchen aller vollziehenden Aspekte des Verhaltens, und die Intensität der Emotion steht in Beziehung zu der wahrgenommenen Bedeutung des Verhaltens für die Erhaltung und Förderung des Organismus.

Hierin ist zum einen enthalten, dass Emotionen das Verhalten hinsichtlich der Erreichung eines Zieles unterstützen. Emotionen bewirken dabei „die Integration und Konzentration des Verhaltens auf das Ziel“ (Rogers 1951/2005, 426). Die neurobiologischen Grundlagen der Emotionen waren in den letzten Jahren ein Forschungsschwerpunkt der Neurowissenschaften (Kap. 3.3; Kap. 5). Die verhaltensunterstützende Wirkung der Emotionen wird dabei auch von Neurowissenschaftlern betont, so hat nach Damasio „die Emotion die Funktion, den inneren Zustand des Organismus zu regulieren, so dass er auf die spezifische Reaktion vorbereitet ist“ (Damasio 2002, 71).

Nach These VI beinhalten Emotionen daneben einen bewertenden Aspekt, indem sie auf die Bedeutung von Verhalten für die Erhaltung und Weiterentwicklung des Organismus hinweisen. Damit stehen sie im Dienste der Aktualisierungstendenz und haben eine orientierungsgebende Funktion hinsichtlich des Stands der Bedürfnisbefriedigung. Auch informieren sie den Organismus über die Notwendigkeit weiteren zielgerichteten Verhaltens. Dieser den Emotionen zugrunde liegende Bewertungsprozess erfolgt unabhängig von bewussten Verarbeitungsprozessen: „Der Organismus kann also Reize und deren Bedeutung für den Organismus unterscheiden, ohne dass höhere Nervenzentren, die bei Vorgängen im

Bewusstsein eine Rolle spielen, beteiligt sind." (Rogers 1959/1991, 25) Auf neurowissenschaftliche Befunde, die diese Aussage bestätigen, werde ich wiederholt eingehen. Beispielhaft sei an dieser Stelle eine Aussage von Damasio erwähnt:

> „Selbst wenn die emotionale Reaktion ohne bewusste Kenntnis des emotional besetzten Reizes erfolgt – den ich als Objekt definiere, das Triebe und Emotionen auslösen kann –, ist die Emotion trotzdem das Ergebnis einer Situationseinschätzung des Organismus. Dabei spielt es keine Rolle, dass die Bewertung dem Selbst nicht richtig bewusst wird." (Damasio 2005, 69)

Die nächste These ergibt sich aus der phänomenologischen Grundausrichtung der Theorie.

> VII. Der beste Ausgangspunkt zum Verständnis des Verhaltens ist das innere Bezugssystem des Individuums selbst.

Unter dem inneren Bezugssystem werden alle Erfahrungen verstanden, die dem Organismus zu einem bestimmten Augenblick widerfahren. Es zählen dazu sowohl bewusste als auch unbewusste Erfahrungen. Bezogen auf diese Erfahrungen ist das Verhalten des Organismus immer sinnvoll, auch wenn dies, vom Standpunkt eines äußeren Beobachters aus betrachtet, nicht den Anschein haben mag. Das Verhalten wäre dem Beobachter aber verständlich, wenn das innere Bezugssystem des Beobachteten vollständig zugänglich wäre – was jedoch immer nur annäherungsweise möglich ist. Rogers präzisiert dabei seine siebte These wie folgt:

> „Wenn wir alle Körper- und Sinnesempfindungen des Individuums einfühlend erfahren, wenn wir sein gesamtes Erscheinungsfeld einschließlich der bewussten Elemente wie auch jener Erfahrungen, die nicht auf die bewusste Ebene gelangt sind, erfahren könnten, dann hätten wir die perfekte Grundlage zum Verständnis der Bedeutung seines Verhaltens und zur Voraussage seines zukünftigen Verhaltens." (Rogers 1951/2005, 427)

Die Neurowissenschaften haben in letzter Zeit bedeutsame Fortschritte bei der Erforschung der neuronalen Prozesse gemacht, die empathisches Verstehen möglich machen (Kap. 8.2). Diese Befunde legen einen phänomenologischen Zugang zum Verständnis des Menschen nahe, wie er in These VII betont wird.

> VIII. Ein Teil des gesamten Wahrnehmungsfeldes entwickelt sich nach und nach zum Selbst.

Das „Selbst“ ist ein weiterer zentraler Begriff innerhalb des Personzentrierten Ansatzes. Er bezeichnet das Konzept, das eine Person von sich selbst hat, weshalb dafür auch der Begriff des Selbstkonzepts verwendet wird. Von Selbst-Struktur wird dagegen gesprochen, wenn das Selbst aus der Perspektive eines äußeren Beobachters betrachtet wird. Das Selbst beinhaltet „die Wahrnehmungscharakteristiken des Ich, die Wahrnehmungen der Beziehungen zwischen dem Ich und den anderen und verschiedenen Lebensaspekten, einschließlich der mit diesen Erfahrungen verbundenen Werte“ (Rogers 1959/1991, 26). Vom Selbstkonzept, das gewissermaßen widerspiegelt, wie wir uns selbst sehen, wird das Selbstideal unterschieden. Dieses ist der Teil des Selbst, der das Selbstkonzept beinhaltet, „das eine Person am liebsten besäße, worauf sie für sich selbst den höchsten Wert legt“ (Rogers 1959/1991, 26). Das Selbst bestimmt letztendlich darüber, welche Erfahrungen dem Bewusstsein zugänglich sind und damit symbolisiert werden können. Im Verständnis des Personzentrierten Ansatzes gehen Entwicklungsprozesse, die sowohl im Lebenslauf als auch während der Psychotherapie stattfindenden, darauf zurück, dass sich das Selbst weiterentwickelt. Beziehungen vom Selbst und dessen Weiterentwicklung lassen sich zu Befunden zum autobiographischen Gedächtnis herstellen (Kap. 3.2). Auch die Überlegungen von Damasio zum erweiterten Bewusstsein und dem autobiographischen Selbst weisen dazu enge Verbindungen auf (Kap. 6.2.1).

> IX. Als Resultat der Interaktion mit der Umgebung und insbesondere als Resultat wertbestimmter Interaktionen mit anderen wird die Struktur des Selbst geformt – eine organisierte, fließende, aber durchweg begriffliche Struktur von Wahrnehmungen von Charakteristika und Beziehungen des „Selbst“ zusammen mit den zu diesen Konzepten gehörenden Werten.

Das Selbst wird von Rogers als eine „organisierte, in sich geschlossene Gestalt“ aufgefasst (Rogers 1959/1991, 26), die dem Selbstbild einer Person entspricht. Betont wird dabei, dass die Struktur des Selbst wandelbar ist und Prozesscharakter hat: „Es handelt sich um eine fließende, wechselnde Gestalt, um einen Prozeß, der zu jedem beliebigen Zeitpunkt eine spezifische Wesenheit besitzt“ (Rogers 1959/1991, 26). Das Selbst kann also unterschiedliche Konfigurationen annehmen. Das Bild, das wir von uns selbst haben, die Eigenschaften, die wir uns zuschreiben, wie wir uns in der Beziehung zu anderen Menschen und zur übrigen Umwelt sehen und wie wir uns und diese Beziehungen sowie unsere Erfahrungen bewerten, ist Änderungen unterworfen. Im Selbst enthalten sind alle symbolisierten und damit bewussten Erfahrungen, z.B. in Form von Vorstellungen, Bildern, Gefühlen, Gedanken oder Worten. Jede symbolisierte Erfahrung trägt zur Weiterentwicklung des Selbst bei. Die Flexibilität des Selbst findet seine

Entsprechung in den Konzepten zum autobiographischen Gedächtnis (Kap. 3.2) sowie in den Vorstellungen Damasios zum erweiterten Bewusstsein (Kap. 6.2.1). Sie hängt damit zusammen, welche der vielen nichtaktivierten Erinnerungen des autobiographischen Gedächtnisses aktiviert und für die Konstruktion des Selbst genutzt werden.

> X. Die den Erfahrungen zugehörigen Werte und die Werte, die ein Teil der Selbst-Struktur sind, sind in manchen Fällen Werte, die vom Organismus direkt erfahren werden, und in anderen Fällen Werte, die von anderen introjiziert oder übernommen, aber in verzerrter Form wahrgenommen werden, so als wären sie direkt erfahren worden.

Wie bereits bei These IV angesprochen wurde, hat der Organismus die Fähigkeit, Erfahrungen danach zu bewerten, ob sie für ihn erhaltend und förderlich sind. Bewertungen gehen jedoch nicht nur auf diesen ganzheitlich-integrativ zu denkenden Bewertungsprozess zurück, sondern sie können auch Ausdruck der Übernahme von Bewertungen von anderen Personen sein. Rogers spricht hier von Bewertungsbedingungen:

> „Eine Bewertungsbedingung entwickelt sich, wenn die positive Beachtung einer Bezugsperson an Bedingungen geknüpft ist, wenn das Individuum erfährt, dass es in einigen Aspekten geschätzt wird, in anderen nicht. Allmählich wird diese Einstellung in den Komplex Selbstbezug assimiliert, und das Individuum bewertet eine Erfahrung als positiv oder negativ allein deshalb, weil diese Bewertungsbedingungen, die es von anderen übernommen hat, bestehen, und nicht deshalb, weil die Erfahrungen förderlich oder hinderlich für den Organismus sind." (Rogers 1959/1991, 36)

Auf Grund dieser selektiven Erfahrung von Wertschätzung durch wichtige Bezugspersonen spaltet sich aus der Aktualisierungstendenz, die auf Erhaltung und Entfaltung des Organismus gerichtet ist, die „Selbstaktualisierungstendenz" ab. Diese Selbstaktualisierungstendenz zielt nun jedoch vor allem auf die Erhaltung des Selbst und insbesondere die Sicherung der positiven Beachtung durch andere Personen ab. Dadurch kann eine Diskrepanz zur Aktualisierungstendenz entstehen. Es kann also sein, dass es dem Individuum wichtiger wird, aus dem Selbst resultierende Ziele zu verfolgen. Dabei geht es z. B. mehr um die Verteidigung des eigenen Ansehens, als darum, Bedürfnisse zu verwirklichen, die aus der Aktualisierungstendenz resultieren. Bewertungsbedingungen führen zu einer Störung des ganzheitlich-integrativen Bewertungsprozesses des Organismus, wodurch dessen Fähigkeit zur Selbstregulation beeinträchtigt wird. Mit den Worten von Rogers lautet dies: „Indem eine solche Bewertungsbedingung den Bewertungsprozess stört, hindert sie das Individuum, sich frei und effektiv zu verhalten." (Rogers 1959/1991, 36)

Ganz ähnlich äußert sich der Neurobiologe Gerald Hüther (2006). Er sieht die bedingte Vermittlung von Geborgenheit durch wichtige Bezugspersonen für das Kind als Ursache für die einseitige Bahnung von Grundüberzeugungen an, die die Flexibilität des Erlebens und Verhaltens einschränken können (Kap. 2.2.1). Daneben betont auch Damasio die Bedeutung von emotionalen Lernerfahrungen und hier insbesondere derjenigen in Kindheit und Jugend für den Aufbau des internen Präferenzsystems. Probleme für die Adaptivität des internen Präferenzsystems ergeben sich dabei für den Fall, dass die übernommen Bewertungen einer „kranken Kultur" (Damasio 1997, 244) entstammen (Kap. 5.4.2). Die Bewertungsbedingungen bewirken über Abwehrmechanismen eine Einschränkung der Offenheit des Bewusstseins für die Gesamtheit der Erfahrungen des Organismus. Dies ist Gegenstand von These XI.

> XI. Wenn Erfahrungen im Leben des Individuums auftreten, werden sie entweder a) symbolisiert wahrgenommen und in einer Beziehung zum Selbst organisiert, b) ignoriert, weil es keine wahrgenommene Beziehung zur Selbst-Struktur gibt, oder c) geleugnet oder verzerrt symbolisiert, weil die Erfahrung mit der Struktur des Selbst nicht übereinstimmt.

Bewusstsein ist nach Ansicht des Personzentrierten Ansatzes „die Symbolisierung eines Ausschnitts unserer Erfahrung" (Rogers 1959/1991, 24). Dabei wird davon ausgegangen, dass diese Symbolisierung unterschiedliche Grade von Genauigkeit aufweisen kann, „von einer dumpfen Gewahrwerdung von etwas, das tief innen existiert, bis hin zu einer scharfen Gewahrwerdung von etwas, was im Brennpunkt steht" (Rogers 1959/1991, 24). Die Symbolisierung von Erfahrungen kann z. B. durch Worte, Bilder oder auch durch das Erleben eines Gefühls erfolgen. Durch die Symbolisierung werden die Erfahrungen in das Selbst integriert. Die Möglichkeit der Symbolisierung hängt dabei auch davon ab, ob die Erfahrung „als innerhalb der Kontrolle des Selbst wahrgenommen wird oder nicht" (Rogers 1951/2005, 430).

Völlig im Einklang mit neurowissenschaftlichen Vorstellungen geht Rogers davon aus, dass nur ein Teil der Erfahrungen symbolisiert wird, der überwiegende Teil bleibt unbewusst. Unbewusst bleiben beispielsweise die Erfahrungen, die irrelevant sind, weil sie in keinem Zusammenhang zu einem Bedürfnis stehen, das mit dem Selbst verbunden ist. Hüther geht davon aus, dass „nur ein verschwindend kleiner Teil der vom Gehirn generierten Bilder" ins Bewusstsein gelangt. Ob ein Sinneseindruck ins Bewusstsein gelangt oder nicht, hängt dabei davon ab, „wie (wichtig) er von einer bestimmten Person in einer bestimmten Situation eingeschätzt wird" (Hüther 2004 a, 23).

Ein Teil der Erfahrungen wird daneben auf Grund von psychodynamischen Prozessen nicht exakt symbolisiert. Rogers erläutert dies mit folgenden Worten:

> „Wenn eine Erfahrung vage oder unterschwellig als mit der Selbst-Struktur inkongruent wahrgenommen wird, scheint der Organismus mit einer Verzerrung der Bedeutung dieser Erfahrung zu reagieren (um sie so wieder in Kongruenz mit dem Selbst zu bringen) oder mit einer Wahrnehmungsverweigerung, um so die Selbststruktur vor Bedrohung zu bewahren." (Rogers 1959/1991, 31)

Die Verzerrung der Bedeutung einer Erfahrung kann dabei durch folgendes Beispiel verdeutlicht werden:

> „Enthält das Selbstkonzept das Merkmal ‚Ich bin ein schlechter Student', dann kann die Erfahrung einer guten Note leicht dadurch verzerrt und wieder in Übereinstimmung mit dem Selbst gebracht werden, indem sie z.B. umgedeutet wird in ‚Der Professor ist ein Dummkopf', ‚Ich hatte eben Glück', usw." (Rogers 1959/1991, 31)

Neben der verzerrten Symbolisierung im Bewusstsein können Erfahrungen jedoch auch gänzlich vom Bewusstsein ausgeschlossen werden: „Die fließende, aber konsistente Organisation, die die Struktur oder das Konzept des Selbst ist, verhindert so das Eindringen einer Wahrnehmung, die im Widerspruch mit ihr steht". (Rogers 1951/2005, 436) Dies geschieht, um die Destabilisierung des Selbst zu verhindern.

Für die symbolische Verarbeitung von Erfahrungen und deren Repräsentation im Bewusstsein sind aus Sicht der Neurowissenschaften die expliziten Funktionssysteme zuständig, für die das Arbeitsgedächtnis von zentraler Bedeutung ist (Kap. 4). Differenzierte Aussagen zu verschiedenen Aspekten des Bewusstseins trifft daneben Damasio in seiner Bewusstseinstheorie (Kap. 6). Verzerrungs- oder Verleugnungsphänomene sind auch Gegenstand neurowissenschaftlicher Betrachtungen. Auf deren Existenz weisen Hüther (Kap. 2.2.2) und Damasio (Kap. 5.2.1) hin. Auch das von Markowitsch beschriebene mnestische Blockadesyndrom (Kap. 3.2.3) bietet einen Erklärungsansatz zum Verständnis der zugrunde liegenden Prozesse. Diese Prozesse können an dem beteiligt sein, was These XII zum Ausdruck bringt.

> XII. Die vom Organismus angenommenen Verhaltensweisen sind meistens die, die mit dem Konzept vom Selbst übereinstimmen.

Rogers meint damit, „wenn sich der Organismus um die Befriedigung seiner Bedürfnisse in der Welt, wie sie wahrgenommen wird, bemüht, dann muß die Form, die dieses Bemühen annimmt, mit dem Konzept vom Selbst übereinstimmen" (Rogers 1951/2005, 438). Um dies zu erläutern, gebraucht er folgendes Beispiel:

> „Ein Pilot zum Beispiel, der sich als tapferes und relativ furchtloses Individuum begreift, erhält einen Auftrag, der ein großes Risiko mit sich bringt. Physiologisch erfährt er Angst und das Bedürfnis, der Gefahr zu entfliehen. Diese Reaktionen können aber nicht symbolisiert werden, da sie seinem Konzept vom Selbst allzu sehr widersprechen." (Rogers 1951/2005, 438)

Die Prozesse der Wahrnehmungsabwehr machen es dem Piloten somit möglich, sich entsprechend dem eigenen Selbstkonzept zu verhalten und den gefährlichen Auftrag auszuführen. Die Bedeutung des Selbst für die Verhaltenssteuerung, und hierbei insbesondere der damit verbundenen Exekutivfunktionen, wird in Kapitel 4.6 erläutert. Aussagen dazu lassen sich daneben aus der Bewusstseinstheorie von Damasio ableiten (Kap. 6.2.3). Neben der bewussten Verhaltenssteuerung nimmt Rogers auch eine Beeinflussung des Verhaltens durch unbewusste Faktoren an, worauf sich These XIII bezieht.

> XIII. Verhalten kann in manchen Fällen durch organische Bedürfnisse und Erfahrungen verursacht werden, die nicht symbolisiert werden. Solches Verhalten kann in Widerspruch zur Struktur des Selbst stehen, aber in diesen Fällen ist das Verhalten dem Individuum nicht „zu eigen".

Rogers nimmt an, dass wir in der Lage sind, auf bedrohliche Situationen mit Schutzreaktionen zu reagieren, ohne dass wir das entsprechende Verhalten oder die Situation im Bewusstsein verarbeitet haben. In solchen Fällen hat das Individuum das Gefühl: „Ich wusste nicht, was ich tat", „Ich war nicht verantwortlich für das, was ich tat" (Rogers 1951/2005, 439). Zu dieser unbewussten Motivation von Verhalten kann es auch kommen, wenn „organisch erfahrene Bedürfnisse dem Bewusstsein nicht zugänglich gemacht werden, weil sie nicht mit dem Selbst-Konzept übereinstimmen" (Rogers 1951/2005, 439). Der Organismus ist dann in der Lage, die Ausführung von komplexem Verhalten zu organisieren, ohne dass dabei bewusste Verarbeitungsprozesse beteiligt sind. Die neurowissenschaftliche und psychologische Forschung der letzten Jahre hat die Bedeutung unbewusster Faktoren hinsichtlich der Verhaltenssteuerung hinlänglich nachgewiesen. Besonders intensiv wurde dabei das von Rogers erwähnte Beispiel der unbewussten Aktivierung des „Gefahrenabwehrsystems" untersucht (Kap. 3.3.2). Neurowissenschaftler bezeichnen dabei Verhalten, das durch unbewusste Prozesse initiiert wurde und nach Rogers als „nicht zu eigen" erlebt wird, als „unerklärlich“ (Kap. 6.2.3) oder als „ohne persönlichen Bezug erlebt“ (Kap. 3.2.3). Die beiden nächsten Thesen beziehen sich auf die Kongruenztheorie seelischer Gesundheit des Personzentrierten Ansatzes. These XIV beschreibt die darin angenommene Ursache für die Entstehung von psychischen Störungen.

> XIV. Psychische Fehlanpassung liegt vor, wenn der Organismus vor dem Bewusstsein wichtige Körper- und Sinnes-Erfahrungen leugnet, die demzufolge nicht symbolisiert und in die Gestalt der Selbst-Struktur organisiert werden. Wenn diese Situation vorliegt, gibt es eine grundlegende oder potentielle psychische Spannung.

Entscheidend für die seelische Gesundheit des Individuums ist gemäß dem Personzentrierten Ansatz, inwieweit die Symbolisierungsprozesse der Gesamtheit der Erfahrungen des Organismus entsprechen. Werden bedeutsame Erfahrungen nicht exakt symbolisiert, so ergibt sich eine „Diskrepanz zwischen dem erfahrenden Organismus, wie er existiert, und dem Konzept des Selbst, das einen beherrschenden Einfluß auf das Verhalten ausübt“ (Rogers 1951/2005, 440). Ursache hierfür ist, dass sich das Individuum in einer Abwehrhaltung befindet. Erfahrungen und Bewertungen des Organismus werden deshalb entweder verzerrt symbolisiert oder völlig verleugnet. Hieraus resultiert der Zustand der Inkongruenz, „ein Zustand der Spannung und inneren Konfusion, weil hinsichtlich einiger Aspekte das individuelle Verhalten durch die Aktualisierungstendenz, bezüglich anderer Aspekte jedoch durch die Selbstaktualisierungstendenz geregelt wird, so dass dadurch ungeordnetes oder unverständliches Verhalten entsteht“ (Rogers 1959/1991, 29). Wenn die Wahrnehmungsabwehr die Diskrepanz zwischen dem Selbst und der Gesamtheit der Erfahrungen nicht mehr effektiv unterdrücken kann, wenn also die Notwendigkeit einer Änderung des Selbst dringlicher wird, entsteht Angst. Diese Prozesse sind aus Sicht des Personzentrierten Ansatzes der entscheidende Nährboden für die Entstehung von psychischen Störungen, was in Kap. 7.1 ausführlicher erläutert wird. Ähnliche Aussagen sind auch in der Neuropsychotherapie von Grawe (Kap. 7.3) zu finden. Die Voraussetzungen für seelische Gesundheit werden in These XV zusammengefasst.

> XV. Psychische Anpassung besteht, wenn das Selbst-Konzept dergestalt ist, dass alle Körper- und Sinnes-Erfahrungen auf einer symbolischen Ebene in eine übereinstimmende Beziehung mit dem Konzept vom Selbst assimiliert werden oder assimiliert werden können.

Ist das Individuum offen für alle relevanten Erfahrungen des Organismus, befindet es sich somit nicht in einer Abwehrhaltung, dann ist es bereit, sein Selbst zu überprüfen, „um es in Übereinstimmung mit einer exakt symbolisierten Erfahrung zu bringen“ (Rogers 1959/1991, 32). Werden die Erfahrungen des Organismus einschließlich der damit zusammenhängenden Bewertungen exakt symbolisiert, dann befindet sich das Individuum im Zustand der Kongruenz. „Optimale psychische Ausgeglichenheit besteht dann, wenn das Selbstkonzept so gestaltet ist, dass alle Erfahrungen auf einem symbolischen Niveau in die Gestalt der Selbststruktur aufgenommen werden können.“ (Rogers 1959/1991, 33) Das Individuum wäre dann „eine mit sich in völliger Übereinstimmung befindliche, also eine psychisch gesunde Person“ (Rogers 1959/1991, 32). Rogers hat dieses Ideal seelischer Gesundheit, das in der Realität niemals dauerhaft erreicht wird, als die „Fully Functioning Person“ bezeichnet. Diese kann alle Erfahrungen des Organismus für die bewusste Verhaltenssteuerung nutzen – Bewusstsein und Unbewusstes sind gewissermaßen völlig in Einklang. Bestätigung für die Kongruenztheorie seelischer Gesundheit liefert sowohl die neurowissenschaftliche als auch die psychologische Grundlagenforschung (Kap. 7.2). Deren Grundgedanken sind auch in neurowissenschaftlich begründeten Psychotherapiekonzeptionen zu finden (Kap. 7.3; Kap. 7.4). Überlegungen von Hüther (Kap. 2.2.1) und von Damasio (Kap. 6.2.4) können dabei Anregungen für ein Verständnis dafür geben, wodurch die Fully Functioning Person auf neuronaler Ebene gekennzeichnet ist. Gegenstand von These XVI sind die Auswirkungen der Konfrontation des Individuums mit Erfahrungen, die nicht mit dessen Selbst vereinbar sind und die es somit nicht exakt symbolisieren kann.

> XVI. Jede Erfahrung, die nicht mit der Organisation oder Struktur des Selbst übereinstimmt, kann als Bedrohung wahrgenommen werden, und je häufiger diese Wahrnehmungen sind, desto starrer wird die Selbst-Struktur organisiert, um sich zu erhalten.

Erfahrungen, die nicht mit dem Selbst übereinstimmen, werden als Bedrohung erlebt, weil sie dessen Stabilität gefährden. Diese Erfahrungen sind somit mit Angst verbunden. Sie bewirken, dass das Individuum in einen Zustand der Wahrnehmungsabwehr gerät. Die Wahrnehmungsabwehr führt zur Verzerrung oder Verleugnung von Erfahrungen und dient dazu, „die Widersprüchlichkeit zwischen der Erfahrung und der Struktur des Selbst zu verringern“ (Rogers 1951/2005, 444). Rogers ist dabei der Ansicht, dass die Wahrnehmungsabwehr nötig ist, um Schlimmeres zu verhindern: „Wenn das Selbst sich nicht gegen tiefe Bedrohungen verteidigen kann, ist das Ergebnis ein katastrophaler psychischer Zusammenbruch und Zerfall.“ (Rogers 1951/2005, 444) Dem Gedanken, dass das Selbst starrer wird, je häufiger das Individuum mit Erfahrungen konfrontiert wird, die dem Selbst widersprechen, liegt dabei folgende Überlegung zugrunde: „Je mehr Körper- und Sinnes-Erfahrung von der Symbolisierung ausgeschlossen wird, desto größer ist die Wahrscheinlichkeit, dass jede neue Erfahrung als bedrohlich wahrgenommen wird, da es gilt, eine größere falsche Struktur zu erhalten.“ (Rogers 1951/2005, 445) Es lassen sich dabei Beziehungen des von Rogers beschriebenen Zusammenhangs zur Erfahrungsabhängigkeit neuronaler Verschaltungsmuster herstellen (Kap. 2.2). Die Forschungsaktivitäten von Rogers konzentrierten sich hauptsächlich auf die Untersuchung von Bedingungen, unter denen günstige Entwicklungsprozesse auf Seiten des Klienten möglich werden. Diese werden in These XVII erwähnt.

> XVII. Unter bestimmten Bedingungen, zu denen in erster Linie ein völliges Fehlen von jedweder Bedrohung der Selbst-Struktur gehört, können Erfahrungen, die nicht mit ihr übereinstimmen, wahrgenommen und überprüft und die Struktur des Selbst revidiert werden, um derartige Erfahrungen zu assimilieren und einzuschließen.

Die von Rogers angesprochenen Bedingungen beziehen sich auf die Therapietheorie des Personzentrierten Ansatzes. Von zentraler Bedeutung ist hierbei die Herstellung eines Beziehungsklimas, in dem sich die Aktualisierungstendenz möglichst gut entfalten kann. Günstige Veränderungen der Persönlichkeit und des Verhaltens können danach dadurch möglich gemacht werden, dass der Therapeut dem Klienten mit den Grundhaltungen der Kongruenz/Echtheit, der Empathie/des einfühlenden Verstehens und der Akzeptanz/unbedingten positiven Beachtung/bedingungslosen Wertschätzung begegnet. Diese Grundhaltungen werden in Kap. 8.1 ausführlicher erläutert. Außerdem wird in diesem Kapitel auf neurowissenschaftliche Befunde eingegangen, die die Wirkung dieser Grundhaltungen auf psychotherapeutische Prozesse erklären helfen (Kap. 8.2; Kap. 8.3; Kap. 8.4). Der Klient entwickelt sich durch die Personzentrierte Psychotherapie in Richtung Fully Functioning Person. Dies bedeutet, dass die Gesamtheit der Erfahrungen besser in das Selbst integriert und die bewussten Verarbeitungsprozesse somit offener für die Gesamtheit der Erfahrungen des Organismus werden. Dies hat eine Konsequenz, die in These XVIII angesprochen wird.

> XVIII. Wenn das Individuum all seine Körper- und Sinnes-Erfahrungen wahr- und in ein konsistentes und integriertes System aufnimmt, dann hat es notwendigerweise mehr Verständnis für andere und verhält sich gegenüber anderen als Individuum akzeptierender.

Ein Mensch, der sich auf die Fully Functioning Person hin entwickelt, „würde an den ungeheuer komplexen selbstregulierenden Tätigkeiten seines Organismus, an den psychischen wie physischen thermostatischen Kontrollen so teilhaben, daß er in wachsender Harmonie mit sich und anderen lebt“ (Rogers 1961/2004, 194). Eine Bestätigung für diese Annahme kann in Überlegungen von Hüther gesehen werden (Kap. 2.2). Auch die in Kapitel 8.2 dargestellten Befunde zu neurobiologischen Grundlagen empathischer Fähigkeiten stehen völlig in Einklang mit These XVIII. Entwickelt sich das Individuum in Richtung Fully Functioning Person, so treten dabei Veränderungen auf, die Gegenstand der letzten These sind.

> XIX. Wenn das Individuum mehr von seinen eigenen Erfahrungen in seiner Selbst-Struktur wahrnimmt und akzeptiert, merkt es, dass es sein gegenwärtiges Wertesystem, das weitgehend auf verzerrt symbolisierten Introjektionen beruhte, durch einen fortlaufenden, organismischen Wertungsprozess ersetzt.

Die Integration von Erfahrungen in das Selbst geht einher mit dem Abbau von Bewertungsbedingungen und damit einer Entstörung des ganzheitlich-integrativen organismischen Bewertungsprozesses. Der Zugang zur Aktualisierungstendenz wird dem Individuum somit erleichtert. Entscheidungen in Bezug auf das eigene Handeln werden dann an den eigenen Erfahrungen ausgerichtet, an der eigenen inneren Bewertungsinstanz. Diese Erfahrungen geben ausreichend Information darüber, was zur Erhaltung und Weiterentwicklung des Organismus beiträgt. Das Individuum wird dadurch unabhängiger von den Bewertungen anderer. Es orientiert sich bei seinen Entscheidungen weniger daran, was andere für richtig halten, als an seinem eigenen Urteil und kann somit selbstbestimmter leben. Diese Entwicklung sieht Rogers am besten durch folgende Worte von Kierkegaard charakterisiert: „Das Selbst zu sein, das man in Wahrheit ist." (Rogers 1961/2004, 167) Damasio scheint Ähnliches ausdrücken zu wollen: „Die Definition von Gut und Böse ist einfach und vernünftig. Gut ist, was auf zuverlässige und dauerhafte Weise jenen Zustand der Freude hervorruft, der laut Spinoza die Kraft und die Freiheit zum Handeln fördert. Böse ist, was zum gegenteiligen Ergebnis führt: Die Begegnung damit ist dem Organismus unangenehm." (Damasio 2005, 203) Mittlerweile hat die psychologische Grundlagenforschung eine Reihe von Befunden zusammengetragen, die die Relevanz von These XIX für die seelische Gesundheit bestätigt haben (Kap. 7.2).

Damit soll dieser kurze Abriss des Personzentrierten Ansatzes beendet werden. Die einzelnen Aspekte werden uns bei der folgenden Darstellung neurowissenschaftlicher Konzepte häufig begegnen. Dabei wird eine hohe Kompatibilität des Personzentrierten Ansatzes mit bemerkenswert „freundlichen" neurowissenschaftlichen und psychologischen Grundlagenbefunden deutlich werden.

2 „Lebenslang eine Baustelle" – neuronale Plastizität und neuronale Verschaltungsmuster

2.1 Die Nutzungsabhängigkeit neuronaler Verschaltungsmuster

Nachdem ich die Grundgedanken des Personzentrierten Ansatzes dargestellt habe, wollen wir uns nun den Neurowissenschaften zuwenden. Die neurowissenschaftlichen Grundlagenbefunde sind dabei nicht nur für den Personzentrierten Ansatz, sondern für die Psychotherapie insgesamt von enormer Relevanz. Sie erlauben uns, einen Blick aus einer anderen Perspektive auf die Psychotherapie zu werfen, um Phänomene auf neue Art zu verstehen, und sie können deshalb auch die Inspiration für die Weiterentwicklung von theoretischen Konzeptionen liefern. Zunächst werden einige grundlegende neurobiologische Prinzipien erläutert. Dabei sollen die physiologischen Einzelheiten vernachlässigt werden. Diese können beispielsweise bei LeDoux (2001; 2002), Roth (2003) oder Kolb und Wishaw (1996) nachgelesen werden. Daneben hat auch Grawe (2004) eine Fülle von Befunden zusammengetragen und diese für Psychotherapeuten aufbereitet. Bei ihm sind vor allem auch viele Angaben zu neurowissenschaftlichen Aspekten von einzelnen Störungsbildern zu finden. Empfehlen möchte ich an dieser Stelle auch die verständlich und spannend geschriebenen Bücher von Hüther (2003; 2004a; 2005a; 2005b).

Wir können allgemein sagen, dass die Grundlage unseres Erlebens und Verhaltens die Art und Weise ist, wie unsere Neuronen miteinander verschaltet sind. Aus neurowissenschaftlicher Sicht ist die seelische Gesundheit des Individuums abhängig von der Funktionalität seiner neuronalen Verschaltungsmuster. Psychotherapie kann deshalb als ein Prozess aufgefasst werden, der die Umstrukturierung neuronaler Verschaltungsmuster in Richtung auf größere Funktionalität zum Ziel hat. Solche Veränderungen, die letztendlich Lernprozesse sind, sind in jedem Lebensalter erreichbar. Möglich gemacht wird dies durch eine Eigenschaft unseres zentralen Nervensystems, die als neuronale Plastizität bezeichnet wird. Neuronale Plastizität meint dabei, dass sich Neuronenverschaltungen ständig in Abhängigkeit von ihrem Gebrauch ändern. Entwicklungsprozesse des zentralen Nervensystems sind damit nie abgeschlossen oder wie es Christian Gottwald formuliert hat: „Unser Gehirn ist lebenslang eine Baustelle." (Gottwald 2005, 112)

Da neuronale Verschaltungsmuster lebenslang veränderbar sind, ist auch die persönliche Weiterentwicklung in jedem Lebensalter möglich. Die neurobiologischen Voraussetzungen für die im Personzentrierten Ansatz vertretene Ansicht, dass es sich bei der Entwicklung der Persönlichkeit um einen lebenslangen Prozess handelt (Linster 1990), sind damit gegeben. Einschränkend muss dazu aber gesagt werden, dass der Grad der Plastizität des zentralen Nervensystems und damit auch die Leichtigkeit, mit der Entwicklungsprozesse vonstatten gehen, mit zunehmendem Lebensalter abnehmen (Spitzer 2003). Und bei degenerativen Hirnerkrankungen wie z.B. der Alzheimerkrankheit kann die neuronale Plastizität sogar völlig zum Erliegen kommen.

Die neuronalen Verschaltungsmuster sind nutzungsabhängig. Dies bedeutet, dass jede Aktivierung eines neuronalen Schaltkreises dazu führt, dass die beteiligten Verbindungen gestärkt und in Zukunft leichter aktivierbar werden. Nicht genutzte Neuronenverbindungen werden dagegen geschwächt. Das Überleben der Neuronen und die Art ihrer Verschaltung hängen also von der Häufigkeit ihrer Aktivierung ab. Dies wird als das „Use it, or lose it"-Prinzip bezeichnet. Wenn wir einzelne Funktionen, die mit bestimmten Hirnregionen assoziiert sind, besonders trainieren, dann lassen sich mit bildgebenden Verfahren Änderungen der Aktivierungsmuster und sogar morphologische Veränderungen in Folge des Trainings nachweisen. Hüther (2005b) nennt beispielsweise Befunde, wonach beim Erlernen der Blindenschrift eine Vergrößerung der für die Repräsentation der Fingerkuppen zuständigen Hirnareale auftritt. Interessante Befunde zeigten sich auch bei Londoner Taxifahrern (Maguire et al. 2000). Hier ließ sich im Vergleich zur Normalbevölkerung eine Vergrößerung von Teilen des Hippocampus feststellen, einer Hirnregion, die für das Gedächtnis und räumliches Navigieren von zentraler Bedeutung ist. Jedoch kann aus diesem Befund alleine nicht geschlossen werden, dass die Volumenvergrößerung durch die räumlichen Anforderungen der beruflichen Tätigkeit der Taxifahrer herbeigeführt wurde. Denn es könnte sein, dass Personen mit einer Vergrößerung der entsprechenden Hippocampusregion im Vergleich zur Durchschnittsbevölkerung eher dazu neigen, als Taxifahrer in London zu arbeiten. Dass es sich hierbei tatsächlich um nutzungsbedingte Effekte handelt, wird jedoch durch die Beobachtung nahe gelegt, dass die Vergrößerung des Hippocampus umso ausgeprägter ist, je länger die Taxifahrer in ihrem Beruf tätig sind. Die neuronale Plastizität macht man sich vor allem auch in der neurologischen Rehabilitation zunutze. Dank dieser können sich nach Hirnschädigungen, z.B. in Folge eines Schlaganfalls, bestehende Funktionseinschränkungen wie etwa Störungen von Motorik, Sprache oder Aufmerksamkeit durch eine gezielte Behandlung bis zu einem gewissen Grad, und oft sogar weitgehend vollständig, zurückbilden.

Die Verbindungsstellen zwischen den Nervenzellen werden als Synapsen bezeichnet. Bereits einer der Urväter der Neurowissenschaften, der Kanadier Donald Hebb (1949), erkannte das Prinzip, nach dem Veränderungen der synaptischen Verschaltungsmuster stattfinden. Nach dieser Hebb'schen Regel wird durch die gleichzeitige Aktivität von miteinander verbundenen Neuronen deren Verbindung gestärkt: „Cells that fire together, wire together." Auf diesem Weg können sich Neuronen zu komplexen Neuronenverbänden zusammenschalten, die dann wiederum durch gleichzeitige Aktivierung miteinander verbunden werden können. Diese zusammengeschalteten Neuronenverbände werden von Hebb als „cell-assemblies" bezeichnet. Es wird heute davon ausgegangen, dass alle Lernprozesse auf dem Prinzip der Hebb'schen Regel basieren.

Den Vorgang, dass Verbindungen zwischen Neuronen bzw. zwischen Neuronenverbänden durch deren Benutzung gestärkt werden, nennt man Bahnung. Um dieses Phänomen zu verdeutlichen, gebraucht Hüther (2005a) das Bild einer Landschaft, durch die verschiedene Wege führen. Die Wege entsprechen dabei den neuronalen Verschaltungsmustern, die wiederum mit einer bestimmten Art, wahrzunehmen, zu fühlen, zu denken oder zu handeln, zusammenhängen. Ein Weg wird umso breiter, je häufiger er benutzt wird. Die Breite des Weges spiegelt dabei die Leichtigkeit wider, mit der wir in der mit dem jeweiligen Weg verbundenen Art wahrnehmen, fühlen, denken oder handeln können. Durch Bahnungsprozesse entwickeln sich gewissermaßen Autobahnen, die es uns erlauben, auf sehr effiziente Weise mit Routinesituationen umzugehen. Autobahnen ermöglichen zwar eine schnelle Fortbewegung, aber sie führen uns unter Umständen zu Stellen, zu denen wir gar nicht kommen wollten. Deswegen ist es wichtig, dass wir prüfen, ob die Autobahn, also das gut gebahnte Erlebens- oder Verhaltensmuster, uns unserem wirklichen Ziel näher bringt, oder ob es nicht besser ist, die nächste Abfahrtsmöglichkeit zu nehmen. Ein Problem ist jedoch, dass Wege, die nicht benutzt werden, zuwachsen und schließlich ganz aus der Landschaft verschwinden. Die Pflege des Wegenetzes unserer Gehirnlandschaft ist also wichtig, damit wir hinsichtlich unserer Handlungsoptionen flexibel bleiben.

Wir empfinden, denken und handeln nicht nur entsprechend unserer neuronalen Verschaltungsmuster, sondern unsere neuronalen Verschaltungsmuster entwickeln sich auch entsprechend der Art, wie wir sie benutzen: Wir sind die Gestalter des Wegenetzes unserer Gehirnlandschaft. Durch einseitiges Wahrnehmen, Fühlen, Denken und Handeln bleiben irgendwann nur noch wenige Autobahnen übrig und wir sind nicht mehr in der Lage, flexibel auf neue Situationen zu reagieren. Wir haben es dann zwar auf einigen Gebieten zur Meisterschaft gebracht, erhöhen dafür aber die Gefahr der Überforderung, wenn wir mit Situationen konfrontiert werden, die andere Fähigkeiten erfordern. Letztendlich werden wir sozusagen abhängig von den betreffenden Erlebens- und Verhaltensmustern, diese erhalten gewissermaßen Suchtcharakter. Hüther (2005b) zählt dazu beispielsweise Machtsucht, Karrieresucht, Prunksucht, Geltungssucht und Vergnügungssucht. Deswegen kann er sagen: „Viel Erfolg zählt zum

Schlimmsten, was einem im Leben passieren kann." (Hüther 2005 a, 71) Er fordert uns daher eindringlich auf, Verantwortung für die Entwicklung unseres Gehirns zu übernehmen, dieses so ganzheitlich und umfassend wie möglich zu benutzen und damit ein verzweigtes Wegenetz zu entwickeln. Deshalb legt er uns in seiner „Bedienungsanleitung des Gehirns" nahe, die nötigen „Unterhaltungs- und Wartungsmaßnahmen" nicht zu unterlassen (Hüther 2005 b).

Wenn wir nun den Bogen zum Personzentrierten Ansatz und den Gedanken von Rogers spannen, dann können wir uns ein starres Selbstkonzept in dem Bild von Hüther als Landschaft vorstellen, die kein verzweigtes Wegenetz aufweist, sondern durch wenige Autobahnen geprägt ist. Psychotherapie zielt nun gewissermaßen darauf ab, neue Wege durch die Landschaft zu finden, im Sinne eines Erwerbs neuer Fähigkeiten, zugewachsene, schwer zu findende Wege begehbarer zu machen, also bereits angelegte Ressourcen weiterzuentwickeln. Allerdings wird hier eine Gefahr für die Psychotherapie als mögliche unerwünschte Nebenwirkung deutlich: Geht der Klient auch in der Therapiesituation immer die gleichen problematischen Wege, d. h. werden immer wieder die gleichen problematischen Wahrnehmungs-, Gefühls-, Gedanken- und vielleicht Handlungsmuster realisiert, ohne dass eine Änderung erfolgt, dann ist eine weitere Bahnung und Verfestigung der problematischen Muster zu befürchten. Es muss deshalb in der Psychotherapie vor allem darum gehen, dem Klienten genügend Sicherheit zu bieten, dass er sich daran wagt, neue Wege zu gehen.

Im Personzentrierten Ansatz steht eine ressourcenorientierte Herangehensweise im Vordergrund. Das Erlernen von Neuem erfolgt dabei vor allem im Rahmen der therapeutischen Beziehungserfahrung. Oftmals machen die Klienten dabei erstmals in ihrem Leben die Erfahrung, bedingungslos akzeptiert und wertgeschätzt zu werden. Diese nicht an Bedingungen gebundene Wertschätzung macht es ihnen dann möglich, zuzulassen, „das Selbst zu sein, das man in Wirklichkeit ist" (Kierkegaard nach Rogers 1961/2004, 117), und offen zu sein für alle Erfahrungen, die der Organismus zur Verfügung stellt. Renate Motschnig-Pitrik (persönliche Mitteilung), die im Rahmen der universitären Ausbildung von Wirtschaftsinformatikern Personzentrierte Selbsterfahrungsgruppen (Encounter-Gruppen) durchführt und evaluiert (Motschnig-Pitrik/Nykl 2004), verweist in diesem Zusammenhang darauf, dass gerade solche Gruppen eine gute Möglichkeit darstellen, um die Bildung von neuen Verzweigungen des Wegenetzes anzuregen. Das Klima der Sicherheit vereine sich hier mit den vielfältigen Reaktionen der Teilnehmer auf förderliche Weise. Neue Vernetzungen würden dabei insbesondere durch das Bestreben der Teilnehmer geschaffen, sich empathisch in die subjektive Welt der anderen Gruppenmitglieder hineinzuversetzen. Motschnig-Pitrik illustriert dies an Rückmeldungen von Teilnehmern ihrer Selbsterfahrungsgruppen. Diese äußern sich beispielsweise folgendermaßen:

„Mir sind einige Dinge in zwischenmenschlicher Kommunikation klarer geworden durch die gemachten Erfahrungen. Zum Beispiel, dass andere Menschen auf die gleichen Aussagen und Worte sehr unterschiedlich reagieren. Daher sehe ich es für den Lernprozess als wertvoll an, so viele verschiedene Charaktere in einem Raum gehabt zu haben."

Ähnlich äußern sich auch die Teilnehmer an dem von Reinhard Tausch und Mitarbeitern zweimal jährlich durchgeführten Seminar „Seelische Gesundheit" in Maria Rosenberg, dessen Kern Personzentrierte Selbsterfahrungsgruppen darstellen (Fox et al. 2001).

Wir können davon ausgehen, dass viele Wege unserer Gehirnlandschaft als Ressourcen bereits angelegt sind. Dies gilt für genetisch verankerte Erlebens- und Verhaltensmuster, die vor allem von der vergleichenden Verhaltensforschung herausgearbeitet wurden (z.B. Eibl-Eibesfeldt 1993). Daneben können wir annehmen, dass die vielen unterschiedlichen Verhaltensweisen von uns selbst oder von anderen Menschen, mit denen wir im Laufe eines Lebens konfrontiert werden, bereits Spuren in uns hinterlassen haben, und dass diese ganz unterschiedlichen Verhaltensmöglichkeiten als kaum wahrnehmbare Wege in uns bereits angelegt sind. Wir brauchen als Erwachsene also gar nicht mehr so viel wirklich Neues zu erlernen, sondern es geht vor allem darum, den in uns angelegten Schatz an Erfahrungen zu bergen. Bei der Besprechung von Befunden zum Gedächtnis werde ich darstellen, wie dort dieser Erfahrungsschatz eingelagert sein kann. Das große Vertrauen, das Rogers und Personzentrierte Psychotherapeuten dem Klienten hinsichtlich seiner Ressourcen zur Bewältigung seiner Probleme entgegenbringen, ist aus dieser Perspektive also durchaus berechtigt.

2.2 Die Erfahrungsabhängigkeit neuronaler Verschaltungsmuster

2.2.1 Herausforderungen: Entwicklungsmotoren neuronaler Verschaltungsmuster

Nach Überlegungen von Hüther (2005a) sind die neuronalen Verschaltungsmuster nicht nur abhängig von der Häufigkeit ihrer Aktivierung, sondern sie sind auch erfahrungsabhängig. Dies bezeichnet er auch als „zentrales Adaptationssyndrom" (Hüther 1996). Unter Erfahrung versteht Hüther, dass die zu einer Problembewältigung eingesetzten Strategien in unserem neuronalen System danach bewertet werden, ob sie für die Problembewältigung erfolgreich eingesetzt werden konnten oder nicht. Ist die Strategie erfolgreich im Hinblick auf die Beseitigung des Problems, spricht er von kontrollierbarem Stress. Dieser wird von uns nicht als Belastung, sondern als Herausforderung erlebt. Die zu Beginn ihres Auftretens von Angst begleitete körperliche Stressreaktion wird dabei in Folge des Einsatzes der Bewältigungsstrategie, die zur Beseitigung des Problems beitrug, abgebrochen und damit kontrolliert. Auf die Vielzahl an körperlichen Veränderungen, die als Folge der Auslösung der Stressreaktion auftreten, gehe ich nicht ein, diese sind beispielsweise bei Hüther (2005 a) ausführlich beschrieben worden. Die Folge des erfolgreichen Einsatzes einer bestimmten Bewältigungsstrategie ist, dass das zugrunde liegende neuronale Muster gebahnt wird, d. h. es wird leichter aktivierbar und effizienter. Der kontrollierbare Stress, also ein Problem, für das bereits eine Lösungsstrategie vorhanden ist, die aber noch nicht so gut gebahnt ist, dass das Problem aus Routine bewältigt werden kann, löst dabei im Gehirn eine Reihe von Prozessen aus, die es lernbereiter machen. Hierzu zählt beispielsweise die Freisetzung von Nervenwachstumsfaktoren, die an plastischen Veränderungen des Gehirns beteiligt sind. Kontrollierbarer Stress, der daraus resultiert, dass wir mit herausfordernden, aber nicht überfordernden Situationen konfrontiert werden, ist also ein Motor für die Weiterentwicklung unsere neuronalen Verschaltungsmuster. Er verhilft uns dazu, unsere Fähigkeiten zu perfektionieren.

Eine Begleiterscheinung der Überwindung von Schwierigkeiten und der Weiterentwicklung der neuronalen Verschaltungsmuster ist nach Hüther, dass wir Empfindungen der Freude in den verschiedensten Facetten erleben, z. B. als „Hoffnung, Befriedigung, Zuversicht, manchmal sogar Lust“ (Hüther 2005 b, 108). Damit vertritt Hüther eine ähnliche Ansicht wie Damasio, auf dessen Auffassungen ich in Kapitel 5 eingehen werde. Dieser bringt das Empfinden von Freude mit der Entwicklung des Individuums in Richtung auf „höhere Perfektion“ in Zusammenhang. Hüther (2006) spricht dabei von einem Grundbedürfnis des Menschen nach Wachstum, ähnlich wie es Rogers mit der Postulierung der Aktualisierungstendenz tut, und er gibt uns den Rat, die in uns liegenden Potentiale des Wahrnehmens, Empfindens, Denkens und des Bewusstseins zur Entfaltung zu bringen (Hüther 2005 b). Wir sollten seiner Ansicht nach unser Gehirn so entwickeln, dass es nicht nur durch wenige Autobahnen, sondern durch ein fein verzweigtes Wegenetz gekennzeichnet ist, das uns wiederum eine möglichst ganzheitliche und umfassende Nutzung des Gehirns ermöglicht.

Allerdings können einseitige Bahnungen durch Erfahrungen mit wichtigen Bezugspersonen bereits in frühem Lebensalter angelegt werden (Hüther 2006). Jedes Kind braucht nach der Auffassung von Hüther Geborgenheit. Diese Geborgenheit wird durch wichtige Bezugspersonen und dabei vor allem die Eltern, später dann auch durch Mitglieder der so genannten „peer group“, gegeben. Wird diese Geborgenheit nur unter bestimmten Bedingungen gewährt, erhalten Kinder nur dann Anerkennung von den Eltern, wenn sie sich in einer bestimmten Weise verhalten, dann kommt es bei ihnen zu einer einseitigen Bahnung von Grundüberzeugungen. So entwickeln sich beispielsweise perfektionistische Tendenzen, wenn das Kind nur unter der Bedingung anerkannt wird, dass es Ordnung hält. Ebenso können sich beispielsweise narzisstische, leistungsorientierte oder konkurrenzorientierte Grundhaltungen entwickeln, wenn diese den Kindern den Zugang zu Anerkennung und Geborgenheit ermöglichen. Die Auffassung Hüthers zur einseitigen Bahnung von Grundüberzeugungen deckt sich dabei mit dem Prinzip des Erwerbs von Bewertungsbedingungen gemäß dem Personzentrierten Ansatz. Bewertungsbedingungen werden danach erworben, weil die Bezugspersonen dem Kind nicht mit bedingungsloser Wertschätzung begegnen, sondern die Erteilung ihrer Wertschätzung für das Kind daran knüpfen, dass es bestimmte Bedingungen erfüllt. Die Bewertungsbedingungen sind mit dem Selbst verknüpft und schränken dessen Flexibilität ein.

Flexibilität der Erlebens- und Verhaltensmuster wird nach Hüther (2005b) durch ein fein verzweigtes Wegenetz der „Gehirnlandschaft" ermöglicht. Dieses ist durch eine ausgeprägte Vernetztheit der neuronalen Verschaltungsmuster, eine hohe Konnektivität, gekennzeichnet. Beziehungen, die wir innerhalb unserer Person herstellen, zwischen unserem Denken, unserem Fühlen und unserem Körper, fördern diese Konnektivität. Das Gleiche gilt auch für Beziehungen, die wir zu anderen Menschen oder zur nichtmenschlichen Umwelt aufnehmen. Diese hohe Konnektivität der neuronalen Verschaltungsmuster ist wiederum günstig für die Beziehungsfähigkeit des Individuums und damit auch für die Gemeinschaft, in der es lebt (Hüther 2006). Ein Gehirn mit einer hohen Konnektivität erlaubt uns, „hellwach" zu sein und Veränderungen in der äußeren oder inneren Welt sensibel und exakt wahrzunehmen. Auch ermöglicht es uns eine bessere Einfühlung in die Empfindungen anderer Menschen, ein komplexeres, ganzheitlicheres Denken, die Entwicklung eines größeren Bewusstseins über die eigenen inneren Vorgänge sowie den flexiblen Umgang mit den verschiedensten Situationen (Hüther 2005b).

Hüthers Vorstellungen erinnern an die Auffassungen Rogers' von der Fully Functioning Person. Diese ist auf Grund ihrer Offenheit für Erfahrungen in der Lage, sich an die verschiedensten Situationen anzupassen und mit diesen in kreativer Weise umzugehen. Den Menschen, der sich in Richtung auf die Fully Functioning Person entwickelt, charakterisiert Rogers folgendermaßen:

> „Er macht zunehmend Gebrauch von dem Werkzeug, das ihm sein Organismus bereithält, um so genau wie möglich die innere und äußere existentielle Situation zu erspüren. Er zieht alle Informationen heran, die ihm sein Nervensystem liefert; er benutzt sie bewusst, aber in der Erkenntnis, dass sein totaler Organismus klüger als sein Bewusstsein sein könnte, und es oft ist. Er kann leichter seinen ganzen Organismus in

> seiner Komplexität frei fungieren lassen, um aus der Vielfalt der Möglichkeiten jene Verhaltensweise auszuwählen, die in diesem Augenblick am ehesten allgemein und unverfälscht befriedigt." (Rogers 1961/2004, 191)

Wir können die Vermutung äußern, dass die „Gehirnlandschaft" dieses Menschen ein besonders fein verzweigtes und gut gepflegtes Wegenetz aufweisen würde, was nach den Vorstellungen von Hüther mit einer besonders guten Beziehungsfähigkeit einherginge. Dies deutet auf die Gültigkeit der von Rogers in These XVIII getroffenen Annahme hin: „Wenn das Individuum all seine Körper- und Sinnes-Erfahrungen wahr- und in ein konsistentes und integriertes System aufnimmt, dann hat es notwendigerweise mehr Verständnis für andere und verhält sich gegenüber anderen als Individuum akzeptierender."

Rogers betont, dass der Entwicklungsprozess der Fully Functioning Person niemals abgeschlossen ist, sondern kontinuierlich weitergeht. Sie scheint damit einen Ratschlag zu beherzigen, den uns Hüther gibt. Um unsere eigene Weiterentwicklung nicht zu gefährden, sollten wir danach eine charakteristische Fähigkeit des menschlichen Gehirns besonders nutzen: „die Fähigkeit, sich selbst immer wieder neu in Frage zu stellen" (Hüther 2005b, 120). Zur Unterstützung dieser Weiterentwicklungsprozesse gibt uns Hüther (2004d) daneben die Empfehlung, dass unsere Ziele nicht zu schnell erreichbar sein sollen, dass wir uns langfristige, herausfordernde Ziele stecken sollen. Das Erleben von Glück resultiert dann aus dem Prozess der Konfrontation mit Schwierigkeiten und deren Überwindung sowie aus der damit einhergehenden Weiterentwicklung der eigenen Potentiale. Wenn wir schwierige Situationen bewältigen, werden dabei im Gehirn Belohnungszentren aktiviert, die uns ein „gutes Gefühl" verschaffen (Hüther 2005a). Der Weg, also die eigene Weiterentwicklung, ist nach Hüther demnach gewissermaßen das Ziel, um das es uns gehen sollte. Er weiß sich hier im Einklang mit Überlegungen und Befunden von Csikszentmihalyi (2005) zur „Flow-Erfahrung".

Dies sind Ansichten, die Vertretern des Personzentrierten Ansatzes sehr vertraut erscheinen werden, wenn Rogers beispielsweise sagt: „Das gute Leben ist ein Prozeß, kein Daseins-Zustand. Es ist eine Richtung, kein Ziel." (Rogers 1961/2004, 186) Wenn uns unser Gehirn mit einem „guten Gefühl" belohnt, wenn wir uns auf dem Weg der Weiterentwicklung befinden, so liegt es nahe, die Tendenz zur Weiterentwicklung als ein Grundprinzip des Bauplanes unseres Nervensystems anzusehen. Genau wie Rogers und andere Vertreter der humanistischen Psychologie geht Hüther dabei von einem Grundbedürfnis des Menschen aus, über sich hinauszuwachsen. Die Wurzeln dieses Bedürfnisses werden dabei seiner Ansicht nach in den vorgeburtlichen Erfahrungen des werdenden Menschen im Mutterleib gelegt (Hüther 2006).

2.2.2 Belastungen: Chancen für die Umorganisation neuronaler Verschaltungsmuster

Hüther geht von der Erfahrungsabhängigkeit der neuronalen Verschaltungsmuster aus. Erfahrungsabhängigkeit meint, wie wir eben gesehen haben, dass eine Weiterentwicklung der neuronalen Verschaltungsmuster aus kontrollierbarem Stress resultieren kann, also aus Problemen, die für uns eine Herausforderung darstellen, die wir jedoch durch den Einsatz von bereits in uns angelegten Strategien bewältigen können. Wir machen manchmal aber auch die Erfahrung, dass Situationen mit den uns zur Verfügung stehenden Möglichkeiten nicht zu bewältigen sind. Werden wir mit Situationen konfrontiert, für die uns keine Bewältigungsmöglichkeiten zur Verfügung stehen, spricht Hüther (2005a) von unkontrollierbarem Stress. Die Stressreaktion im Organismus kann hier nicht durch den Einsatz einer bestimmten Strategie unterbrochen werden, sie läuft gewissermaßen unkontrolliert fort.

Auch diese Situationen bieten Hüthers Auffassung nach die Chance für die Weiterentwicklung der neuronalen Verschaltungsmuster. Sie führen nämlich dazu, dass im Gehirn Prozesse eingeleitet werden, die die vorhandenen neuronalen Verschaltungsmuster destabilisieren. Vermittelt wird dies durch die mit der länger andauernden unkontrollierten Stressreaktion einhergehenden Ausschüttung von Cortisol. Die Destabilisierung der vorhandenen neuronalen Verschaltungen erleichtert die Bildung neuer Verschaltungen und den Erwerb neuer Bewertungs- und Bewältigungsmöglichkeiten. Wir empfinden in diesen Situationen Verunsicherung, Verzweiflung, Hilflosigkeit oder Ohnmacht. Gefühle, für die es nach Hüther (2005b) ein verbindendes Element gibt: Angst. Situationen, die uns unkontrollierbar erscheinen, sind nach Hüther also nicht nur eine Belastung, sie beinhalten auch eine große Chance. Sie bieten uns die Chance für eine grundlegende Umorganisation unserer neuronaler Verschaltungsmuster und für die Entwicklung neuer Bewältigungsmöglichkeiten, neuer Möglichkeiten, wahrzunehmen, zu fühlen, zu denken und zu handeln. Hermann Hesse scheint uns auf diese Chance hinweisen zu wollen, wenn er poetisch formuliert: „Mitten im Rachen der Hölle wirst Du zum Leben erwachen.“ (nach Tausch-Flammer/Bickel 2000, 97)

Kontrollierbare Herausforderungen und unkontrollierbare Belastungen leisten also jeweils spezifische Beiträge für die Selbstorganisation der neuronalen Verschaltungsmuster:

> „Herausforderungen stimulieren die Spezialisierung und verbessern die Effizienz bereits bestehender Verschaltungen. Schwere, unkontrollierbare Belastungen ermöglichen durch die Destabilisierung einmal entwickelter, aber unbrauchbar gewordener Verschaltungen die Neuorientierung und Reorganisation von bisherigen Verhaltensmustern.“ (Hüther 2005a, 81)

Nach der Auffassung von Hüther bieten infolgedessen sowohl die erfolgreiche Bewältigung von Situationen als auch die Erfahrung der eigenen Grenzen bzw. des eigenen Scheiterns große Möglichkeiten für unsere persönliche Weiterentwicklung. Auch Rogers scheint die mit dem Scheitern verbundene Chance aus seiner eigenen Lebenserfahrung zu kennen, wenn er uns mitteilt:

> „Aber vielleicht der Hauptgrund, warum ich bereit bin, Wagnisse einzugehen, ist meine Erfahrung, dass ich dabei, ob ich nun Erfolg habe oder scheitere, etwas *lerne*. Lernen, insbesondere Lernen aus Erfahrung, ist eines der Hauptelemente, die mein Leben lebenswert gemacht haben. Solches Lernen hilft mir, über mich hinauszuwachsen. Deshalb fahre ich fort, Risiken einzugehen." (Rogers 1980/2003, 44, Hervorhebung im Original).

Daneben lassen sich weitere theoretische Konzeptionen des Personzentrierten Ansatzes mit den Überlegungen von Hüther in Beziehung setzen. So geht Rogers davon aus, dass Erfahrungen, die als außerhalb der Kontrolle des Selbst liegend erlebt werden, nicht exakt symbolisiert werden können. Angst weist uns dabei nach seinen Vorstellungen auf diesen damit verbundenen Zustand der Inkongruenz hin. Wir können nun auf zwei Arten mit dieser Situation umgehen. Wir können uns einerseits ändern, d.h. wir können unser Selbst erweitern und uns dadurch in die Lage versetzen, die Erfahrungen zu symbolisieren. In der Terminologie von Hüther würde dies bedeuten, dass wir bei einer Konfrontation mit einer unkontrollierbaren und mit Angst verbundenen Situation die darin liegende Chance nutzen und unsere neuronalen Verschaltungsmuster umorganisieren.

Rogers geht jedoch andererseits davon aus, dass Erfahrungen, die außerhalb der Kontrolle des Selbst liegen, nicht zwangsläufig zu einer Erweiterung des Selbst führen müssen. Wir können diese Erfahrungen auch abwehren, also diese verzerrt wahrnehmen oder gar verleugnen. Auch diesbezüglich vertritt Hüther ähnliche Auffassungen. Unkontrollierbarer Stress beinhaltet nach Hüther (2004c) für uns nicht nur die Chance zur grundlegenden Umorganisation unserer neuronalen Verschaltungsmuster, sondern mit ihm ist auch das Risiko verbunden, dass das neuronale System entgleist, dass zwar vorhandene Verschaltungsmuster destabilisiert werden, ohne dass aber neue Muster etabliert werden können. Dann besteht die Gefahr, dass körperliche und seelische Erkrankungen auftreten. Für diese Situation ist unser Gehirn mit verschiedenen Möglichkeiten ausgestattet, um den Prozess der Destabilisierung wieder abzubrechen. Das Gehirn besitzt eine Reihe von Schutzmechanismen, um die unkontrollierbare Stressreaktion zu beenden. Es ist beispielsweise in der Lage, Gefühle der Betroffenheit zu unterdrücken, die uns darauf hinweisen, dass wir etwas ändern sollten. Dadurch geht aber die Chance zur persönlichen Weiterentwicklung und die Möglichkeit zum Verlassen eingefahrener, aber nutzlos gewordener Wege verloren. Diese Gefahr beschreibt Hüther mit folgenden Worten: „Deshalb ist die Unterdrückung und Abwehr von Betroffenheit der einzig wirkliche Bedienungsfehler, den man bei der Benutzung seines Gehirns machen kann.“ (Hüther 2005b, 130) Zu den Schutzmechanismen zählen daneben auch die verschiedenen Fähigkeiten zur Dissoziation. So werden z.B. belastende, traumatische Erfahrungen nicht in das Gedächtnis integriert, damit wir mit den betreffenden Erinnerungen nicht konfrontiert werden. Es kann daneben auch zu einer verzerrten Wahrnehmung des eigenen Körpers oder der Außenwelt kommen, auf die ich in Kap. 5.2.1 zu sprechen kommen werde.

Für den Einsatz solcher Strategien haben wir nach Hüther einen Preis zu bezahlen. Die Strategien, die zur Stabilisierung beigetragen haben, mit Hilfe derer also die unkontrollierbare Stressreaktion abgebrochen werden konnte und die sich als angstmindernd erwiesen haben, werden gebahnt. Es entwickelt sich ein Wegenetz, das durch breiter werdende „ zentralnervöse „Umgehungsstraßen“, „Umleitungen“, „Verbotszonen“ und „Rastplätze“ (Hüther 2005b, 92) geprägt ist und bei dem die Flexibilität unseres Wahrnehmens, Fühlens, Denkens oder Handelns eingeschränkt ist. Dies erinnert an Überlegungen von Rogers (1951/2005), die dieser in seiner XVI. These zum Ausdruck gebracht hat. Danach hat die wiederholte Konfrontation des Individuums mit Erfahrungen, die nicht symbolisiert werden können, weil sie außerhalb des Selbst liegen und unkontrollierbar sind, zur Folge, dass das Selbst zunehmend rigider wird. Zwar verwendet Hüther den Begriff des Selbst nicht, er spricht von neuronalen Verschaltungsmustern und von Fähigkeiten des Wahrnehmens, Empfindens, Erkennens und des Bewusstseins. Für diese Fähigkeiten, die essentiell für die mit dem Selbst verbundenen Symbolisierungsprozesse sind, gilt aber der von Rogers angesprochene Zusammenhang.

2.3 Emotionen und die Umorganisation neuronaler Verschaltungsmuster

Für die Psychotherapie, die aus neurowissenschaftlicher Sicht auf die Umorganisation der neuronalen Verschaltungsmuster in Richtung auf größere Funktionalität zielt, ist nach Hüther (2004b) ein weiterer Befund von besonderer Relevanz. Danach ist die Aktivierung von emotionalen Zentren eine Grundvoraussetzung für eine tiefgreifende Umorganisation neuronaler Verschaltungsmuster. Diese Aktivierung von emotionalen Zentren hängt dabei zum einen von den Themen ab, mit denen der Klient sich in der Therapie auseinandersetzt. Zum anderen ist es der Therapeut, der emotionale Zentren in der Beziehung mit dem Klienten aktiviert. In diesem Zusammenhang betont Hüther, dass Psychotherapie umso effektiver ist, je besser es „gelingt, die Patienten emotional zu erreichen" (Hüther 2004b, 245). Die Beziehung zwischen Therapeut und Patient sei für das Ergebnis entscheidend. Deshalb empfiehlt Hüther den Therapeuten, sich darauf einzulassen, den Patienten „auf Augenhöhe" zu begegnen. Ähnlich äußert sich im Übrigen auch Manfred Spitzer. Seiner Ansicht nach gilt für die Psychotherapie: „Für den Erfolg sind emotionale Prozesse, und hier insbesondere diejenigen zwischen Therapeut und Patient, von größter Bedeutung." (Spitzer 2003, 51)

Die angesprochenen Neurowissenschaftler vertreten damit Ansichten, die sich mit dem Kern der Therapietheorie des Personzentrierten Ansatzes und den Ergebnissen vieler Psychotherapiestudien decken. Hier wird davon ausgegangen, dass signifikantes Lernen – ein Lernen, das nicht den Erwerb von Faktenwissen darstellt, sondern eine konstruktive Veränderung der Persönlichkeit beinhaltet – durch das Vorhandensein eines bestimmten Beziehungsklimas möglich wird. Zur Realisierung dieses Beziehungsklimas begegnet der Therapeut dem Klienten mit den Grundhaltungen der bedingungslosen Wertschätzung, der Echtheit und des empathischen Verstehens. Ich werde darauf in Kapitel 8 ausführlicher zu sprechen kommen. Dass auch Neurowissenschaftler Aspekten der Beziehungsqualität eine zentrale Rolle im therapeutischen Prozess zusprechen und die Ansichten der verschiedenen wissenschaftlichen Disziplinen hier konvergieren, ist dabei zweifellos sehr bedeutsam im Sinne einer gegenseitigen externen Validierung.

Im Zentrum der Psychotherapie steht nach Ansicht von Hüther die Schaffung bzw. die Wiederherstellung von Vertrauen: Vertrauen, das der Klient zu sich selbst, zu anderen Menschen und zum Leben insgesamt hat. Er weist auch darauf hin, dass die hierfür relevanten neuronalen Verschaltungsmuster sich vor allem in präfrontalen kortikalen Hirnregionen befinden, die durch Beziehungserfahrungen am stärksten beeinflusst werden können (Hüther 2006). Die in der Psychotherapie stattfindenden Prozesse der Umorganisation bzw. der Weiterentwicklung der neuronalen Verschaltungsmuster können als Lernprozesse bezeichnet werden, die durch emotionale Erregung begünstigt werden. Wir lernen das, was uns „unter die Haut geht" (Hüther 2006). Deshalb verwundert es nicht, wenn die Intensität der während der Psychotherapie auftretenden Emotionen von großem Vorhersagewert für den Therapieerfolg ist (Vaitl et al. 2003). Allerdings darf die emotionale Erregung dabei ein gewisses Maß nicht überschreiten, denn zu große emotionale Erregung kann Gedächtnisprozesse beeinträchtigen. Darauf werde ich im nächsten Kapitel zu sprechen kommen.

Wie alle humanistisch orientierten Verfahren stellt auch die Personzentrierte Psychotherapie emotionale Prozesse in den Mittelpunkt der Therapie und steht damit im Einklang mit den Ergebnissen der Grundlagenforschung. In der Personzentrierten Psychotherapie erreicht der

Therapeut dabei durch die Verbalisation der emotionalen Erlebnisinhalte des Klienten, dass dieser Emotionen und Gedanken gleichermaßen Beachtung schenkt. Problematisch für Entwicklungsprozesse ist allerdings, wenn der Klient keinen Zugang zu den gefühlsmäßigen Bewertungen hat. In Anbetracht dessen, was wir über die neuronale Plastizität wissen, können wir optimistisch sein, dass Menschen sich diesen Zugang aneignen können. Das von Eugene Gendlin auch für diesen Fall entwickelte Focusing erscheint als geeignete Methode, um die relevanten Funktionen anzusprechen und die entsprechenden Veränderungen der neuronalen Verschaltungsmuster zu bewirken.

Wie wir gesehen haben, sind unsere neuronalen Verschaltungsmuster geprägt durch Erfahrungen. Hierzu zählen Erfahrungen, die wir vor wie nach unserer Geburt machen, hierzu zählen nach Hüther (2004c) auch angeborene Erfahrungen, die in dem in unseren Genen verankerten, gattungsmäßigen Erbe zum Ausdruck kommen. In den neuronalen Verschaltungsmustern werden nun alle bedeutsamen Erfahrungen gespeichert, die wir im Laufe unseres Lebens machen. Diese konstituieren unser Gedächtnis – ein Thema, zu dem aus neurowissenschaftlicher Sicht einiges zu sagen ist.

Zusammenfassung

Unser Erleben und Verhalten basiert auf neuronalen Verschaltungsmustern, diese sind auf Grund der neuronalen Plastizität lebenslang veränderbar.

Wir beeinflussen durch die Art der Nutzung unserer neuronalen Verschaltungsmuster deren Gestaltung.

Die einseitige Nutzung neuronaler Verschaltungsmuster schränkt auf Dauer die Fähigkeit zur flexiblen Bewältigung von Anforderungen ein.

Durch eine möglichst umfassende und ganzheitliche Nutzung der neuronalen Verschaltungsmuster entwickeln sich diese zu einem differenzierten Netzwerk, das eine flexible Bewältigung von Problemsituationen ermöglicht.

Die Offenheit des Bewusstseins für Wahrnehmungen, Gefühle, Gedanken und Handlungsimpulse fördert die Entwicklung eines differenzierten Netzwerks an neuronalen Verschaltungsmustern.

Kontrollierbare Herausforderungen stellen eine Möglichkeit zur Weiterentwicklung neuronaler Verschaltungsmuster und der Entfaltung der in uns liegenden körperlichen, emotionalen und geistigen Potentiale dar.

Unkontrollierbare Belastungen bieten die Chance für eine tiefgreifende Umorganisation der neuronalen Verschaltungsmuster und den Erwerb neuer Bewertungs- und Bewältigungsmöglichkeiten.

Gefühle sind Indikatoren für den Modus der Selbstorganisation der neuronalen Verschaltungsmuster, in dem wir uns gerade befinden: Varianten der Freude zeigen an, dass wir mit kontrollierbaren Herausforderungen konfrontiert sind und auf dem eingeschlagenen Weg vorankommen. Varianten der Angst zeigen an, dass wir uns unkontrollierbaren Belastungen gegenübersehen und die Richtung unseres Weges ändern sollten.

Die Registrierung dieser Gefühle ist wichtig für die Weiterentwicklung der neuronalen Verschaltungsmuster und die Entfaltung der Potentiale des Wahrnehmens, Fühlens, Denkens und Handelns. Allerdings besitzt das Gehirn die Möglichkeit, diese Signale zu unterdrücken, wodurch Entwicklungsprozesse gefährdet werden.

Die Aktivierung von emotionalen Zentren ist essentiell für die Weiterentwicklung neuronaler Verschaltungsmuster. Emotionale Prozesse sollten deshalb im Mittelpunkt der Psychotherapie stehen.

3 „Wir sind Erinnerung“ – explizites und implizites Gedächtnis

3.1 Grundbegriffe

Untersuchungen zum Gedächtnis nehmen sowohl in der psychologischen als auch in der neurowissenschaftlichen Grundlagenforschung einen breiten Raum ein. Im Folgenden wird unter dem *Gedächtnis* die psychische Funktion verstanden, die eine dauerhafte Änderung des Erlebens und Verhaltens ermöglicht. Eine umfassende Einführung in die Befundlage zum Gedächtnis hat Daniel Schacter (2001 a) geschrieben. Der deutsche Titel seines Buches lautet „Wir sind Erinnerung“ und bringt die zentrale Rolle des Gedächtnisses für unser Seelenleben zum Ausdruck. Einen guten Überblick über die Neuropsychologie des Gedächtnisses bieten daneben auch Kolb und Wishaw (1996).

Zunächst sind einige Grundbegriffe zu erläutern, die im Folgenden Erwähnung finden werden. Üblicherweise wird zwischen Kurz- und Langzeitgedächtnis unterschieden. Im *Kurzzeitgedächtnis* werden Informationen nur für wenige Sekunden oder Minuten „gespeichert“ und gehen verloren, wenn sie nicht in das Langzeitgedächtnis übertragen werden. Die Aufgabe des Kurzzeitgedächtnisses besteht darin, Informationen für die weitergehende Verarbeitung, wie z.B. Problemlösungsprozesse, bereitzuhalten. Um diese für kognitive Verarbeitungsprozesse zentrale Funktion des Kurzzeitgedächtnisses zu betonen, wird dafür in letzter Zeit der Begriff des *Arbeitsgedächtnisses* gebraucht. Das Arbeitsgedächtnis und seine Funktion als „Werkstatt des Geistes“ werden im nächsten Kapitel besprochen.

Wir wenden uns jedoch zunächst dem *Langzeitgedächtnis* zu. Die Speicherung von Informationen im Langzeitgedächtnis hat im Gegensatz zur „Speicherung“ im Kurzzeitgedächtnis eine dauerhafte Änderung des Erlebens und Verhaltens zur Folge. Auf Schacter (2001 a) geht eine Unterscheidung zurück, die für die weiteren Überlegungen von großer Relevanz sein wird. Er unterscheidet zwischen expliziten und impliziten Gedächtnissystemen. Das *explizite Gedächtnis* wird auch als *deklaratives Gedächtnis* bezeichnet. Hier werden Wissen und Erlebnisse dauerhaft gespeichert, und zwar in einer Form, die es uns prinzipiell erlaubt, über die Gedächtnisinhalte zu berichten. Hinsichtlich des expliziten Gedächtnisses werden zwei große Speichersysteme voneinander unterschieden: das semantische und das episodische Langzeitgedächtnis. Das *semantische Langzeitgedächtnis* umfasst das gesamte Faktenwissen, das wir uns im Laufe unseres Lebens angeeignet haben. Hierzu gehören das Allgemeinwissen, z.B. das Wissen darüber, wie die Hauptstadt von Frankreich heißt, aber auch das Wissen über Einzelheiten unserer Biographie, also z.B. wann ich geboren wurde oder welche Ausbildung ich gemacht habe. Von diesem Faktengedächtnis wird das *episodische Langzeitgedächtnis* unterschieden. Hier sind Erinnerungen an konkrete Erlebnisse gespeichert, also z.B. was alles passiert ist, als ich zum ersten Mal ein Fußballspiel im Stadion besucht habe. Wird ein Teil des episodischen Gedächtnisses aktiviert, so kommt es gewissermaßen zur Reinszenierung eines Lebensereignisses. Es können dabei die damaligen Bilder, Geräusche, Gefühle, Wahrnehmungen ganzheitlich, als Konglomerat dieser Erfahrungen, nacherlebt werden. Abgespeichert wird im episodischen Langzeitgedächtnis auch der Kontext der Erfahrung. Wir können deshalb angeben, wann, wo und unter welchen Umständen die erinnerte Erfahrung gemacht wurde. Es ermöglicht damit das so genannte *Quellengedächtnis*, das Wissen darüber, woher eine bestimmte in meinem Gedächtnis gespeicherte Information stammt. Dieses ist bei Inhalten des semantischen Gedächtnisses nicht vorhanden. Ich weiß nicht, seit wann ich weiß, dass die Hauptstadt von Frankreich Paris heißt und wo ich dies gelernt habe – ich kann also keine Angaben über die Quelle dieser Information machen.

Das episodische Langzeitgedächtnis und die Teile des semantischen Langzeitgedächtnisses, die das Wissen über Aspekte unserer Biographie umfassen, bilden das *autobiographische Gedächtnis*. Dieses ermöglicht unser Identitätserleben. Im Folgenden gehe ich davon aus, dass das autobiographische Gedächtnis die Grundlage dessen darstellt, was im Personzentrierten Ansatz als das Selbst bezeichnet wird. In Anlehnung an Schacter (2001b) basiert die Konstruktion des Selbst meiner Auffassung nach auf der Aktivierung von Wissensstrukturen des autobiographischen Gedächtnisses. Diese aktivierten Wissensstrukturen haben eine organisierende und regulative Funktion für geistige Prozesse und damit für das, was im Personzentrierten Ansatz unter den Symbolisierungsprozessen verstanden wird. Ich gehe dabei davon aus, dass in diese Wissensstrukturen im Sinne des Personzentrierten Ansatzes auch gefühlsmäßige Bewertungen eingebunden sind. Auf Grund dieser gefühlsmäßigen Bewertungen, die mit der kognitiven Struktur des autobiographischen Gedächtnisses vernetzt sind, bilden wir prinzipiell bewusstseinsfähige Ziele über Zustände, die wir erreichen bzw. verhindern wollen.

LeDoux (2002) betrachtet das explizite Gedächtnis als Teil der *expliziten Funktionssysteme*. Diese sind für die bewusste, willentliche Steuerung unseres Verhaltens zuständig. Daran sind verschiedene neuropsychologische Funktionen beteiligt, die in Kapitel 4 besprochen werden. Sie ermöglichen das, was im Personzentrierten Ansatz unter den Symbolisierungsprozessen verstanden wird. Von diesen expliziten Funktionssystemen unterscheidet LeDoux die *impliziten Funktionssysteme*, die unter anderem für die Regulation der Emotionen zuständig sind. Diese tun ihren Dienst außerhalb unseres Bewusstseins und machen meiner Auffassung nach einen großen Teil dessen aus, was im Personzentrierten Ansatz unter der organismischen Erfahrung verstanden wird. Von großer Bedeutung wird die Unterscheidung zwischen expliziten und impliziten Funktionssystemen vor allem auch bei der Betrachtung der Kongruenztheorie seelischer Gesundheit in Kapitel 7 sein.

Die impliziten Funktionssysteme umfassen die verschiedenen *impliziten Gedächtnissysteme*. Vergangene Erlebnisse werden nicht nur als prinzipiell bewusstseinsfähige, erzählbare Erinnerungen in den expliziten Gedächtnissystemen gespeichert. Diese können uns auch beeinflussen, wenn wir nichts über deren Existenz wissen. Dies ist möglich auf Grund der impliziten Gedächtnissysteme. Diese ermöglichen beispielsweise *prozedurales Lernen*, also das Lernen von automatisierten kognitiven oder motorischen Routinehandlungen, *Priming* oder *Konditionierungslernen*. Im Gegensatz zu den Inhalten des expliziten Gedächtnisses sind die Inhalte des impliziten Gedächtnisses unbewusst und nur indirekt, über deren Auswirkungen im Erleben und Verhalten, erschließbar. Diese Auswirkungen können sich als emotionale und körperbezogene Reaktionen, als motivationale Gestimmtheiten oder Orientierungsreaktionen bemerkbar machen. Ich werde darauf noch ausführlicher zu sprechen kommen. Zunächst wenden wir uns aber dem expliziten Gedächtnis zu. Ich werde dabei auf drei für ein funktionstüchtiges Gedächtnis grundlegende Prozesse eingehen:

Lernen: Darunter wird der Prozess verstanden, bei dem neue Gedächtnisinhalte in das Langzeitgedächtnis integriert werden. Dieser stellt die Grundlage für die Entwicklung des Selbst dar.

Speichern: Die Speicherprozesse ermöglichen, dass die erlernten Gedächtnisinhalte dauerhaft verfügbar gehalten werden und das Selbst erhalten bleibt.

Erinnern: Hier werden im Zuge eines aktiven Rekonstruktionsprozesses Gedächtnisinhalte aktiviert, was entscheidend ist für die situationsspezifische Konstruktion des Selbst.

3.2 Das explizite Gedächtnis und das Selbst

3.2.1 Lernen und die Entwicklung des Selbst

Das explizite Gedächtnis und der Hippocampus

Grundlegende Einsichten in die beim Erwerb von neuem Gedächtnismaterial beteiligten Prozesse und Hirnstrukturen wurden aus der Untersuchung von Patienten mit Hirnschädigungen gewonnen. Seit den 1950er Jahren wird der Patient H. M. intensiv untersucht. Eine Beschreibung seiner tragischen Geschichte ist beispielsweise bei Kolb und Wishaw (1996) zu finden. H. M. litt unter schweren epileptischen Anfällen und um diese unter Kontrolle zu bringen, wurden bei ihm beidseitig große Teile der Temporallappen entfernt. Hinsichtlich der epileptischen Anfälle war die Operation zwar ein Erfolg, H. M. litt jedoch im Anschluss daran unter einer schweren Gedächtnisstörung, die sich nicht mehr zurückbildete. H. M. konnte sich ganz gut an Dinge erinnern, die vor der Operation passiert sind, mit Ausnahme von Ereignissen, die in den Jahren kurz vor der Operation stattgefunden haben. Er war jedoch im Sinne einer schweren anterograden Amnesie nicht mehr in der Lage, sich irgendetwas zu merken, das nach der Operation passiert ist. Der Zugriff auf Informationen, die vor der Operation im expliziten Gedächtnis gespeichert wurden, ist ihm also möglich, er ist jedoch seit der Operation praktisch nicht in der Lage, darin neue Informationen zu integrieren. Das Wissen, das er über die Welt und sich selbst besitzt, ist gewissermaßen eingefroren auf dem Stand, der vor der Operation vorhanden war. So erkennt er sich bei der Betrachtung seines Spiegelbildes nicht, zeigt man ihm aber Fotos, die von ihm vor der Operation gemacht wurden, so weiß er, um wen es sich dabei handelt. Seine sonstigen intellektuellen Fähigkeiten sind unbeeinträchtigt. Er hat einen im Durchschnittsbereich liegenden Intelligenzquotienten, der sich in Folge der Operation nicht verschlechtert hat, und auch seine impliziten Gedächtnissysteme sind funktionstüchtig.

Bei H. M. wurden durch die Operation mehrere Hirnstrukturen zerstört, wozu auch der Hippocampus und dessen benachbarte Regionen zählen. Es wird heute davon ausgegangen, dass ohne den Hippocampus keine neuen Gedächtnisinhalte erworben werden können. Der Hippocampus ist deshalb in der Phase der Speicherung und der Gedächtniskonsolidierung, die mehrere Jahre in Anspruch nehmen kann, von unverzichtbarer Bedeutung. In dieser Phase der Gedächtniskonsolidierung steht der Hippocampus, gemeinsam mit anderen Regionen des so genannten Temporallappensystems, in Wechselwirkung mit anderen Regionen des Kortex und ermöglicht auf diesem Weg die Bildung einer Gedächtnisrepräsentation. Diese Gedächtnisrepräsentation wird auch als Engramm bezeichnet. Der Kortex wird dabei im Laufe der Zeit hinsichtlich der Speicherung der Erinnerungen schließlich unabhängig vom Hippocampus und dem restlichen Temporallappensystem. Und da der Kortex bei H. M. intakt geblieben ist, kann er das vor der Operation gespeicherte und konsolidierte Wissen noch nutzen.

Wenn wir also davon ausgehen, dass das Selbst, wie es im Personzentrierten Ansatz verstanden wird, auf dem autobiographischen Gedächtnis als Teil des expliziten Gedächtnisses basiert, bedeutet dies, dass eine Weiterentwicklung des Selbst einen funktionstüchtigen Hippocampus voraussetzt. Hinsichtlich des expliziten Gedächtnisses sind zwei Aspekte für die Psychotherapie von besonderer Bedeutung. Neben entwicklungspsychologischen Besonderheiten ist hier vor allem die Wirkung von Stress auf den Hippocampus zu erwähnen.

Die verzögerte Entwicklung des expliziten Gedächtnisses im Lebenslauf

In der Gedächtnispsychologie ist die so genannte Kindheitsamnesie ein seit langem bekanntes Phänomen. Kindheitsamnesie meint, dass das explizite Gedächtnis zu Beginn unseres Lebens noch nicht funktionstüchtig ist. Es stehen uns deshalb keine erzählbaren Erinnerungen an unsere ersten Lebensjahre zur Verfügung. Unsere ersten Erinnerungen stammen in der Regel aus dem 3. oder 4. Lebensjahr. Nach Schacter (2001 b) gibt es keine Hinweise dafür, dass Erinnerungen an Ereignisse möglich sind, die vor dem Alter von zwei Jahren geschehen sind. Entscheidend hierfür ist seiner Ansicht nach aller Wahrscheinlichkeit nach, dass für das episodische Gedächtnis nötige Hirnstrukturen erst ab diesem Zeitpunkt den nötigen Reifegrad erreicht haben. Erste Hinweise auf den Beginn der Funktion des episodischen Gedächtnisses sind dabei ab dem 8. Lebensmonat zu beobachten.

Allerdings sind die impliziten Gedächtnissysteme bereits von Beginn unseres Lebens an funktionstüchtig und Schacter (2001 a) stellt Befunde vor, die darauf hinweisen, dass diese Gedächtnissysteme sogar bereits vor der Geburt wirksam sind. Diese Erfahrungen werden dann jedoch nur in den impliziten und nicht in den expliziten Gedächtnissystemen aufgezeichnet. Auch frühe Beziehungserfahrungen werden nur im impliziten Gedächtnis repräsentiert. Dieses implizite Beziehungswissen kann sich dann später in emotionalen und körperlichen Reaktionen sowie in automatisierten Beziehungsmustern äußern. Dies ist sowohl für den Klienten spürbar als auch für den Therapeuten beobachtbar und kann so zum Gegenstand der Therapie werden.

Ich bin oben davon ausgegangen, dass das Selbst und die damit zusammenhängenden Symbolisierungsprozesse auf den expliziten Gedächtnissystemen basieren. Deshalb können wir annehmen, dass Probleme für die Symbolisierbarkeit dieser frühen, impliziten Erfahrungen resultieren, wenn diese zu einem späteren Zeitpunkt aktiviert werden. Anders ausgedrückt bedeutet dies, dass der Selbstexplorationsprozess besonderen Schwierigkeiten ausgesetzt ist, wenn wir mit diesen Erfahrungen konfrontiert werden. Wir können dann keine Beziehung herstellen zwischen dem Kontext, innerhalb dessen wir denken, und unseren emotionalen und körperlichen Reaktionen. Von diesen wissen wir nicht, weshalb sie plötzlich da sind, und sie werden von uns als unverständlich oder bedrohlich erlebt.

Stress und das explizite Gedächtnis

Besondere Schwierigkeiten für die Symbolisierungsprozesse können jedoch noch aus einem weiteren Grund bestehen. Es geht hierbei um den Einfluss von Stress auf die Bildung von Erinnerungen in den expliziten Gedächtnissystemen. Wie Schacter (2001 a) ausführt, begünstigt emotionale Erregung Lernprozesse, also den Erwerb von neuen Erinnerungen.

Gedächtnismaterial, das positive oder negative Emotionen hervorruft, wird im Vergleich zu neutralem Gedächtnismaterial besser behalten. Die so genannten „Blitzlichterinnerungen" demonstrieren dieses Phänomen anhand unserer Alltagserfahrung. So können wir aus Situationen, in denen wir emotional erregt waren, mehr Einzelheiten erinnern als aus Situationen, die uns nicht berührt haben. Viele von uns werden vermutlich Angaben darüber machen können, was sie am 11.09.2001 erlebt haben, während dies wahrscheinlich für den 11.09.2000 nicht der Fall ist. Der erinnerungssteigernde Effekt emotionaler Erregung tritt jedoch nicht unter der Einnahme von Propranolol auf, eines Betablockers, der verhindert, dass das so genannte sympathische Nervensystem aktiviert wird, und der so die mit Emotionen einhergehenden körperlichen Erregungszustände dämpft.

Stress bzw. die damit einhergehende körperliche Aktivierung kann sich also förderlich auf Gedächtnisprozesse auswirken. Allerdings wird, wie wir bereits im vorhergehenden Kapitel gesehen haben, bei unkontrollierbarem Stress, also in Situationen, die die Bewältigungsmöglichkeiten des Individuums überfordern, im Körper massiv Cortisol freigesetzt. Dies beeinträchtigt die Funktion des Hippocampus und erschwert Lernprozesse innerhalb des autobiographischen Gedächtnisses. Wenn die unkontrollierbare Stressreaktion über längere Zeit anhält, kann sogar eine Schädigung des Hippocampus die Folge sein (Schacter 2001 b). Traumasituationen sind ein extremes Beispiel für unkontrollierbaren Stress. Es wird heute angenommen, dass die in Traumasituationen beeinträchtigte Funktion des Hippocampus mit dafür verantwortlich ist, dass die Traumaerfahrung nicht wie andere Erfahrungen in das autobiographische Gedächtnis integriert werden kann (LeDoux 2001).

Flatten (2003) nennt Besonderheiten des Traumagedächtnisses. Danach sind traumatische Erinnerungen fragmentarisch abgespeichert, als Affektzustände, Körperempfindungen, Bilder, Geräusch- oder Geruchswahrnehmungen. Auf Grund der stressbedingten Dysfunktion von Hirnstrukturen wie dem Hippocampus wird zudem der Kontext der Traumaerfahrung, also deren örtliche, zeitliche und situative Umstände, unzureichend abgespeichert. Dies erschwert es dem Traumatisierten, über die Traumaerfahrung zu berichten und diese in Worte zu fassen. Zusätzlich behindert wird dies dadurch, dass es beim Erinnern von Traumaerfahrungen zu einer Deaktivierung der Broca-Region kommt, einer Hirnregion, die für die expressive Sprache von zentraler Bedeutung ist. Die Traumaerinnerung ist zudem durch eine hohe Zeitstabilität gekennzeichnet und entspricht hinsichtlich ihrer sensorischen und emotionalen Qualität der in der Realität erlebten Traumaerfahrung. Sie wird also als scheinbar reale und nicht als erinnerte Erfahrung erlebt. So schreibt Reemtsma, dass er nach seiner Entführung wiederholt „im Keller" war und nicht, dass es „wie" damals im Keller war (1997, nach Ehlers 1999).

Auf Grund der Beeinträchtigung der expliziten Gedächtnissysteme in

Folge der unkontrollierbaren Stressreaktion in der Traumasituation können wir annehmen, dass es zu Schwierigkeiten hinsichtlich der Integration der Traumaerfahrung in das autobiographische Gedächtnis und damit das Selbst kommt. Symbolisierungsprozesse im Zusammenhang mit Traumaerinnerungen laufen also unter stark erschwerten Bedingungen ab, zumal die Verbalisierungsfähigkeit durch die erwähnte Deaktivierung der Broca-Region noch zusätzlich eingeschränkt wird. Solange die Traumaerfahrung nicht in das autobiographische Gedächtnis und damit das Selbst integriert ist, sind große Schwierigkeiten für den Traumatisierten hinsichtlich des Selbstexplorationsprozesses im Zusammenhang mit der Traumaerinnerung zu erwarten. In der Therapie sollte es also vor allem auch darum gehen das nachzuholen, was in der Traumasituation auf Grund der unkontrollierbaren Stresssituation beeinträchtigt wurde: eine Integration der Traumaerfahrung in das autobiographische Gedächtnis und damit das Selbst.

Sicherheit für den Klienten ist dabei nach Flatten (2003) eine Grundvoraussetzung dafür, dass das hierfür nötige Erinnern der zugänglichen Traumafragmente in der Psychotherapie erfolgen kann. Diese Sicherheit bezieht sich auf die Freiheit von äußeren Bedrohungen, z.B. durch Täterkontakte im Zusammenhang mit sexuellem Missbrauch, und die Etablierung einer haltgebenden therapeutischen Beziehung. Sicherheit ist jedoch auch intrapersonal zu verstehen. Gemeint ist damit, dass der Klient Möglichkeiten haben sollte, um mit dem zu erwartenden intrusiven Wiedererleben der Traumasituation umzugehen. Flatten empfiehlt hierbei Entspannungs- und Imaginationsübungen, wie sie von Luise Reddemann (2001) vorgestellt wurden. Im günstigen Fall erfolgt dann eine Verbindung der Fragmente des Traumagedächtnisses zu einer ganzheitlich-integrierten Erinnerung im autobiographischen Gedächtnis, auf das ich nun zu sprechen kommen werde.

3.2.2 Die Speicherung von Erfahrungen im autobiographischen Gedächtnis

Laut Conway und Rubin (1993, nach Schacter 2001a) ist autobiographisches Wissen auf drei Ebenen hierarchisch geordnet. Dabei sind die Ebenen eng miteinander verflochten, d.h. wenn wir Erinnerungen an unsere Lebensgeschichte abrufen, sind die verschiedenen Ebenen kombiniert beteiligt. Ganz oben in der Hierarchie angesiedelt sind die Lebensperioden. Diese umfassen längere Zeiträume, z.B. meine Studienzeit in Trier, die Zeit meiner Berufstätigkeit in Kaufbeuren oder ähnliches. Die Lebensperioden helfen uns, Inhalte der anderen beiden Hierarchieebenen zu finden, sie liefern nach Schacter (2001a) gewissermaßen des „Skelett" unseres autobiographischen Gedächtnisses. Auf der mittleren Ebene sind allgemeinen Ereignisse angesiedelt. Hierbei handelt es sich nicht um konkrete Einzelereignisse, diese sind auf der untersten Hierarchieebene zu finden, sondern um Abstraktionen aus verschiedenen einzelnen Erlebnissen. Z.B. ist hier enthalten, was typischerweise passiert, wenn wir ein Fußballstadion besuchen – was wir dort üblicherweise sehen, hören, riechen, wie sich dort die Menschen benehmen und wie ich mich dort benehme. Die allgemeinen Ereignisse enthalten gewissermaßen die Atmosphäre unserer Vergangenheit und entsprechen dem, was in der Kognitionspsychologie als Skripte oder Schemata bezeichnet wird. Auf der untersten Ebene sind dann die Erinnerungen an konkrete Einzelereignisse unserer Vergangenheit angesiedelt, also z.B. was alles beim Besuch eines bestimmten Fußballspieles passiert ist.

Die Speicherung von Erinnerungen ist praktisch über den gesamten Kortex verteilt. Es gibt also keine einzelne Hirnregion, die den Sitz des Engramms darstellt, sondern es sind viele Hirnregionen an der Gedächtnisrepräsentation beteiligt. Die vergegenwärtigte Erinnerung wird dabei nach Schacter (2001 a) ganzheitlich erlebt und ist wie ein Puzzle aus verschiedenen Erfahrungsfragmenten zusammengesetzt. Zu diesen Erfahrungsfragmenten gehören die verschiedensten sensorischen Eindrücke, also z.B. Bilder, Geräusche, Körperempfindungen, aber auch Gefühle, Gedanken oder Handlungsimpulse. Wenn wir uns an eine Episode unseres Lebens erinnern, haben wir also nicht ein einzelnes Bild „vor Augen", sondern es sind dabei viele verschiedene Eindrücke miteinander verschmolzen.

Schacter (2001 a) erwähnt dabei eine Theorie von Damasio, die das Prinzip der verteilten Speicherung gut verdeutlichen kann. Damasio (2002) geht davon aus, dass das Erleben der Erfahrungsfragmente beim Erinnern auf der Aktivierung von Hirnregionen basiert, die den so genannten Vorstellungsraum bilden. Hierzu zählen die frühen sensorischen Kortexregionen, der cinguläre Kortex sowie bestimmte subkortikale Strukturen. In diesem Vorstellungsraum treten nun Vorstellungen der verschiedenen Sinnesmodalitäten auf, wenn die betreffenden Hirnregionen aktiviert werden. Die Aktivierung dieser Regionen erfolgt durch Dispositionen, die in den so genannten Konvergenzzonen gespeichert sind. Die Konvergenzzonen umfassen alle Kortexregionen außerhalb der frühen sensorischen und der motorischen Kortexregionen sowie einige subkortikale Kerne. Diese im Gehirn weit verteilten und vernetzten Dispositionen entsprechen gewissermaßen dem Engramm. Wie das Gehirn es schafft, dieses hochkomplexe Zusammenwirken von Milliarden von Nervenzellen zur Erzeugung von bewusstseinsfähigen Erinnerungen zu koordinieren, ist dabei noch ein großes Rätsel. Eine zentrale Rolle für die Koordination dieser Dispositionen wird jedoch dem Thalamus zugeschrieben.

In der Gedächtnispsychologie wird davon ausgegangen, dass Gedächtnismaterial im Langzeitgedächtnis dauerhaft gespeichert bleibt, wenn der Prozess der Konsolidierung abgeschlossen ist. Eine Ausnahme stellen allerdings degenerative Hirnerkrankungen wie die Alzheimerkrankheit dar, die zu Schädigungen im Bereich des Kortex führen. Ist zu Beginn der Erkrankung vor allem das Erlernen von neuem Gedächtnismaterial beeinträchtigt, so kommt es im Verlauf der Erkrankung auch zu Störungen im Bereich des autobiographischen Gedächtnisses. Das selbstbezogene Wissen geht dabei zunehmend verloren, was mit Veränderungen des Identitätserlebens und damit des Selbst der Betroffenen einhergeht. Romero und Eder (1992), die mit der Selbst-Erhaltungstherapie einen auf diesen Zusammenhängen aufbauenden Therapieansatz für die Alzheimer-Erkrankung vorgestellt haben, gehen davon aus, dass der Abbau des selbstbezogenen Wissens weitgehend dem Ribot'schen Gesetz entspricht: Die zuletzt gelernten Gedächtnisinhalte gehen als Erstes verloren. Diese verloren gegangenen Wissensbestände stehen nun nicht mehr für die Konstruktion des Selbst zur Verfügung – mit fundamentalen Auswirkungen für die subjektive Welt des Individuums.

3.2.3 Die Konstruktion des Selbst als Erinnerungsprozess

Das autobiographische Gedächtnis und die subjektive Welt des Individuums

Ich habe bereits darauf hingewiesen, dass ich das Selbst als aktivierten Teil des autobiographischen Gedächtnisses betrachte. Die Auswirkungen von Veränderungen des autobiographischen Gedächtnisses auf das Selbst werden beispielsweise an dem von Schacter (2001 a) erwähnten Patienten P. S. ersichtlich. Dieser hat nach einem den Thalamus betreffenden Schlaganfall eine schwere Gedächtnisstörung davongetragen. Es handelt sich also um genau die Hirnregion, der Damasio (2002) eine entscheidende Rolle für die Koordination der in den Konvergenzzonen gespeicherten Dispositionen zuschreibt. Neben einer schweren Störung hinsichtlich des Erwerbs von neuem Gedächtnismaterial hat P. S. beinahe alle Erinnerungen an seine Vergangenheit verloren. Eine Ausnahme stellt die Zeit seines Lebens dar, während derer er im Zweiten Weltkrieg bei der Marine war. Er interpretiert nun alle gegenwärtigen Erlebnisse vor dem Hintergrund dieser Lebensperiode. So glaubt er beispielsweise, dass er im Urlaub sei und demnächst wieder auf ein Schiff zurückkehren müsse, und er lässt sich durch nichts von dieser Vorstellung abbringen. Seine subjektive Welt und sein Selbstverständnis können die Grenzen seines nach dem Schlaganfall sehr beschränkten autobiographischen Gedächtnisses nicht übersteigen. Dies macht deutlich, dass das Selbst auf dem autobiographischen Gedächtnis beruht und dass das auf der Basis des autobiographischen Gedächtnisses konstruierte Selbst entscheidend dafür ist, wie wir Erlebnisse symbolisieren. Wenn P. S. Zugriff auf Erinnerungen einer anderen Lebensperiode gehabt hätte, würde er in einer anderen subjektiven Welt leben und er würde die aktuellen Erlebnisse auch anders interpretieren.

Wir konstruieren unsere Lebensgeschichte und unser Selbstverständnis auf der Basis unseres Wissens über Lebensperioden, allgemeine Ereignisse und spezifische Episoden unseres Lebens. Dies ist auch für das Verständnis von psychischen Störungen von großer Relevanz. Menschen, die unter einer schweren Depression mit Suizidgefährdung leiden, haben nach Williams (nach Schacter 2001 b) ebenfalls Störungen hinsichtlich des autobiographischen Gedächtnisses. Sie können nämlich kaum Erinnerungen an spezifische Episoden ihres Lebens aus dem Gedächtnis abrufen. Fragen hinsichtlich ihrer Lebensgeschichte beantworten sie auf Grund von allgemeinen Aspekten der mittleren Ebene des autobiographischen Gedächtnisses. Diese ist während der Depression durch negative übergeneralisierte Erinnerungen geprägt, wie z. B. „Ich war immer ein Versager" oder „Ich werde niemals von jemandem geliebt werden". Der schwer Depressive kann diesen allgemeinen negativen Erinnerungen keine Erinnerungen an positive Lebensereignisse entgegensetzen und sich dadurch seelische Entlastung verschaffen, sondern seine Vorstellungswelt ist einseitig negativ geprägt. Dies kann helfen zu erklären, wie es bei suizidalen Menschen zu einer völligen Einengung ihrer subjektiven Welt kommt. Schacter (2001 b) erwähnt in diesem Zusammenhang auch Studien mit bildgebenden Verfahren, wonach beim Abruf von spezifischen Episoden unseres Lebens Regionen im Bereich des linken frontalen Kortex beteiligt sind. Diese zählen nun aber zu den Hirnregionen, die bei einer Depression unteraktiviert sind. Vermutlich haben schwer depressive Patienten deshalb Schwierigkeiten beim Abruf von Einzelepisoden.

Davon abgesehen gibt es ein in der Gedächtnispsychologie seit längerem bekanntes Phänomen, das gerade auch bei depressiven Störungen von Relevanz ist. Wir alle können die Erinnerungen besser aus dem Gedächtnis abrufen, die zu unserer momentanen Stimmung passen. Dies wird als stimmungskongruenter Abruf bezeichnet. Wenn ich also betrübt bin, dann fallen mir eher traurige Erlebnisse ein, geht es mir dagegen gut, kann ich mich leichter an die positiven Erfahrungen aus meiner Lebensgeschichte erinnern. Das Phänomen des stimmungskongruenten Abrufs trägt damit auch zur Stabilisierung der gegenwärtig dominierenden Befindlichkeit bei, was bei depressiven Menschen fatale Auswirkungen haben kann.

In diesem Zusammenhang sind weitere bei Schacter (2001 b) berichtete Befunde von großer Relevanz: Die Neigung zum Grübeln geht mit längeren und schwereren depressiven Episoden einher. Depressive Personen, die die Fähigkeit haben, sich von negativen Gedanken abzulenken, können die Depression schneller überwinden. Tendenziell haben Frauen übrigens längere und schwerere depressive Episoden als Männer und es ist gelungen, diese Unterschiede mit der größeren Neigung von Frauen zum Grübeln in Zusammenhang zu bringen. Dies erinnert an Gedanken von Reinhard Tausch, der maßgeblich zur Verbreitung des Personzentrierten Ansatzes in Deutschland beigetragen hat. Er hat sich in den letzten Jahren intensiv mit

Stress und Stressbewältigung beschäftigt und seine Erkenntnisse in einem Selbsthilfebuch zusammengetragen (Tausch 2000). Hier weist er mit Nachdruck auf die Bedeutung des Grübelns für seelische Beeinträchtigungen hin und er zeigt uns Möglichkeiten auf, wie wir damit umgehen können. Der Abruf von Erinnerungen, und damit die Konstruktion des Selbst, kann also durch Hirnschädigungen, aber auch durch psychische Störungen etwa im Zusammenhang mit einer depressiven Episode tiefgreifend beeinflusst werden. Das „mnestische Blockadesyndrom" ist nun ein allgemeines Modell dafür, wie sich Stress auf Erinnerungsprozesse auswirken kann.

Das mnestische Blockadesyndrom

Wie oben dargestellt wurde, kann unkontrollierbarer Stress das explizite Gedächtnis auf der Ebene der Gedächtnisenkodierung stören. Stress kann sich jedoch auch auf der Ebene der Erinnerungsprozesse beeinträchtigend auswirken. Der international anerkannte deutsche Neuropsychologe Hans-Joachim Markowitsch hat dies im Zusammenhang mit der Beschreibung des „mnestischen Blockadesyndroms" (Markowitsch 2001; Fujiwara/Markowitsch 2003) dargestellt. Es wir hierbei davon ausgegangen, dass akute Stress- oder Traumazustände zu funktionellen Störungen in gedächtnisrelevanten Hirnstrukturen führen. Der Begriff der funktionellen Störung meint dabei, dass die Störungen keine organische Ursache haben. Angenommen wird, dass Wahrnehmungen, wozu Sinneserfahrungen, aber auch Gedanken und Gefühle zählen, durch ein exekutives Kontrollsystem, zu dem in Kapitel 4 noch einiges gesagt wird, zu Repräsentationen zusammengefügt werden. In diese Repräsentationen fließt der Kontext ein, in dem die Wahrnehmungen gemacht werden. Teil dieses Kontextes sind die an das Individuum gestellten Anforderungen, die z. B. als Aufgaben von der Außenwelt oder als Motive, Glaubenssätze und Erwartungen vom Selbst stammen. Diese aus den Wahrnehmungen gebildeten komplexen Repräsentationen werden nun „mit vollem Bewusstsein und mit persönlichem Bezug erlebt" (Fujiwara/Markowitsch 2003, 205). Dieses bewusste Erleben ermöglicht den Abruf von Erinnerungen und Schemata, die mit den Repräsentationen in Zusammenhang stehen und die uns die Bewältigung der anstehenden Aufgaben möglich machen.

Nun kann es jedoch auch zu „mnestischen Blockaden" kommen. Hier werden zwei Fälle unterschieden. Im ersten Fall werden die Repräsentationen zwar genauso wie eben beschrieben gebildet, diese werden jedoch, bedingt durch Anforderungen von der Außenwelt oder vom Selbst, durch das exekutive Kontrollsystem am Eindringen in das Bewusstsein gehindert. Erinnerungen und Schemata können zwar weiterhin aktiviert werden und die Bewältigung der Aufgabe ermöglichen, die Repräsentationen „gelangen aber nicht ins Bewusstsein und werden ohne persönlichen Bezug erlebt" (Fujiwara/Markowitsch 2003, 206). Hier scheint ein Phänomen beschrieben worden zu sein, das Rogers (1951/2005) in seiner dreizehnten These zusammengefasst hat. Er geht hierbei davon aus, dass Verhalten durch unbewusste Erfahrungen verursacht werden kann, also durch Erfahrungen, die nicht symbolisiert werden und deshalb nicht in das Bewusstsein gelangen. Dieses Verhalten ist dann dem Individuum nicht „zu eigen“, was sehr an die Wortwahl der Neuropsychologen – „ohne persönlichen Bezug erlebt“ – erinnert.

Im zweiten Fall mnestischer Blockaden werden Wahrnehmungen nicht zu komplexen Repräsentationen zusammengefasst, weil dies mit Anforderungen der äußeren Situation oder des Selbst nicht vereinbar ist. Das hat dann zur Folge, dass auch Erinnerungen und Schemata im Sinne einer mnestischen Blockade nicht abgerufen werden können. Das Individuum ist dann, im Gegensatz zum „Normalfall“ und zum ersten Fall mnestischer Blockaden, nicht mehr in der Lage, auf die zur Bewältigung der Aufgabe nötigen Ressourcen zurückzugreifen. Fujiwara und Markowitsch erläutern diese Zusammenhänge am Beispiel einer Person, die auf dem Weg zu einem Vorstellungsgespräch ist und die durch ihre individuellen Vorerfahrungen bedingte Bedrohlichkeit der anstehenden Konkurrenzsituation in eine Stresssituation gerät. In dieser kann sie ihre Fähigkeit zum Autofahren im zweiten Fall mnestischen Blockaden nicht mehr abrufen und sie kann deswegen auch die Fahrt zum Vorstellungsgespräch nicht fortsetzen. Im ersten Fall ist die Person dagegen weiterhin in der Lage, zu dem Vorstellungsgespräch zu fahren. Hier können die relevanten Erinnerungen und Schemata aktiviert und zumindest implizit genutzt werden. Allerdings ist nach Fujiwara und Markowitsch in dieser Situation u. a. mit Beeinträchtigungen des exekutiven Kontrollsystems zu rechnen. Die betreffende Person kann also nicht ihr volles Potential zur Bewältigung der anstehenden Aufgaben einsetzen.

Die Verbindungen des mnestischen Blockadesyndroms zu den theoretischen Vorstellungen des Personzentrierten Ansatzes sind vor allem hinsichtlich der Hypothesen über die innerpsychischen Ursachen solcher Blockaden gegeben. Danach ist die Bedrohlichkeit von Erfahrungen für das Selbst entscheidend dafür, ob diese in das Bewusstsein gelangen oder nicht. Das exekutive Kontrollsystem scheint das zu leisten, was Rogers als den Prozess der Subzeption bezeichnet:

> „Eine unterscheidende, physiologische, organismische Reaktion auf Erfahrung, die dem bewussten Wahrnehmen dieser Erfahrung vorausgehen kann. Damit ist eine mögliche, grundlegende Beschreibung der Möglichkeit gegeben, wie eine genaue Symbolisierung und Bewußtheit von Erfahrung, die für das Selbst bedrohlich ist, vermieden werden kann.“ (Rogers 1951/2005, 437)

Neben einer stress- oder traumabedingten Verursachung können mnestische Blockaden nach Fujiwara und Markowitsch auch durch Anomalien des Hirnstoffwechsels bedingt sein. Es wurde bereits darauf hingewiesen, dass bei Personen mit einer Depression frontale Hirnregionen unteraktiviert sind und dass insbesondere bei einer schweren Depression mit Suizidalität vermutlich deshalb Schwierigkeiten bei der Vergegenwärtigung von konkreten Episoden der Lebensgeschichte bestehen. Neben Hirnschädigungen, Hirnstoffwechselstörungen und stressbedingten Einflüssen ist ein weiterer Punkt in Bezug auf den Erinnerungsprozess von großer Bedeutung: der Abrufkontext.

Der Abrufkontext und die Konstruktion von Erinnerungen

Die Bedeutung des Abrufkontextes für den Erinnerungsprozess ist gerade auch für psychotherapeutische Prozesse von großer Relevanz. Die Konstruktion der Erinnerungen hängt nämlich nicht nur von dem im Gedächtnis gespeicherten Engramm ab, also den Dispositionen in den Konvergenzzonen, sondern auch vom Kontext, in dem die Erinnerungen abgerufen werden. Innerhalb der Psychotherapie ist der Therapeut ein Teil des Kontextes, in dem Erinnerungen konstruiert werden. Die Worte und das Verhalten des Therapeuten stellen gewissermaßen Hinweisreize dar, die die Konstruktion von Erinnerungen prägen, was vor allem auch für das Erzeugen von Scheinerinnerungen in Folge der Therapie von Bedeutung ist. Unter Scheinerinnerungen wird verstanden, dass wir subjektiv von der Richtigkeit einer Erinnerung überzeugt sind, diese jedoch objektiv falsch ist. Anfällig sind hierfür insbesondere Kinder, weil hier das episodische Gedächtnis noch nicht die volle Funktionstüchtigkeit erreicht hat. Dies ist aber eine Voraussetzung für das Quellengedächtnis, also das Wissen darüber, woher eine bestimmte Erinnerung stammt. Bei Kindern kommt es deswegen besonders leicht zu einer Vermischung von Phantasien und tatsächlich Erlebtem, suggestive Beeinflussungen sind hier besonders wirksam (Schacter 2001 b).

Schacter (2001 a), der dieses Thema ausführlich behandelt, geht davon aus, dass es nicht selten vorkommt, dass Scheinerinnerungen an einen sexuellen Missbrauch durch Therapeuten hervorgerufen werden – mit teilweise gravierenden Folgen für die Klienten und deren Angehörige. So würden beispielsweise viele „aufgedeckte“ Erinnerungen einen Zusammenhang des sexuellen Missbrauchs mit Teufelsritualen beinhalten. Die „Aufdeckung“ solcher Erinnerungen sei fast immer während der Psychotherapie erfolgt. Systematische Nachforschungen durch die Strafverfolgungsbehörden in den USA hätten jedoch bislang in keinem einzigen Fall einen solchen Zusammenhang nachweisen können. Schacter möchte nicht in Abrede stellen, dass während der Therapie der Zugang zu zutreffenden Erinnerungen an Traumata möglich gemacht werden kann. Allerdings möchte er Therapeuten vor Einflussnahmen auf den Erinnerungsprozess des Klienten und dem Einsatz von suggestiven Vorgehensweisen warnen. In diesem

Zusammenhang ist meiner Ansicht nach die betonte Zurückhaltung von Personzentrierten Psychotherapeuten hinsichtlich der Einflussnahme auf den Klienten durchaus als Schutzfaktor vor der Erzeugung von Scheinerinnerungen zu werten.

Oben wurde bereits erwähnt, dass es im Zusammenhang mit der psychotherapeutischen Behandlung von traumatisierenden Erfahrungen in der Therapie um ein Erinnern der Traumaerfahrung geht, damit diese in das autobiographische Gedächtnis integriert werden kann. Hierbei kann sich die therapeutische Gesprächsführung an den Prinzipien des „kognitiven Interviews" orientieren, das von der Polizei bei der Befragung von Zeugen eingesetzt wird. Der Konstruktionsprozess von Erinnerungen kann dadurch unterstützt werden, ohne dass eine Beeinflussung durch den Interviewer erfolgt. Nach Schacter (2001 b) haben experimentelle Untersuchungen gezeigt, dass durch die im kognitiven Interview verwendeten Strategien Erinnerungsprozesse verbessert werden können. Zu diesen Strategien zählen die Verwendung von offenen Fragen, Fragen nach dem situativen Kontext der Ereignisse sowie die Darstellung der Ereignisse aus unterschiedlichen Perspektiven und in unterschiedlicher Reihenfolge. Diese Strategien können hilfreich sein, um dissoziierte Gedächtnisinhalte wieder zugänglich zu machen und in das autobiographische Gedächtnis zu integrieren. Anders als bei der Zeugenbefragung durch die Polizei geht es in der Psychotherapie jedoch nicht primär um eine möglichst detaillierte Erinnerung, sondern es geht darum, die mit der Erfahrung verbundenen Gefühle, Sinneserfahrungen und Gedanken zugänglich zu machen und diese in das autobiographische Gedächtnis und das Selbst zu integrieren. Das Ziel ist also letztendlich die Herstellung einer Verbindung zwischen dem expliziten Gedächtnis und den impliziten Systemen, auf die ich nun zu sprechen kommen werde.

3.3 Die geheimnisvolle Welt des impliziten Gedächtnisses

3.3.1 Die Bedeutung impliziter Gedächtnissysteme – ein Überblick

Wenn das explizite Gedächtnis die Grundlage für das Selbst darstellt und damit prägend für die Symbolisierungsprozesse ist, so machen die impliziten Funktionssystemen meiner Ansicht nach einen großen Teil der organismischen Erfahrung aus. Ihre enorme Bedeutung für die Regulation unseres Erlebens und Verhaltens kommt beispielsweise in dem Buch von Timothy Wilson (2002) zum Ausdruck. Er stellt hier empirische Befunde zur Bedeutung des „adaptiven Unbewussten" dar, das er von den bewussten Verarbeitungsprozessen abgrenzt. Dieses „adaptive Unbewusste" besteht aus vielen spezialisierten Modulen, die außerhalb des Bewusstseins unser Verhalten, unsere Gefühle und unsere Urteile beeinflussen. Das „adaptive Unbewusste", das Wilson unter Verzicht auf psychoanalytische

Konstruktionen begründet, kann dem zugeordnet werden, was hier in Anlehnung an LeDoux (2002) unter den impliziten Funktionssystemen verstanden wird. Ein großer Teil dieser impliziten Funktionssysteme ist durch Lernerfahrungen geprägt, weshalb hier auch vom impliziten Gedächtnis gesprochen wird. Dieses hat über lange Zeit in der Gedächtnispsychologie wenig Beachtung gefunden. Man konzentrierte sich zunächst vor allem auf die Erforschung des expliziten Gedächtnisses, ehe Daniel Schacter in den 80er Jahren des letzten Jahrhunderts den Begriff des impliziten Gedächtnisses etablierte. Dass es implizite Gedächtnissysteme gibt, die uns beeinflussen, ohne dass wir etwas über deren Inhalte wissen, sieht man unter Bedingungen, unter denen das explizite Gedächtnis nicht arbeitsfähig ist.

Implizites Lernen unter Vollnarkose: Befinden wir uns in Vollnarkose, so können wir keine neuen expliziten Erinnerungen bilden. Wir wissen also nichts über die Ereignisse, die während der Vollnarkose passiert sind. Schacter (2001 a) stellt Befunde dar, die darauf schließen lassen, dass Teile der impliziten Gedächtnissysteme trotzdem arbeitsfähig sind. In einer Untersuchung wurde Patienten, die unter Vollnarkose operiert wurden, suggeriert, dass der Gesundungsprozess schnell verlaufen wird. Im Anschluss daran war die Zeit, die diese Patienten noch im Krankenhaus verbringen mussten, geringer als bei Patienten, bei denen die Suggestionen nicht zum Einsatz kamen. Dies war der Fall, ohne dass bei den Patienten bewusste Erinnerungen an die Suggestionen vorhanden waren. Bleibt zu hoffen, dass solche Befunde auch in der Ausbildung von Ärzten berücksichtigt werden.

Implizites Lernen vor der Geburt: Wie bereits erwähnt wurde, sind die impliziten Gedächtnissysteme im Laufe unseres Lebens vor dem expliziten Gedächtnis funktionstüchtig. Schacter (2001 a) erwähnt Befunde, die auf bereits vor der Geburt funktionstüchtige implizite Gedächtnissysteme hinweisen. So zeigen Neugeborene durch ihr Saugverhalten an, ob sie eine Geschichte bereits im Mutterleib zu hören bekommen haben oder nicht. Auch Hüther und Krens (2005) stellen Befunde dar, die auf vorgeburtliche Lernprozesse hinweisen. So zeigen Neugeborene von Müttern, die während der Schwangerschaft Anis zu sich genommen haben, eine positive Reaktion auf den betreffenden Stoff. Dies ist jedoch nicht der Fall bei Babys von Müttern, die kein Anis zu sich genommen haben. Hüther und Krens schildern eine weitere interessante Beobachtung: Babys werden ruhiger, wenn ihnen die Erkennungsmelodie einer Fernsehserie vorgespielt wird, die ihre Mütter während der Schwangerschaft täglich gesehen haben. „Sie hatten als Föten gelernt, dass diese Melodie eine gemütliche Zeit einläutet." (Hüther/Krens 2005, 76) Somit scheinen implizite Lernprozesse bereits vor der Geburt stattzufinden. Es sind nach Hüther (2006) vor allem zwei vorgeburtliche Erfahrungen, die bei allen Menschen tiefe Spuren hinterlassen und die eine prägende Wirkung für das spätere Leben haben.

Jeder Mensch macht danach vor der Geburt die Erfahrung, eng mit der Mutter verbunden zu sein. Dies äußert sich später in dem Bedürfnis danach, Verbundenheit neu zu erleben. Daneben haben wir alle während der embryonalen Entwicklung die Erfahrung gemacht, dass wir über uns hinauswachsen. Auch diese Erfahrung findet ihren Niederschlag in einem lebenslang vorhandenen Bedürfnis, und zwar dem Bedürfnis nach Wachstum – ein Gedanke, der zu einer Entmystifizierung der im Personzentrierten Ansatz postulierten Aktualisierungstendenz beitragen kann.

Impliziter Erwerb von Präferenzen: Aufschlussreich sind daneben auch Untersuchungen an amnestischen Patienten, also an Personen, bei denen das Lernen von neuen Informationen im expliziten Gedächtnis schwer gestört ist. Einer dieser Personen ist der von Damasio (2002) beschriebene David. Er erkrankte an einer Herpes-simplex-Encephalitis in Folge derer eine beide Hirnhälften betreffende Schädigung von weiten Gebieten der Temporallappen auftrat. Diese Schädigung schloss den Hippocampus sowie die Amygdala ein, eine Hirnstruktur, auf die ich gleich noch ausführlicher zu sprechen kommen werde. Im Anschluss an die Hirnschädigung konnte David, genau wie H. M., keine neuen Gedächtnisinhalte in das explizite Gedächtnis integrieren. Hat er eben noch mit einer Person gesprochen und begegnet ihm diese Person drei Minuten später, so sagt er, dass er diese noch nie gesehen habe. Trotzdem ist David in der Lage, sein Verhalten an seine Erfahrungen anzupassen. Menschen, die ihn gut behandeln, bezeichnet er als seine Freunde, den Kontakt zu Menschen, die unfreundlich mit ihm umgehen, meidet er dagegen und gibt an, dass er diese Personen nicht mag. Er kann also Präferenzen, als einfache emotionale Reaktionen, erwerben und gewissermaßen intuitiv eine zu den Vorerfahrungen passende Bewertung vornehmen, obwohl er an diese Vorerfahrungen keine Erinnerung hat.

Präferenzen können auch von gesunden Personen erworben werden, ohne dass explizite Funktionssysteme beteiligt sind. Hierzu hat Robert Zajonc (1980) interessante Experimente durchgeführt. Zeigt man Versuchspersonen chinesische Schriftzeichen, so werden diejenigen Schriftzeichen als ästhetisch ansprechender beurteilt, die den Versuchspersonen schon einmal gezeigt wurden. Dieser Effekt tritt interessanterweise auch auf, wenn die Schriftzeichen unter solchen Bedingungen eingeblendet werden, dass die Versuchspersonen später gar nicht angeben können, ob sie das Schriftzeichen gesehen haben oder nicht. Zajonc zieht daraus den Schluss, dass Emotionen nicht auf kognitiven Bewertungen basieren müssen: „Preferences need no inferences.“ Präferenzen und Urteile lassen sich auch über eine Form des impliziten Lernens beeinflussen, die als Priming bezeichnet wird.

Priming: Unter Priming versteht man allgemein, dass unser Erleben und Verhalten durch Vorerfahrungen beeinflusst wird. Priming sorgt dabei für eine Voraktivierung von Konzepten, Emotionen oder Verhaltensweisen. Diese sind dadurch leichter abrufbar und bestimmen unser Erleben und Verhalten stärker, als wenn das Priming nicht erfolgt wäre. Die Möglichkeit zum Priming ist bei amnestischen Patienten erhalten und beruht auf anderen Hirnstrukturen als das explizite Gedächtnis (Schacter 2001 a). Auch von Murphy und Zajonc (1993) sind Priming-Effekte untersucht worden. Wird vor einem Schriftzeichen ein nicht wahrnehmbares Gesicht eingeblendet, so beeinflusst die Art des Gesichtsausdrucks die Bewertung des Schriftzeichens. Ein freundlich lächelndes Gesicht bewirkt, dass das Schriftzeichen gefällt, während Stirnrunzeln dazu beiträgt, dass das Schriftzeichen als weniger ansprechend bewertet wird. Dieser Effekt tritt weniger ausgeprägt auf, wenn das Gesicht für die Versuchspersonen sichtbar ist.

Sehr eindrucksvolle Experimente zum Priming hat der Sozialpsychologe John Bargh (nach LeDoux 2001) durchgeführt. Bargh ließ in einer Untersuchung seine Versuchspersonen Satzergänzungsaufgaben bearbeiten. Ein Teil der Versuchspersonen bearbeitete Sätze, die sich auf alte Menschen bezogen haben. Die anderen Versuchspersonen befassten sich mit Sätzen mit anderen Themen. Diejenigen Versuchspersonen, die Sätze bildeten, welche alte Menschen zum Thema hatten, benötigten im Anschluss an diese Aufgabe gegenüber den anderen Versuchspersonen mehr Zeit, um einen Korridor zu durchqueren. Dass bei der Durchquerung des Korridors eine Zeitmessung erfolgte, war den Versuchspersonen nicht bekannt. In einer anderen Untersuchung Barghs wurden Sätze zu den Themen „selbstbewusstes Auftreten" bzw. „Höflichkeit" gebildet. Anschließend mussten die Versuchspersonen warten, weil der Experimentator sich mit einer anderen Person unterhalten hat. Diejenigen Versuchspersonen, die sich zuvor mit selbstbewusstem Auftreten beschäftigt hatten, unterbrachen den Experimentator schneller als die Versuchspersonen, die Sätze zum Thema Höflichkeit gebildet hatten.

Dieses „motivationale Priming", das in diesen Untersuchungen zum Ausdruck kommt, ist für die Psychotherapie von enormer Bedeutung, was auch von Grawe (2004) betont wird. Als Psychotherapeuten sollten wir uns bewusst machen, dass die Themen, die in der Psychotherapie angesprochen werden, Handlungstendenzen auf Seiten des Klienten aktivieren. Eine Beschränkung der Psychotherapie auf die Besprechung von angstbesetzten oder belastenden Themenbereichen kann dabei über Primingprozesse die Entwicklung des Klienten in eine günstigere Richtung behindern. Neben dem Priming ist auch das prozedurale Lernen als wichtiger Teil der impliziten Gedächtnissysteme zu erwähnen.

Prozedurales Gedächtnis: Das prozedurale Lernen ermöglicht den Erwerb von Gewohnheiten bzw. automatisierten Denk- und Handlungsroutinen wie z. B. das Fahrradfahren. Für das prozedurale Lernen sind wiederholende Übungsdurchgänge eine entscheidende Voraussetzung. Als Beispiel sei das Erlernen des Lesens von spiegelbildlich dargestellten Wörtern erwähnt. Dieses erfordert zunächst ein hohes Maß an Konzentration. Wenn wir diese Aufgabe aber üben, gelingt uns das spiegelverkehrte Lesen nach einigen Lerndurchgängen mühelos – es ist dann automatisiert. Diesen Lernprozess verdanken wir dem prozeduralen Gedächtnis. Das prozedurale Gedächtnis ist bei amnestischen Patienten üblicherweise erhalten. Diese können also ebenfalls lernen, spiegelbildlich dargestellte Wörter zu lesen, obwohl sie keine Erinnerung daran haben, diese Aufgabe jemals ausgeführt zu haben (Cohen/Squire 1980, nach Schacter 2001 a). Besonders bedeutsam für die Psychotherapie ist vor allem die Speicherung von emotionalen Erfahrungen, worauf ich nun etwas ausführlicher eingehen will.

3.3.2 Furchtkonditionierung als Beispiel für emotionale Erinnerungen

Hinsichtlich der Verarbeitung von emotionalen Erfahrungen im impliziten Gedächtnis ist die Furchtkonditionierung gut untersucht worden. Bahnbrechende Arbeiten gehen dabei auf LeDoux (2001; 2002) zurück, auf dessen Ausführungen ich mich im Folgenden, wenn nicht anders erwähnt, stützen werde. Eine zentrale Rolle für die Furchtkonditionierung spielen die Amygdalae, die Mandelkerne, von denen sich in jeder Hirnhälfte in der Tiefe der Temporallappen einer befindet. Ohne die Amygdala sind wir nicht in der Lage, Furcht zu empfinden. Damasio (2002) hat die Patientin S. beschrieben, bei der es in Folge einer Erbkrankheit zu Kalkablagerungen in beiden Amygdalae gekommen ist, wodurch diese nicht funktionstüchtig waren. Explizites Gedächtnis und andere intellektuelle Funktionen sind bei S. völlig unbeeinträchtigt. Auffällig bei ihr war jedoch, dass ihr Gefühlsleben völlig von positiven Emotionen bestimmt war. Sie war nicht in der Lage, Furcht oder Ärger zu empfinden, und auch die Furchtkonditionierung war beeinträchtigt. Im Umgang mit anderen Personen zeigte sie sich als sehr kontaktfreudig und unbefangen, ohne dabei jedoch soziale Konventionen zu verletzen. Sie ist nicht in der Lage, den Gesichtsausdruck von Furcht zu erkennen, das Ausdrucksverhalten von anderen Emotionen kann sie jedoch richtig deuten. Außerdem kann sie nicht zwischen vertrauenswürdigen und nicht vertrauenswürdig wirkenden Gesichtern unterscheiden. Sie hat also einen Preis für die „rosarote Brille“ zu zahlen, mit der sie die Welt betrachten kann.

Die Furchtkonditionierung und die diesbezügliche Rolle der Amygdala ist vor allem von LeDoux intensiv untersucht worden. Bei der Steuerung der Furchtreaktion hat die Amygdala zwei Aufgaben. Ihr lateraler Kern bewertet die Bedrohlichkeit eines Reizes, während der zentrale Kern die Abwehrreaktion des Organismus initiiert, die so genannte „Kampf-Flucht-Reaktion“. LeDoux hat herausgearbeitet, dass die Amygdala auf zwei Wegen aktiviert werden kann. Alle über die Sinnesorgane aufgenommenen

Informationen werden zunächst im Thalamus sehr grob verarbeitet und ungenau analysiert. Die Verarbeitung im Thalamus erfolgt noch unterhalb der Bewusstseinsschwelle. Von dort werden die Informationen dann an andere Strukturen des Gehirns weitergeleitet. Eine Bahn vom Thalamus zur Amygdala läuft über den Kortex, unter Einschluss des Hippocampus, der sensorischen Kortexregionen und des präfrontalen Kortex. Der Einbezug dieser Hirnregionen ermöglicht unter anderem eine genaue Analyse und bewusste Verarbeitung der Situation. Daneben gibt es auch eine direkte Verbindungsbahn vom Thalamus zur Amygdala. Beide Bahnen sind parallel wirksam und laufen im lateralen Kern der Amygdala zusammen. Die direkte Bahn ist jedoch viel schneller. Sie basiert allerdings auf der ungenauen Reizanalyse im Thalamus und ermöglicht ein schnelles Reagieren in Notfallsituationen. Emotionales Lernen, also z.B. Furchtkonditionierung, ist möglich, auch wenn nur die Verbindungsbahn zwischen Thalamus und Amygdala aktiviert wurde. Furchtkonditionierung setzt deshalb keine bewusste Verarbeitung im Kortex voraus und kann auch bei unterschwellig dargebotenen Reizen erfolgen.

Es gibt also ein implizites emotionales Gedächtnissystem, das unabhängig vom expliziten Gedächtnis funktioniert und das bereits vor dem expliziten Gedächtnis funktionstüchtig ist. Dank der direkten Verbindungsbahn zwischen Thalamus und Amygdala kann die Amygdala einen Reiz als bedrohlich bewerten und die Abwehrreaktion auslösen, ehe wir wissen, worum es sich bei dem Reiz handelt. Die Ansicht, dass die Bewertung der Bedrohlichkeit eines Reizes unabhängig von dessen bewusster Verarbeitung erfolgen kann, wird auch von Rogers vertreten:

> „Der Organismus kann also Reize und deren Bedeutung für den Organismus unterscheiden, ohne dass höhere Nervenzentren, die bei Vorgängen im Bewusstsein eine Rolle spielen, beteiligt sind. Diese Fähigkeit erlaubt dem Individuum, eine Erfahrung als bedrohlich zu erkennen, ohne dass die Bedrohung im Gewahrsein symbolisiert wurde." (Rogers 1959/1991, 25f)

Wie schon erwähnt wurde, ermöglicht der Einbezug des Kortex in die Reizverarbeitung die genaue Analyse der Situation und die bewusste Verarbeitung eines emotionsauslösenden Reizes. Der Hippocampus nimmt bei diesen Verarbeitungsprozessen eine wichtige Rolle ein, die wir bereits bei der Besprechung des expliziten Gedächtnisses kennengelernt haben. Er ermöglicht die Abspeicherung des Kontextes der Erfahrung und die Bildung von expliziten autobiographischen Erinnerungen. Dank dem Hippocampus können wir später darüber berichten, was wann, wo und unter welchen Umständen passiert ist. LaBar und Cabeza (2006) berichten über Befunde, wonach eine beeinträchtigte Funktionstüchtigkeit des Hippocampus die Furchtkonditionierung nicht beeinträchtigt. Das implizite Gedächtnis arbeitet bei den betreffenden Personen somit auch ohne ein funktionstüchtiges explizites Gedächtnis. Sie können jedoch keine Verbindung zwischen der konditionierten Furchtreaktion und dem Auslösereiz herstellen, da dieser auf Grund des zerstörten Hippocampus nicht abgespeichert wurde. Wird die Furchtreaktion später ausgelöst, erleben die Personen Furcht, ohne zu wissen warum. Die Autoren weisen daneben darauf hin, dass die erlernten Furchtreaktionen später durch Reize ausgelöst werden können, die dem Kontext der Konditionierungssituation nicht entsprechen.

Nun führt aber unkontrollierbarer Stress vermittelt über die Ausschüttung von Cortisol zu einer Beeinträchtigung des Hippocampus. Dies hat zur Folge, dass das implizite emotionale Gedächtnissystem und das explizite Gedächtnis nicht integriert arbeiten. Die impliziten emotionalen Erinnerungen werden unter diesen Bedingungen also nicht mit den bewusstseinsfähigen Erinnerungen an die emotionsauslösende Situation in Verbindung gebracht. Die Folge ist, dass z.B. bei der Posttraumatischen Belastungsstörung später konditionierte emotionale Reaktionen auftreten können, die dem tatsächlich vorhandenen Kontext nicht angemessen sind. Das emotionale Reagieren ist dann für denjenigen, der die Emotionen erfährt, nicht verständlich, weil er keine Verbindung zu der früheren Situation herstellen kann, in der die Furchtreaktion erlernt wurde. In Kapitel 9.2.3 wird ein Fallbeispiel vorgestellt, das diese Zusammenhänge verdeutlicht.

Die Löschung konditionierter emotionaler Reaktionen erfolgt durch Einbezug des medialen präfrontalen Kortex. LeDoux bezeichnet den präfrontalen Kortex als die „Bremse der Amygdala“. Er kann die emotionale Automatik der Amygdala unterbrechen und dadurch verhindern, dass die Furchtreaktion in vollem Umfang ausgelöst wird. Ohne den präfrontalen Kortex können konditionierte Angstreaktionen nicht gelöscht werden. Es scheint allerdings so zu sein, dass bei der Löschung ein Vergessen im Sinne einer vollständigen „Ausradierung“ der konditionierten Furchterinnerungen nicht möglich ist. Diese bleiben nach LeDoux gewissermaßen für immer in der Amygdala gespeichert. Allerdings wird diese Aussage durch jüngste Befunde eingeschränkt, wonach bei der Löschung konditionierter emotionaler Reaktionen auch Prozesse in der Amygdala beteiligt sind (Sotres-Bayon et al. 2006). Dank dem präfrontalen Kortex kann die Auslösung der Furchtreaktion gehemmt und gewissermaßen in Schach gehalten werden.

Nun kann aber Stress die Funktion des präfrontalen Kortex beeinträchtigen. Dadurch können die „Bremsen der Amygdala“ gelockert werden, wodurch gelöschte emotionale Reaktionen erneut zum Tragen kommen. Plötzlich treten wieder Ängste auf, von denen wir angenommen haben, dass wir sie längst überwunden hätten, und dies auch noch in einer Stresssituation, in der wir uns eigentlich um andere Dinge kümmern müssten.

Konsequenzen für die Psychotherapie: Für die Psychotherapie ergeben sich hieraus verschiedene Konsequenzen hinsichtlich der Behandlung von

Angststörungen im Zusammenhang mit konditionierten Furchtreaktionen. So kommt es darauf an, den präfrontalen Kortex in die Lage zu versetzen, dass er die auftretenden emotionalen Reaktionen kontrollieren kann. Um dies zu ermöglichen, ist eine Konfrontation mit den relevanten Emotionen nötig. Dies steht in Einklang mit der Beobachtung, dass das Auftreten von lebensechten Emotionen in der Therapie ein wichtiger Prädiktor für den Therapieerfolg ist (Vaitl et al. 2003).

Es geht daneben auch darum, das nachzuholen, was in der traumatisierenden Situation nicht möglich war: die Integration der Traumaerfahrung in das autobiographische Gedächtnis, damit diese Teil der erzählbaren Lebensgeschichte und des Selbst werden kann. Es geht hierbei um die Herstellung einer Verbindung zwischen den im impliziten Gedächtnis gespeicherten emotionalen Erinnerungen und den vorhandenen expliziten Erinnerungen an die Situation. Auf diese Integration zielt in der Personzentrierten Psychotherapie die Verbalisation der emotionalen Erlebnisinhalte ab, bei der es um eine gleichzeitige Berücksichtigung von emotionalen und kognitiven Erfahrungsaspekten geht.

Relevant für die Psychotherapie ist aber auch, dass emotionale Furchterinnerungen nur kontrolliert, aber nicht ausgelöscht werden können. Rückfälle sind also etwas, womit vor allem in Folge von unkontrollierbarem Stress gerechnet werden muss. Es ist deswegen wichtig, in der Therapie die Ressourcen des Klienten zur Stressbewältigung zu stärken, um dadurch die Rückfallgefahr zu reduzieren. Da Inkongruenz als chronischer Stressfaktor angesehen werden kann, ist eine Minderung derselben entsprechend dem Personzentrierten Konzept eine wichtige Voraussetzung, um seelische Gesundheit langfristig zu sichern. Dies kann auch aus den Ausführungen von Grawe (2004) geschlossen werden.

Zusammenfassung

Das Selbst kann als aktivierter Teil des autobiographischen Gedächtnisses angesehen werden und hat eine organisierende Funktion für Symbolisierungsprozesse.

Die Weiterentwicklung des Selbst basiert auf Lernprozessen im autobiographischen Gedächtnis. Diese setzen die Funktionstüchtigkeit von relevanten neuronalen Strukturen voraus, z.B. des Hippocampus.

Das autobiographische Gedächtnis ist zu Beginn des Lebens noch nicht funktionstüchtig („Kindheitsamnesie").

Unkontrollierbarer Stress, z.B. im Zusammenhang mit Traumaerfahrungen, beeinträchtigt die Funktion des Hippocampus und damit die Bildung von neuen autobiographischen Erinnerungen. Eine Aufgabe der Psychotherapie besteht in einer nachträglichen Integration der Traumaerfahrung in das autobiographische Gedächtnis.

Die Erhaltung des Selbst basiert auf Speicherprozessen im autobiographischen Gedächtnis. Dieses besteht aus drei miteinander verbundenen Ebenen und enthält auf der mittleren Ebene Schemata und Skripte.

Der Abruf von autobiographischen Erinnerungen prägt als situationsspezifische Konstruktion des Selbst die subjektive Welt des Individuums und der Symbolisierungsprozesse.

Hirnschädigungen, Hirnstoffwechselstörungen sowie Stress („mnestisches Blockadesyndrom") können den Abruf von autobiographischen Erinnerungen und damit die Konstruktion des Selbst beeinflussen.

Situative Bedingungen beeinflussen als Abrufkontext ebenfalls den Abruf von autobiographischen Erinnerungen bis hin zum Auftreten von Scheinerinnerungen.

Implizites Lernen erfolgt unabhängig vom expliziten Gedächtnis und ermöglicht z.B. den Erwerb von Präferenzen, die Aktivierung von Handlungstendenzen über Primingprozesse, den Aufbau von Denk- und Handlungsroutinen sowie Konditionierungslernen.

Das implizite Gedächtnis ist im Lebenslauf vor dem expliziten Gedächtnis funktionstüchtig.

Furchtkonditionierung als Beispiel für emotionales Lernen setzt die Funktionstüchtigkeit der Amygdala voraus. Eine bewusste Verarbeitung der emotionsauslösenden Reize ist hierfür nicht nötig.

Konditionierte Furchtreaktionen können durch den präfrontalen Kortex („Bremse der Amygdala") gehemmt werden, sie bleiben jedoch weiter gespeichert. Durch die Konfrontation mit emotionsauslösenden Reizen in der Psychotherapie kann der präfrontale Kortex die Fähigkeit erwerben, die Furchtreaktion zu kontrollieren.

Stress beeinträchtigt die Funktion des präfrontalen Kortex und kann so zum Auftreten von überwunden geglaubten emotionalen Reaktionen führen. Die Verbesserung der Stressbewältigung und die Verminderung von chronischen Stressbelastungen (Abbau von Inkongruenz) sind wichtige Möglichkeiten, um die Rückfallgefahr zu reduzieren.

4 Im Theater des Bewusstseins – das Zusammenspiel von expliziten und impliziten Funktionssystemen

4.1 Die Theatermetapher

Im vorangegangenen Kapitel habe ich bereits die wichtige Unterscheidung zwischen expliziten und impliziten Funktionssystemen erwähnt. Die expliziten Verarbeitungssysteme ermöglichen die bewusste Verarbeitung von Erfahrungen und damit auch die Symbolisierungsprozesse. Im Personzentrierten Ansatz wird davon ausgegangen, dass nur ein Teil der Erfahrungen des Organismus symbolisiert wird, d.h. ein großer Teil bleibt außerhalb des Bewusstseins. Ich gehe davon aus, dass die Gesamtheit der organismischen Erfahrungen neben den Inhalten der expliziten Funktionssysteme auch Geschehnisse innerhalb der unbewusst arbeitenden, impliziten Funktionssysteme einschließt. Die impliziten Funktionssysteme umfassen das implizite Gedächtnis sowie eine Reihe unbewusst arbeitender Prozesse. Hierzu zählen die verschiedenen Prozesse der basalen Lebensregulation und die emotionalen und motivationalen Systeme des Gehirns. Auch die gesamte Welt des semantischen und des episodischen Gedächtnisses kann als implizit bezeichnet werden, bis Teile daraus aktiviert und im Bewusstsein repräsentiert werden. Implizite Prozesse liegen allen expliziten Bewusstseinsprozessen zugrunde, ganz gleich, ob es sich um Wahrnehmungs-, Gedächtnis- oder Denkprozesse handelt. So werden Suchprozesse im expliziten Gedächtnis zwar von den expliziten Funktionssystemen initiiert, sie laufen dann jedoch ohne bewusste Kontrolle ab. Das Gleiche gilt für die Prozesse, die dem problemlösenden und schöpferischen Denken zugrunde liegen. Meiner Ansicht nach umfasst die organismische Erfahrung sowohl die im Bewusstsein repräsentierten Prozesse als auch unbewusst, d.h. vom Bewusstsein nicht kontrolliert, ablaufende Prozesse des Gehirns, unter der Bedingung, dass diese prinzipiell bewusstseinsfähige Ergebnisse hervorbringen können.

Im folgenden Kapitel wollen wir uns einem Modell zuwenden, welches das Zusammenwirken von expliziten und impliziten Funktionssystemen gut veranschaulichen kann. Es stammt von dem Kognitionspsychologen Bernard Baars und wird auch als „Global Workspace Theory“ (Baars 2002) bezeichnet. Das Modell ist abgeleitet aus psychologischen und neurowissenschaftlichen Grundlagenbefunden. In ihm wird dem auf den expliziten Funktionssystemen basierenden Bewusstsein eine zentrale Funktion für das Gehirn zugeschrieben. Es ist in dem Modell eine unverzichtbare

Voraussetzung für verschiedene Leistungen des Gehirns. Bewusstsein ist nötig bei der willentlichen Kontrolle von Verhalten, bei Lernprozessen, bei der Bewältigung von neuen Problemsituationen, die wir nicht aus Routine bewältigen können, sowie bei der Verarbeitung von Fehlern und der Änderung von Verhalten. Bewusstsein ermöglicht die Reflexion des eigenen Funktionierens und ist entscheidend für psychotherapeutische Prozesse.

Was die Personzentrierte Psychotherapie anbelangt, so zielt diese auf eine möglichst exakte Symbolisierung der organismischen Erfahrung ab. Anders ausgedrückt geht es hier vor allem um die Herstellung einer besseren Verbundenheit zwischen den expliziten und den impliziten Funktionssystemen. Auf die Relevanz dieser Verbundenheit für die seelische Gesundheit aus Sicht der Grundlagenforschung werde ich in Kapitel 7 ausführlicher eingehen. Das Zusammenspiel von expliziten und impliziten Funktionssystemen kann im Modell von Baars gut verdeutlicht werden. Auch erlaubt es, neuropsychologische Funktionen wie Arbeitsgedächtnis, Aufmerksamkeit, Exekutivfunktionen und implizite Funktionssysteme in Verbindung mit Konzepten des Personzentrierten Ansatzes zu bringen. Baars (1997; 1998; 2002) erläutert das Modell anhand der Metapher eines Theaters und wie in jedem Theater ist auch hier die Bühne von zentraler Bedeutung.

4.2 Das Arbeitsgedächtnis – die Bühne der Schauspieler

Die Bühne des Theaters entspricht dem, was in der kognitiven Psychologie als das Arbeitsgedächtnis bezeichnet wird. Der Begriff des Arbeitsgedächtnisses wurde von Alan Baddeley und Graham Hitch (1974) geprägt und hat den des Kurzzeitgedächtnisses weitgehend abgelöst. Betont wird hierbei die zentrale Bedeutung des Arbeitsgedächtnisses für kognitive Verarbeitungsprozesse im Sinne einer „Werkstatt des Geistes“. Das Konzept des Arbeitsgedächtnisses ist in den letzten Jahrzehnten unter anderem von Baddeley (1986; 1992) weiter ausdifferenziert worden. Im Hinblick auf die Terminologie des Personzentrierten Ansatzes gehe ich davon aus, dass das Arbeitsgedächtnis der Ort des Informationsverarbeitungssystems ist, an dem die Symbolisierungsprozesse stattfinden.

Die zentrale Funktion des Arbeitsgedächtnisses besteht darin, Informationen für weitergehende Verarbeitungsprozesse bereitzuhalten. Das Arbeitsgedächtnis nutzen wir beispielsweise, wenn wir eine Telefonnummer im Telefonbuch nachschlagen und anschließend versuchen, die Telefonnummer zu wählen. Es hält dann im günstigen Fall die Nummer so lange bereit, bis wir den Wählvorgang abgeschlossen haben. An diesem Beispiel lassen sich zwei Besonderheiten des Arbeitsgedächtnisses deutlich machen. Hierzu zählt zum einen die begrenzte Speicherdauer: Wird die Telefonnummer nicht in das Langzeitgedächtnis übertragen, so geht sie unwiederbringlich verloren, nachdem wir die Nummer gewählt haben und uns gedanklich mit etwas anderem beschäftigen. Neben der begrenzten Speicherdauer besitzt das Arbeitsgedächtnis zum anderen eine begrenzte Speicherkapazität. Dies wird durch den Begriff der „Magical Number 7" beschrieben. Dieser bringt zum Ausdruck, dass wir maximal 7 +/- 2 unverbundene Informationseinheiten gleichzeitig im Arbeitsgedächtnis behalten können.

Wir brauchen das Arbeitsgedächtnis nicht nur beim Telefonieren, sondern bei allen komplexen geistigen Leistungen wie dem vorausschauenden oder problemlösenden Denken. Daneben ist das Arbeitsgedächtnis auch der Raum, in dem die Konstruktion von Erinnerungen erfolgt, wo also Teile der Inhalte der riesigen in den expliziten Gedächtnissystemen „schlummernden" Informationsmenge gewissermaßen „zum Leben erweckt" werden. Hier können diese expliziten Erinnerungen mit im impliziten Gedächtnis gespeicherten emotionalen Erfahrungen verknüpft werden. Wie im vorangegangenen Kapitel deutlich gemacht wurde, kann dies eine wichtige Aufgabe der Psychotherapie darstellen.

Das Arbeitsgedächtnis stellt also die Bühne des Theaters dar. Auf dieser Bühne agieren nun die Schauspieler. Die Schauspieler entsprechen dabei den vielfältigen Bewusstseinsinhalten. Hierzu zählen nach Baars (2002) Sinneserfahrungen, inneres Sprechen, Imaginationen, Körperempfindungen, Gefühle, abstrakte Gedanken, Erinnerungen, bewusst gemachte Annahmen über die eigene Person und die Welt sowie gegenwärtige explizite Absichten, Erwartungen und Handlungen. Wenn ein solcher Schauspieler auf der Bühne erscheint, wir also z.B. eine bewusste Wahrnehmung machen, mit uns selbst innerlich sprechen oder uns etwas vor dem „geistigen Auge" vorstellen, bedeutet dies, dass dadurch die begrenzte Kapazität des Arbeitsgedächtnisses in Anspruch genommen wird.

Von zentraler Bedeutung für das Arbeitsgedächtnis sind die lateralen präfrontalen Kortexregionen (LeDoux 2002). Diese arbeiten bei Arbeitsgedächtnisprozessen mit anderen Kortexregionen zusammen. Einbezogen werden dabei auch sensorische Kortexregionen. Diese sind sowohl bei Sinneswahrnehmungen als auch bei gedanklichen Vorstellungen beteiligt (Baars 1998). So gehen visuelle *Vorstellungen* mit der Aktivierung der gleichen Kortexregionen einher, wie dies auch bei visuellen *Wahrnehmungen* der Fall ist. Ähnliches gilt für das innere Sprechen. Hier erfolgt eine Aktivierung von Broca- und Wernicke-Region. Diese Regionen sind bei der Sprachproduktion und dem Sprachverständnis von essentieller Bedeutung. Wie schon Aristoteles (nach Baars 1998) annahm, scheinen geistige Vorstellungen schwache Abbilder von Sinnesempfindungen zu sein. Dies entspricht der Auffassung von Damasio (2002), der den sensorischen Kortexregionen die Funktion eines Vorstellungsraumes zuschreibt.

Bei intensiven, lebhaften Vorstellungen einer Situation laufen im Gehirn ganz ähnliche Prozesse ab, wie dies bei der Konfrontation mit der betreffenden Situation in der Realität der Fall ist. Besonders lebhafte Vorstellungen treten beispielsweise beim intrusiven Wiedererleben von Traumaerfahrungen auf – was uns auf das damit verbundene Leiden der Betroffenen eindrücklich hinweist. Andererseits können wir unsere Vorstellungskraft auch zu unserem eigenen Wohl nutzen. Sie bietet uns die Möglichkeit zur Erschaffung einer eigenen Welt. Wenn uns dies lebhaft gelingt, dann kann dies in unserem Gehirn und in unserem Erleben ähnliche Prozesse auslösen, wie wenn wir uns real in dieser Welt befinden würden. Sehr hilfreich zur Nutzung dieser uns unabhängig von äußeren Umständen zur Verfügung stehenden Ressource können beispielsweise die von Reddemann (2001) beschriebenen Imaginationsübungen sein.

Baars geht davon aus, dass es sich bei den zu einem bestimmten Zeitpunkt auf der Bühne anwesenden Schauspielern um eine kohärente Mischung handelt. Wahrnehmungen, Gedanken und Vorstellungen, die inkompatibel zu den vorherrschenden Inhalten sind, werden von der Bühne gedrängt. Zwischen den Schauspielern gibt es gewissermaßen Kooperation und Konkurrenz um den begrenzten Platz auf der Bühne, je nachdem, ob sie miteinander kompatibel sind oder nicht. Dadurch wird die innere Konsistenz und Widerspruchsfreiheit der Inhalte des Arbeitsgedächtnisses gewährleistet. Grawe (2004) weist darauf hin, dass die kognitive Dissonanztheorie Festingers eine Beschreibung der hierbei wirkenden Prozesse darstellt. Innerhalb des Theatermodells konkurrieren die Schauspieler dabei vor allem um den begehrtesten Platz auf der Bühne – den im Scheinwerfer.

4.3 Die Aufmerksamkeit – der Bühnenscheinwerfer

Die Begrenztheit der Kapazität unserer expliziten Funktionssysteme hängt neben der Kapazitätsbeschränkung des Arbeitsgedächtnisses auch von unserer Aufmerksamkeit ab. Baars geht davon aus, dass wir zu einem bestimmten Zeitpunkt unsere Aufmerksamkeit nur auf eine kognitiv anspruchsvolle Aufgabe richten können. Nur das, was von der Aufmerksamkeit erfasst wird, ist Gegenstand der bewussten Erfahrung. Im Theatermodell von Baars entspricht die Aufmerksamkeit dem Bühnenscheinwerfer. Dieser Bühnenscheinwerfer kann sich jeweils nur auf einen Schauspieler richten. Aus diesem Grund wird davon ausgegangen, dass das Arbeitsgedächtnis durch eine serielle Arbeitsweise gekennzeichnet ist. Wahrnehmungen, Gedanken und Vorstellungen im Arbeitsgedächtnis, die sich außerhalb des Scheinwerfers der Aufmerksamkeit befinden, sind deshalb nicht Teil der unmittelbaren, bewussten Erfahrung. Der größte Teil der Bühne bleibt gewissermaßen im Dunkeln. Dies veranschaulicht Baars an einem Gedankenexperiment, das leicht nachvollzogen werden kann. Lesen Sie dazu aufmerksam die folgenden Zahlen, schließen Sie dann etwa zehn Sekunden lang die Augen und schreiben Sie die Zahlen anschließend auf.

84 50 9 53 92 3

Während Sie die Augen geschlossen hielten, wird es vermutlich so gewesen sein, dass Sie jeweils nur eine Zahl vor Ihrem geistigen Auge bzw. in Ihrem geistigen Ohr gehabt haben. Obwohl sich die anderen Zahlen kurzzeitig außerhalb des Bewusstseins befanden haben, waren diese trotzdem verfügbar. Dies verdeutlicht, dass sich auf der Bühne des Arbeitsgedächtnisses mehr Inhalte befinden, als in der unmittelbaren bewussten Erfahrung enthalten sind. Voraussetzung dafür, dass ein Element des Arbeitsgedächtnisses Teil der bewussten Erfahrung wird, ist, dass wir unsere Aufmerksamkeit darauf richten. Der betreffende Schauspieler muss gewissermaßen vom Bühnenscheinwerfer erfasst werden. Diese Selektionsfunktion der Aufmerksamkeit wird durch das Zusammenwirken verschiedener Hirnstrukturen ermöglicht, dem so genannten Aufmerksamkeitsnetzwerk. Gerhard Roth (2003) zählt hierzu präfrontale Regionen, das anteriore Cingulum sowie verschiedene Regionen des Thalamus.

Warum ist der Platz im Bühnenscheinwerfer bei den Schauspielern so begehrt? Das hängt damit zusammen, dass dies der Platz ist, an dem in vielfältiger Weise Einfluss auf die verschiedenen Funktionssysteme des Gehirns ausgeübt werden kann. Bewusstsein ist beispielsweise für Lernprozesse im expliziten Gedächtnis eine notwendige Voraussetzung. Nur das, worauf die Aufmerksamkeit gerichtet wird, kann in die expliziten Gedächtnissysteme gelangen und je intensiver wir unsere Aufmerksamkeit auf das zu Lernende richten, umso besser gelingt die Integration des betreffenden Materials in das Gedächtnis (Spitzer 2003).

Das Bewusstsein hat nach Baars einen prinzipiell unbegrenzten Zugang zum gesamten zentralen Nervensystem. Er schließt dies aus Befunden, wonach wir über Biofeedback-Verfahren sogar lernen können, die Aktivität von einzelnen Nervenzellen zu beeinflussen. Rogers (1959/1991) ist dagegen noch davon ausgegangen, dass die Aktivität von Nervenzellen nicht im Bewusstsein repräsentiert werden kann und sie deshalb nicht zum Bereich der organismischen Erfahrung gehört. Nehmen wir die Befunde zur willentlichen Beeinflussbarkeit der Aktivität von Nervenzellen ernst, so gehört damit entgegen der Annahme von Rogers der gesamte Bereich der Aktivitäten des Zentralen Nervensystems zur organismischen Erfahrung.

4.4 Die impliziten Funktionssysteme – das Publikum

4.4.1 Interaktionen zwischen Publikum und Bühne

Baars nimmt an, dass das Bewusstsein nicht nur Zugang zum gesamten zentralen Nervensystem hat, sondern auch zu den darin repräsentierten impliziten Funktionssystemen. Dies ist entscheidend für die bewusste Initiierung von Handlungen und die Kontrolle von deren Ausführung. Dieser

Zugang zu den impliziten Funktionssystemen wird in dem Theatermodell so ausgedrückt, dass nur der Schauspieler, der sich im Bühnenscheinwerfer befindet, zum Publikum sprechen kann. Dieses Publikum entspricht den unbewusst arbeitenden, impliziten Funktionssystemen. Das Publikum besteht gewissermaßen aus Zuschauern, von denen jeder eine bestimmte Spezialfunktion besitzt. Die Zuschauer sind also spezialisiert für die Lösung von bestimmten Problemen. Sie verrichten ihren Dienst unbewusst, ohne dass sie dabei vom Bewusstsein kontrolliert werden. Zu diesen Spezialfunktionen zählen beispielsweise die Suche nach Informationen im expliziten Gedächtnis, die vielen im prozeduralen Gedächtnis gespeicherten Denk- und Handlungsroutinen, aber auch die emotionalen Bewertungs- und Reaktionssysteme. Das Publikum im Theatermodell von Baars entspricht meiner Auffassung nach dem, was Wilson (2002) unter dem „adaptiven Unbewussten" versteht. Im Gegensatz zur seriellen Arbeitsweise des Bewusstseins besteht dieses adaptive Unbewusste aus verschiedenen parallel arbeitenden Modulen. Das Bewusstsein dient dabei der Integration dieser Module. Wenn wir davon ausgehen, dass die Symbolisierungsprozesse auf der Bühne des Arbeitsgedächtnisses stattfinden, so umfasst die organismische Erfahrung neben den Geschehnissen auf der Bühne auch das gesamte Spektrum der Reaktionen des Publikums darauf.

Das Publikum steht den Vorgängen auf der Bühne nicht passiv gegenüber, sondern ist hochgradig interaktiv. Richtet ein Schauspieler sein Wort an das Publikum, so kann dies dort beispielsweise bewertende Reaktionen auslösen. Die Zuhörer klatschen Beifall oder Bekunden ihr Missfallen. Auch verfolgen einzelne Zuschauer eigene Ziele und haben in diesem Sinne die Funktion eines Motivationssystems. Dabei versuchen sie, die ihre Absichten vertretenden „Lieblingsschauspieler" beim Zugang auf die Bühne zu unterstützen, damit diese Gegenstand der bewussten Erfahrung werden können.

Neben diesen bewertenden und Einfluss nehmenden Zuschauern machen sich andere Teile des Publikums an die Arbeit, um ein von der Bühne verkündetes Problem zu lösen. Hierbei lassen sich drei grundsätzliche Schritte voneinander unterscheiden: Der erste Schritt spielt sich im Bewusstsein ab. Hier schildert der Schauspieler im Bühnenscheinwerfer dem Publikum das Problem. Anschließend machen sich Zuschauer mit Spezialfunktionen an die Arbeit und versuchen, das Problem zu lösen. Diese Problemlösung, die während der so genannten „Inkubationszeit" geschieht, erfolgt unbewusst. Der dritte Schritt spielt sich dann wieder im Bewusstsein ab. Hat einer der Zuschauer das Problem gelöst, so meldet er das Ergebnis seiner Arbeit zurück, wodurch dieses auf die Bühne gelangt und vom Bühnenscheinwerfer erfasst werden kann. Dieser letzte Schritt ist dann von dem Aha-Erlebnis begleitet, wie dies von den Gestaltpsychologen in den 20er Jahren des letzten Jahrhunderts beschrieben wurde

(Bühler 1922 nach Hussy 1984). Hinweise auf das Vorhandensein dieser unbewussten Problemlösungsprozesse können wir auch in unserer eigenen Erfahrung finden. Beobachten Sie dazu, was passiert, wenn Sie sich folgende Frage stellen:

Wie heißt der größte Flugsaurier?

Manch einer von Ihnen konnte diese Frage vermutlich beantworten. Wenn dies der Fall war, so wird eine kurze oder vielleicht auch längere Zeitspanne vergangen sein, ehe Ihnen der Begriff eingefallen ist. Während dieser Zeit haben nun die Suchprozesse im semantischen Langzeitgedächtnis unbewusst ihren Dienst verrichtet und Ihnen anschließend das Ergebnis ihrer Arbeit zurückgemeldet.

Es kommt zu intensiven Interaktionen zwischen den Geschehnissen auf der Bühne und denen im Publikum. Das Publikum kann Schauspieler auf die Bühne schicken, etwa den Archäopteryx, wenn nach ihm gefragt wurde, das Publikum kann aber auch den Bühnenscheinwerfer beeinflussen. Dies wird seit Ribot (1889, nach Prinz 1990) als unwillkürliche Aufmerksamkeit bezeichnet. Teile des Publikums befassen sich ständig damit, das Wahrnehmungsfeld nach neuen oder bedeutsamen Elementen abzusuchen. Wenn sie dann fündig geworden sind, lenken sie den Scheinwerfer auf das betreffende Wahrnehmungsobjekt und lösen die so genannte Orientierungsreaktion aus. Diese ist ein komplexes Reaktionsmuster, das immer dann auftritt, wenn das Gehirn das Vorhandensein von neuen, erwartungswidrigen oder bedeutsamen Reizen registriert. „Neuigkeitsdetektoren" sind nach Sokolov (1975) im Hippocampus lokalisiert. Schandry (1988) zählt zu dem Reaktionsmuster der Orientierungsreaktion neben der Aufmerksamkeitszuwendung zu dem betreffenden Wahrnehmungsobjekt auch die Erhöhung der Hautleitfähigkeit, das Absinken der Herzrate, die Verengung der peripheren und die Erweiterung der Kopfgefäße sowie Veränderungen im EEG und die P-300-Komponente im evozierten Potential.

Auch die Amygdala, deren Funktion im vorhergehenden Kapitel umrissen wurde, wirkt bei Prozessen der unwillkürlichen Aufmerksamkeit mit. Sie bewertet die Bedrohlichkeit eines Reizes und leitet u. a. Reaktionen des Gehirns ein, die eine intensivierte Verarbeitung des bedrohlichen Reizes ermöglichen. Wie Miltner et al. (2003) feststellen, haben diese unwillkürlichen Aufmerksamkeitsprozesse bei Phobien eine entscheidende Bedeutung. Sie sprechen hier von einer Anomalie der unwillkürlichen Aufmerksamkeit. Aus diesem Grund haben phobische Reize eine stark bindende Wirkung auf die Aufmerksamkeit. Selbst nach einer erfolgreichen Therapie der Phobie bleibt deren aufmerksamkeitsbindende Wirkung bestehen. Dies zeigt sich beispielsweise im Fortbestehen der P-300-Komponente im evozierten Potential bei einer Konfrontation mit dem phobischen

Reiz. Die Therapie bewirkt jedoch, dass der präfrontale Kortex zu einer „Bremse der Amygdala“ wird und es so zu einer Verhinderung der Auslösung der vegetativen Symptome der Furchtreaktion kommt.

4.4.2 Das Randbewusstsein

Baars spricht daneben noch einen für die Theorie des Personzentrierten Ansatzes sehr interessanten Gedanken an: Der Scheinwerfer der Aufmerksamkeit besitzt einen Rand. Darunter ist Folgendes zu verstehen. Wenn dem Publikum die Frage nach dem Flugsaurier gestellt wird, so kann vor der Bewusstwerdung von dessen Bezeichnung bereits ein gefühltes Wissen, eine Ahnung vorhanden sein, dass in einem versteckten Winkel des semantischen Langzeitgedächtnisses die gesuchte Begriffsbezeichnung gespeichert ist. Dieses gefühlte Wissen bezeichnet Baars als den Rand des Scheinwerfers oder unter Bezugnahme auf William James als das Randbewusstsein. Zu diesem Randbewusstsein gehört jedoch mehr als das Gefühl, dass uns das Wissen über einen bestimmten Sachverhalt zur Verfügung steht, wobei sich Baars hierbei auf Gedanken von Bruce Managan (1993, nach Baars 1998) bezieht. Zum Randbewusstsein gehört danach auch das Gefühl, dass uns etwas vertraut ist, dass etwas gut, richtig oder schön ist oder aber auch, dass etwas nicht stimmt. Das Publikum ist hier gewissermaßen aktiv geworden und gibt seinen als Gefühl oder Empfindung wahrnehmbaren Kommentar zum Schauspieler im Scheinwerferlicht ab. Interessant sind in diesem Zusammenhang bei Roth (2003) geschilderte Untersuchungsbefunde, wonach Zeichen für das Erkennen eines Fehlers im evozierten Potential bereits 100 Millisekunden nach dem Auftreten des Fehlers messbar sind und damit vor der bewussten Registrierung des Fehlers auftreten.

Ist das Randbewusstsein durch ein Gefühl geprägt, dass etwas nicht stimmt, so sind gewissermaßen Teile des Publikums nicht mit den von den Schauspielern auf der Bühne vertretenen Ansichten einverstanden. Die Symbolisierungsprozesse auf der Bühne des Arbeitsgedächtnisses entsprechen dann nicht exakt den Prozessen der impliziten Funktionssysteme. Der Schlüssel zur Auflösung dieser mit Spannung verbundenen Situation liegt im Randbewusstsein. Im Prozess der Selbstexploration können wir dieses Gefühl, dass etwas nicht stimmt, in den Scheinwerfer der Aufmerksamkeit nehmen und es selbst zum Publikum sprechen lassen, um dieses so zu weiteren Reaktionen zu veranlassen. So kann im günstigen Fall verstanden werden, was genau nach Ansicht des Publikums nicht stimmt. Die Schauspieler auf der Bühne können dann ihre Ansichten daran anpassen, was einer exakteren Symbolisierung der organismischen Erfahrung entspräche.

Meiner Ansicht nach bringt das Publikum im Randbewusstsein das hervor, was im Focusing als Felt Sense bezeichnet wird. Der Felt Sense wird körperlich gespürt. Er ist eine komplexe Empfindung, deren Bedeutung (noch) nicht bewusst ist, in der „alle gegenwärtigen, vergangenen und in die Zukunft führenden Aspekte“ (Wiltschko 2002, 237) der aktuellen Situation des Individuums enthalten sind. Dieser Felt Sense befindet sich in permanenter Interaktion mit den Symbolisierungsprozessen und damit den Schauspielern auf der Theaterbühne. Wenn die Symbolisierungen den Bedeutungsgehalt des Felt Sense zum Ausdruck bringen, ist dies verbunden mit dem Erleben des Felt Shift, einer spürbaren Veränderung, die z.B. durch Erleichterung, Entspannung, ein Gefühl von Stimmigkeit oder positiver Energie gekennzeichnet ist. Karin Bundschuh-Müller erläutert die Begriffe Felt Sense und Felt Shift mit folgendem Beispiel:

> „Ich treffe eine Person in der Stadt und kann sie zunächst nicht ‚unterbringen‘, woher kenne ich sie? Ich weiß mit Sicherheit, dass ich sie kenne. Nun entwickelt sich ein körperliches Gefühl von Unbehagen oder Spannung, vielleicht im Brustbereich (Felt Sense), mir fällt jedoch nicht ein, woher ich sie kenne und wie sie heißt. Es beginnt ein innerer Suchprozess. Als mir dann schließlich einfällt, woher ich die Person kenne, erlebe ich ein Gefühl von körperlich spürbarer Erleichterung (Felt Shift).“ (Bundschuh-Müller 2004, 440)

Wenn wir das Konzept des Randbewusstseins auf dieses Beispiel anwenden, dann bringt dieses gewissermaßen zum Ausdruck, dass das Publikum zunächst mitteilt, dass die Person gekannt wird und eine Suche nach Informationen über sie im Langzeitgedächtnis somit erfolgversprechend ist. Das Gefühl von Unbehagen, das von Bundschuh-Müller als Felt Sense bezeichnet wurde, entspräche Meldungen des Publikums, die darauf hinweisen, dass der Suchprozess noch nicht abgeschlossen ist. Als dann schließlich auf der Bühne die Lösung präsentiert wird, stimmt das Publikum dieser zu, was sich in der entsprechenden Änderung des Randbewusstseins auswirkt – dem Felt Shift.

Zustimmende Kommentare des Publikums, die im Randbewusstsein enthalten sind, wie „es stimmt, ist richtig, ist gut“, bedeuten, dass das Publikum, also die impliziten Verarbeitungsprozesse, keine Einwände gegen die von der Bühne verkündeten Ansichten und Absichten haben. Schauspieler und Publikum, explizite und implizite Verarbeitungsprozesse, Symbolisierungsprozesse und organismische Erfahrung, sind im Einklang – eine Situation, die im Personzentrierten Ansatz als Kongruenz bezeichnet wird. Die exakte Symbolisierung kommt dabei nach Rogers in der Empfindung zum Ausdruck, dass diese „‚passt‘, ‚richtig schmeckt‘, anscheinend der organismisch vermittelten Erfahrung wirklich entspricht“ (Rogers 1961/2004, 202).

Je leichter die Botschaften von Seiten des Publikums auf die Bühne gelangen können, je größer die Offenheit der Bühne für diese Botschaften ist, umso einfacher können explizite und implizite Funktionssysteme in Einklang gebracht und damit eine Verfassung der Kongruenz hergestellt werden. Das Theatermodell bietet also die Möglichkeit, auszudrücken, weshalb die Offenheit für Erfahrungen von zentraler Bedeutung für die seelische Gesundheit ist, wie dies im Personzentrierten Ansatz angenommen wird. Im Personzentrierten Ansatz wird jedoch davon ausgegangen, dass Prozesse von Seiten des Selbst diese Offenheit einschränken können. Ich bin bereits auf das mnestische Blockadesyndrom eingegangen, das eine neuropsychologische Theorie dieser Prozesse liefert. Daran beteiligt sind exekutive Funktionen, zu denen sich aus der Perspektive des Theatermodells einiges sagen lässt.

4.5 Der Kontext der Erfahrung – der Bühnenhintergrund

Die Geschehnisse auf der Bühne des Theaters werden nach Baars nicht nur durch die Interaktion der Schauspieler mit dem Publikum, sondern maßgeblich auch durch Einflüsse hinter der Bühne geprägt. Hierzu zählen der Bühnenhintergrund sowie der Regisseur. Die Prozesse hinter der Bühne legen fest, aus welcher Perspektive die Ereignisse auf der Bühne gesehen, wie diese interpretiert werden. Der Bühnenhintergrund wird von Baars auch als Kontext bezeichnet. Je nachdem, in welchem Kontext eine bestimmte Erfahrung gemacht wird, kann sie eine unterschiedliche Bedeutung haben. Für einen Soldaten, der auf dem Schlachtfeld eine Verwundung erleidet und dem es dadurch ermöglicht wird, als Überlebender und vielleicht auch geachteter Held in die Heimat zurückzukehren, hat eine bestimmte Gewebeverletzung eine andere Bedeutung als für jemanden, der eine identische Gewebeverletzung bei einem Unfall im Zivilleben erleidet und der nur die beeinträchtigenden Auswirkungen der Verletzung bemerkt. Die Verletzungen treten in beiden Situationen in unterschiedlichen Kontexten, also vor einem unterschiedlichen Bühnenhintergrund auf, und werden demzufolge aus unterschiedlichen Perspektiven erlebt. Dies kann als eine Erklärung dafür dienen, dass Verletzungen, die von Soldaten im Krieg erlitten werden, mit geringerem Schmerzerleben einhergehen wie vergleichbare Verletzungen, die im Zivilleben auftreten (Beechers 1956, nach Birbaumer 1986).

Der Bühnenhintergrund stellt also im Theatermodell den Kontext dar, der die Bedeutung von Erfahrungen prägt. Er besteht aus aktivierten Erwartungen und grundlegenden Überzeugungen. Der Kontext ist üblicherweise unbewusst, da er nicht auf der Bühne repräsentiert ist, und wird vor allem durch Primingprozesse geprägt. Vorausgehende Ereignisse beeinflussen über Primingprozesse, in welcher Bedeutung die nachfolgenden Ereignisse gesehen werden. Zu diesen vorausgehenden Ereignissen zählen alle Geschehnisse auf der Bühne des Theaters, also alle Wahrnehmungen, Gedanken und Vorstellungen, die Teil unseres Bewusstseins waren. Die

Wirkung von Kontexteffekten kann anhand der Interpretation eines mehrdeutigen Satzes veranschaulicht werden. Der Satz „sie geht zur Bank“ kann nur dann eindeutig verstanden werden, wenn er in einem Erzählzusammenhang dargestellt wird. Die in der Erzählung vorausgehenden Informationen lassen dabei über Primingprozesse einen Kontext entstehen, der es uns ohne Probleme ermöglicht, die Bedeutung der „Bank“ als Geldinstitut oder Sitzgelegenheit zu verstehen.

4.6 Das Selbst und die Exekutivfunktionen – der Regisseur

Ein bedeutsamer Teil des Kontextes ist der Regisseur, der nach Baars dem Selbst entspricht. Das Selbst arbeitet unbewusst und übt im Rahmen des Theatermodells eine Reihe von Funktionen aus. Zu diesen Funktionen zählen zum einen Verstehensprozesse. Das Selbst interpretiert dabei Bewusstseinsereignisse vor dem Hintergrund des jeweils etablierten Kontextes. Dazu verschafft es sich routinemäßig Zugang zu Sinneswahrnehmungen sowie zu im autobiographischen Gedächtnis gespeicherten, vor kurzem erfolgten Ereignissen, zu „Schlüsselerinnerungen“ unserer Vergangenheit und zu Zukunftsplänen. Es arbeitet mit tief verwurzelten Intentionen und Erwartungen bezüglich der Welt und der eigenen Person. Schlagen diese Verstehensprozesse fehl, so kann unter Inanspruchnahme des Arbeitsgedächtnisses ein neuer Kontext etabliert werden. Es können Gedanken und Vorstellungen als Schauspieler auf die Bühne geschickt werden, die über Primingprozesse den Aufbau eines neuen Kontextes ermöglichen und uns Ereignisse aus einer anderen Perspektive sehen lassen.

Daneben übt das Selbst bei Willenshandlungen und zukunftsbezogenen Planungen eine zentrale Funktion aus. Es ist geprägt durch Zielhierarchien, die sich im Laufe unseres Lebens aufbauen. Diese Zielhierarchien sind üblicherweise unbewusst. Sie verleihen unseren Erfahrungen und Handlungen langfristige Stabilität. Wenn ein Ziel aus dieser Hierarchie aktiviert wird, kann dieses als explizite Absicht auf der Bühne erscheinen. Wird diese vom Aufmerksamkeitsscheinwerfer erfasst, kann sie dem Publikum ihre Botschaft verkünden. Die Zuschauer, die über die entsprechenden Spezialfähigkeiten verfügen, machen sich nun an die Arbeit und führen die entsprechenden Operationen aus. Lautet die Botschaft beispielsweise, dass ich meinen rechten Arm heben möchte, so werden die entsprechenden Muskelgruppen betätigt, ohne dass ich selbst weiß, wie diese Prozesse ausgeführt werden. Die Steuerung der Muskelgruppen erfolgt durch die Spezialisten im Publikum. Auf diesem Weg kann das Selbst, vermittelt über das Bewusstsein, Ressourcen der impliziten Funktionssysteme zur Bewältigung von Problemsituationen mobilisieren.

Im Zusammenhang mit Willkürhandlungen kann es jedoch zu Problemen kommen. Zwar wird zu einem bestimmten Zeitpunkt immer nur eine

Absicht vom Aufmerksamkeitsscheinwerfer erfasst, es kann jedoch sein, dass vom Regisseur gleichzeitig mehrere Ziele verfolgt werden. Die Schauspieler verkünden dann unter Umständen in schneller Folge verschiedenen Absichten an das Publikum. Dies kann dazu führen, dass sich die verschiedenen Absichten gegenseitig stören und die Ausführung der entsprechenden Operationen beeinträchtigt wird. Die Beschaffenheit der mit dem Selbst verbundenen Zielhierarchie bestimmt darüber, wie gut die impliziten Funktionssysteme bestimmte Operationen ausführen können. Grawe (2004) erwähnt eine Reihe von empirischen Studien zur Kohärenz von Zielhierarchien, die die Relevanz dieser Zusammenhänge belegen. Der Begriff der Kohärenz bezieht sich dabei darauf, ob sich Ziele gegenseitig stören oder unterstützen. Höhere Kohärenz der Ziele, also geringere Konflikthaftigkeit zwischen den Zielen, erlaubte in verschiedenen Untersuchungen Vorhersagen über den Grad der Anstrengung zur Zielerreichung, über den Erfolg in Bezug auf die Zielerreichung sowie über zukünftiges Wohlbefinden und über subjektive und objektive Parameter körperlicher Gesundheit.

Dem Selbst als dem Regisseur kommt eine zentrale Bedeutung für die Organisation der Prozesse auf der Bühne des Arbeitsgedächtnisses zu. Es kann über die Steuerung des Bühnescheinwerfers entscheidenden Einfluss auf die Schauspieler nehmen. Ihm ist zu zuschreiben, dass wir uns willentlich auf bestimmte Bewusstseinsinhalte konzentrieren können, dass der Scheinwerfer also auf bestimmte Schauspieler gerichtet wird, während andere ausgeblendet bleiben – eine Leistung, die in der Neuropsychologie als selektive Aufmerksamkeit bezeichnet wird. Über eine Steuerung des Scheinwerfers der Aufmerksamkeit kann das Selbst als Regisseur Einfluss auf die Schauspieler und die Ausführung von Handlungen nehmen.

Das Selbst hat auch die Funktion eines „inneren Beobachters". Es hat Zugang zu allen bewussten Erfahrungen, die vom Scheinwerfer der Aufmerksamkeit erfasst werden. Selbst und Bewusstsein sind eng miteinander verflochten. Die Verbindung des Selbst zu den Ereignissen auf der Bühne ist dabei eine Voraussetzung dafür, dass Erfahrungen im Bewusstsein repräsentiert werden. Die Funktion als innerer Beobachter ist unter anderem auch an der Verarbeitung von Fehlern beteiligt. Fehlermeldungen bei der Ausführung von Plänen werden vom Publikum automatisch zurückgemeldet. Wenn diese Fehlermeldungen vom Scheinwerfer der Aufmerksamkeit erfasst werden, wird dadurch auch die Reflexion über das eigene Funktionieren ermöglicht, und dieses kann dann gegebenenfalls modifiziert werden.

Trotz der Verwendung von Bezeichnungen wie „innerer Beobachter" betrachtet Baars das Selbst nicht als einen Homunkulus, sondern er versteht darunter eine Ansammlung aus verschiedenen Funktionen. Diese werden in der Neuropsychologie als Exekutivfunktionen bezeichnet. Die Exekutivfunktionen sind vor allem in frontalen Hirnregionen lokalisiert.

Shallice (1982) schreibt diesen Regionen den Sitz des „Supervisory Attentional Control Systems" zu, das im Wesentlichen die Funktionen erfüllt, die Baars dem Selbst zuschreibt. Exekutivfunktionen können durch die Schädigung von frontalen Hirnregionen beeinträchtigt werden, was zu schwerwiegenden Problemen der betroffenen Personen hinsichtlich der Bewältigung von Alltagsproblemen führen kann.

Störungen der Exekutivfunktionen liegen jedoch häufig auch bei depressiven Störungen vor (Kaiser et al. 2003). Aus dieser Perspektive kann die verhaltenstherapeutische Behandlung von depressiven Störungen als eine kompensatorische Unterstützung des Klienten hinsichtlich der beeinträchtigten Exekutivfunktionen angesehen werden. Unterstützung wird dem Klienten beispielsweise bei der Planung von angenehmen Aktivitäten oder bei der Überwindung von einseitigen Wahrnehmungs- und Interpretationstendenzen gegeben. Allerdings scheint eine Beschränkung der psychotherapeutischen Depressionsbehandlung auf explizite Funktionssysteme zu kurz zu greifen. Auch Grawe (2004) empfiehlt dabei einen Einbezug der impliziten Funktionssysteme, um die eigentlichen Ursachen der depressiven Störung zu beseitigen.

Der Selbstbegriff von Baars weist enge Beziehungen zu dem des Personzentrierten Ansatzes auf. Bei beiden Ansätzen sind das Selbst und das Bewusstsein untrennbar miteinander verflochten. Weitere Überschneidungen bestehen darin, dass die willentliche Kontrollierbarkeit von Funktionen über deren Zugehörigkeit zum Selbst entscheidet, dass das Selbst entscheidend für Verstehens- bzw. Symbolisierungsprozesse ist und dass dieses, über die damit verbundenen Ziele, für die langfristige Stabilität von Verhalten sorgt. Ich möchte nun noch anhand von ausgewählten Beispielen auf die Relevanz des Theatermodells für psychotherapeutische Konzepte hinweisen.

4.7 Ausgewählte psychotherapeutische Konzepte aus Sicht des Theatermodells

Achtsamkeit: Wie Bundschuh-Müller (2004) ausführt, kann Achtsamkeit als zentrales Konzept innerhalb der Personzentrierten Psychotherapie angesehen werden. Achtsamkeit beinhaltet eine Haltung der nicht-bewertenden Offenheit gegenüber allen Erfahrungen. Sie bezieht sich innerhalb der Personzentrierten Psychotherapie einerseits auf die Haltung des Therapeuten gegenüber dem Klienten und dessen Erfahrungen, andererseits wird aber auch eine nicht-bewertende Offenheit des Klienten gegenüber seinen eigenen Erfahrungen gefördert. In den letzten Jahren wurde Achtsamkeit bzw. „mindfulness" auch ein wesentliches Element innerhalb neuer Entwicklungen der Verhaltenstherapie, wie z.B. der „Acceptance and Commitment Therapy" (Hayes 2005). Innerhalb des Theatermodells kann

Achtsamkeit als Offenheit der Theaterbühne für alle Impulse, die auf diese gerichtet sind, aufgefasst werden. Impulse können dabei von Zielen von Seiten des Regisseurs sowie von Reaktionen des Publikums ausgehen. Achtsamkeit bedeutet, dass der Bühnescheinwerfer in der Lage ist, zu jedem der gegenwärtig vorhandenen Impulse zu springen. Das Selbst als „innerer Beobachter“ befindet sich in einer passiven Haltung, in der es nur darum geht, Zugang zu den verschiedenen Ressourcen des Gehirns zu bekommen. Dabei wird vom Regisseur gewissermaßen das übergeordnete Ziel verfolgt, Vorgänge in den verschiedenen Systemen kennenzulernen, ohne dabei Einfluss auf diese nehmen zu wollen.

Gegenwärtigkeit: Achtsamkeit kann als Spezialfall dessen verstanden werden, was Baars (1998) unter Absorption versteht. Das Selbst verfolgt hierbei über einen Zeitraum von Minuten, Stunden oder Tagen nur *ein* bestimmtes Ziel. Solche absorbierten Zustände treten auf, wenn wir ganz vertieft in eine bestimmte Aufgabe sind. Dabei besteht im Falle der Achtsamkeit diese Aufgabe im absichtslosen Registrieren der gegenwärtigen seelischen Vorgänge. Solche absorbierten Zustände können jedoch auch beim Lesen eines fesselnden Buches, beim Zusammenbauen eines Schrankes oder beim Malen eines Bildes auftreten. Es handelt sich um Zustände hochgradiger Konzentration, bei denen der Aufmerksamkeitsscheinwerfer nur auf die Dinge gerichtet wird, die im Zusammenhang mit der Aufgabe stehen. Auf der Bühne des Arbeitsgedächtnisses befinden sich nur Schauspieler, die etwas mit der Aufgabe zu tun haben, und Rückmeldungen des Publikums werden nur dann ins Arbeitsgedächtnis aufgenommen, wenn sie in Beziehung zur Aufgabe stehen. Dies führt dazu, dass wir einen Bühnenhintergrund als Kontext des Denkens entwickeln, der schließlich nur noch aus Themen im Zusammenhang mit der betreffenden Aufgabe besteht – wir vergessen dann gewissermaßen die restliche Welt in uns und um uns herum. Die impliziten Systeme des Publikums registrieren zwar immer noch, dass bestimmte Veränderungen im Stoffwechsel des Körpers eintreten und veranlassen, dass Hunger entsteht, der uns antreiben will, Nahrung zu suchen, dieser Trieb gelangt jedoch nicht auf die Theaterbühne. Er bleibt außerhalb des Aufmerksamkeitsscheinwerfers, wird weder bewusst erlebt noch in die Planung der weiteren Handlungen einbezogen.

In Gesprächen, in denen wir ganz darauf konzentriert sind, das Gegenüber zu verstehen, befinden wir uns vermutlich ebenfalls in einem absorbierten Zustand. Wir nutzen unsere expliziten und impliziten Funktionssysteme dann einzig und allein für diesen Verstehensprozess. Der Hunger, der sich möglicherweise eingestellt hat, hat nichts mit diesem Verstehensprozess zu tun und wird von uns nicht registriert. Es ist anzunehmen, dass diese Prozesse etwas mit dem besonders heilsamen und „etwas veränderten Bewusstseinszustand“ (Rogers 1980/2003, 80) zu tun haben, der als „Gegenwärtigkeit“ („presence“) bezeichnet wird.

Im Alltag befinden wir uns üblicherweise nicht in derart absorbierten Zuständen. Das Selbst verfolgt in der Regel gleichzeitig mehrere Ziele. Wir sind also nicht auf ein einziges Ziel konzentriert, wie es bei der Achtsamkeit oder Gegenwärtigkeit der Fall ist. Ich versuche zwar, mein Gegenüber zu verstehen, aber meine Gedanken schweifen häufig ab. Ich befasse mich vielleicht auch mit den Sorgen des Alltags, mit Ereignissen, die gerade passiert sind oder noch bevorstehen, oder damit, dass ich mir wünsche, dass das Gespräch bald vorbei ist, weil ich Hunger habe. Ich kann zwar dem Gespräch folgen, aber ich tue dies nicht mit all meinen seelischen Kräften. Meine Aufmerksamkeit springt zu Bereichen, die mit dem Verstehensprozess nichts zu tun haben. Die expliziten und impliziten Systeme werden folglich nicht ausschließlich für den Verstehensprozess genutzt, sondern sie befassen sich gleichzeitig noch mit anderen Aufgaben. Die Sorgen des Alltags bewirken gewissermaßen, dass ich in einen Zustand der Zerstreutheit gerate.

Freiraumschaffen: Da wir im Alltag in der Regel gleichzeitig mit den unterschiedlichsten Anforderungen konfrontiert werden, ist die Einnahme der Haltung der Achtsamkeit bzw. der Gegenwärtigkeit kein leichtes Unterfangen. Wir sind ständig in Versuchung, uns mit Zielen über die verschiedensten Zustände, die wir erreichen oder verhindern wollen, zu befassen, wodurch sich unsere Gedanken zerstreuen. Als Möglichkeit, den störenden Einfluss dieser Ziele bzw. der Sorgen des Alltags zu reduzieren, wurde im Focusing die Methode des Freiraumschaffens entwickelt. Beim Freiraumschaffen werden alle auf die Bühne einwirkenden Impulse zunächst achtsam registriert. Anschließend wird in der Regel über Imaginationen, ein Bühnenhintergrund als Kontext geschaffen, in dem die Wirkung dieser Sorgen des Alltags auf den Aufmerksamkeitsscheinwerfer und das Publikum verringert wird. Hierzu gibt es verschiedene Möglichkeiten. Wir können uns beispielsweise vorstellen, dass wir die Sorgen des Alltags in Gläser füllen und diese Gläser dann in ein Regal räumen, das sich in gutem Abstand zu dem inneren Beobachter befindet. Oder wir stellen uns vor, dass dieser innere Beobachter sich mit einem Heißluftballon über die Sorgen des Alltags erhebt und dadurch zunehmend Abstand zu diesen erhält. So wird erreicht, dass wir Platz auf der Bühne des Theaters gewinnen. Es steht dadurch mehr von der beschränkten Kapazität des Arbeitsgedächtnisses für die Bewältigung einer anstehenden Problemsituation zur Verfügung. Auch können die Ressourcen der impliziten Funktionssysteme besser zur Bewältigung der Problemsituation genutzt werden, weil es dann leichter fällt, die Reaktionen des Publikums dem betreffenden Problem zuzuordnen. Nach dem Freiraumschaffen kann dann im Prozess des Focusings die Repräsentation des Problems auf der Bühne so verändert werden, bis schließlich im Randbewusstsein nur noch zustimmende Reaktionen von Seiten des Publikums vernehmbar sind.

Methoden des inneren Dialogs: Innerhalb des Theatermodells lassen sich auch Methoden beschreiben, die Klärungsprozesse mittels inszenierter innerer Dialoge unterstützen. Solche Methoden wurden beispielsweise von Richard Schwartz (2000) und Friedemann Schulz von Thun (1998) entwickelt. Eine Art Manual für die Arbeit mit inszenierten inneren Dialogen im Rahmen der Personzentrierten Psychotherapie wurde mit dem „Stuttgarter Konzept für die Arbeit mit Partial Egos (SCOPE)" von Susanne Vahrenkamp und Michael Behr (2004) ausgearbeitet.

Im Theatermodell werden die Prozesse auf der Bühne von verschiedenen unbewusst arbeitenden Systemen beeinflusst. Neben den Impulsen, die von Seiten des Publikums, also von den impliziten Funktionssystemen, ausgehen, sind auch die von den exekutiven Funktionen des Selbst verfolgten Ziele unbewusst und nicht auf der Bühne repräsentiert. Konflikte können einerseits zwischen Zielen innerhalb des Selbst bestehen. Andererseits können sie jedoch auch zwischen den Zielen des Selbst und den auf den impliziten Funktionssystemen basierenden Motiven und Antrieben bestehen. Nach der Terminologie von Sheldon und Kasser (1995) geht es im ersten Fall um die Kohärenz der Zielhierarchie. Die Übereinstimmung von Zielen und impliziten Motiven bezeichnen sie dem Personzentrierten Ansatz entsprechend als Kongruenz. Methoden des inneren Dialogs zielen auf eine Förderung sowohl der Kohärenz als auch der Kongruenz ab. Dazu werden die unbewusst arbeitenden Ziele des Selbst sowie die Motive und Antriebe von Seiten des Publikums im Prozess der Selbstexploration explizit gemacht, d.h. sie werden als Schauspieler auf die Bühne des Arbeitsgedächtnisses geholt und somit symbolisiert.

Dies ermöglicht metakognitive Leistungen im Sinne einer Reflexion über das eigene seelische Funktionieren. Das Selbst gelangt als „innerer Beobachter" gewissermaßen auf den „Feldherrnhügel". Dort kann es die Funktionen eines „inneren Facilitators" (Vahrenkamp/Behr 2004) ausüben und mit Haltungen von Freundlichkeit, Interesse, Akzeptanz dem seelischen Geschehen gegenübertreten. Der innere Facilitator sorgt u.a. dafür, dass alle Aspekte des Theaters als Schauspieler auf die Bühne gelangen können. Dadurch können im Sinne einer konstruktiven Selbstkommunikation Kompromisse zwischen den von den Schauspielern vertretenen Absichten, Befürchtungen, Wünschen und Bedürfnissen geschlossen werden. Auch kann die Wirkung gedanklicher Prozesse auf die impliziten emotionalen Systeme bewusst gemacht und reflektiert werden. Es kann dann beispielsweise gefragt werden, ob es wirklich das Ziel eines „inneren Kritikers" ist, dass ich mich niedergeschlagen und minderwertig fühle, oder ob es nicht noch andere Zustände gibt, die er eigentlich erreichen oder verhindern will. Zudem kann aus den Reaktionen des Publikums die Bedeutung der von der Bühne verkündeten Ansichten für den Organismus klarer ersichtlich werden. Die Symbolisierung der unbewussten Einflüsse auf die Prozesse im Arbeitsgedächtnis ermöglicht so eine verbesserte Integration innerhalb der

Zielhierarchie des Selbst bzw. eine verbesserte Integration zwischen dieser und den Motiven, Bedürfnissen und Antrieben der impliziten Funktionssysteme.

Zusammenfassung

Das Arbeitsgedächtnis hat eine begrenzte Kapazität. Es dient der Bereithaltung von Informationen für kognitive Verarbeitungsprozesse. Hier können explizite Erinnerungen und implizite Erfahrungen aufeinandertreffen und integriert werden. Es ist der Ort der Symbolisierungsprozesse.

Nur die Elemente des Arbeitsgedächtnisses, auf die die Aufmerksamkeit gerichtet wird, werden zur bewussten Erfahrung. Die Aufmerksamkeit kann sich zu einem bestimmten Zeitpunkt nur auf *ein* Element des Arbeitsgedächtnisses richten. Deshalb laufen Prozesse im Arbeitsgedächtnis seriell ab.

Das Bewusstsein hat einen unbegrenzten Zugang zum gesamten zentralen Nervensystem und übt eine integrative Funktion für die parallel arbeitenden, impliziten Funktionssysteme aus.

Die organismische Erfahrung umfasst sowohl Prozesse im Arbeitsgedächtnis als auch innerhalb der impliziten Funktionssysteme.

Prozesse innerhalb der impliziten Funktionssysteme können vom Bewusstsein initiiert werden, sie brauchen jedoch hinsichtlich der Ausführung nicht von diesem kontrolliert zu werden. Die impliziten Funktionssysteme bestehen aus Modulen mit spezialisierten Funktionen, die die Regulation von körperlichen, emotionalen und kognitiven Prozessen ermöglichen.

Die Offenheit des Bewusstseins für die Ergebnisse der impliziten Funktionssysteme ist günstig für die Adaptivität der expliziten Verarbeitungsprozesse und die Exaktheit der Symbolisierungsprozesse.

Die Aufmerksamkeit kann durch Prozesse der impliziten Funktionssysteme (Orientierungsreaktion) und durch die mit dem Selbst verbundenen, exekutiven Funktionen (selektive Aufmerksamkeit) auf bestimmte Wahrnehmungsobjekte gerichtet werden.

Das Selbst stellt einen Teil des Kontextes der Erfahrungen dar und ermöglicht exekutive Funktionen unter Nutzung des Arbeitsgedächtnisses. Hierzu zählen neben der Ausrichtung der Aufmerksamkeit: die Interpretation von Bewusstseinsinhalten, die Stabilisierung des Verhaltens durch dessen Ausrichtung auf längerfristige Ziele, die Anpassung des Verhaltens an Fehlermeldungen der impliziten Funktionssysteme und die Planung von Handlungen bei neuen und komplexen Problemsituationen.

5 Die Weisheit des Körpers – die Bedeutung von Emotionen und Gefühlen für die Lebensregulation

5.1 Emotionen

5.1.1 Die Unterscheidung zwischen Emotionen und Gefühlen

Wir wollen uns nun einem Teil des Theaterpublikums intensiver zuwenden, und zwar den emotionalen Verarbeitungssystemen. Emotionen wurden in der neurowissenschaftlichen Grundlagenforschung lange Zeit vernachlässigt. Dies hat sich in den letzten Jahren jedoch geändert. Auf die wichtigen Beiträge, die LeDoux geliefert hat, habe ich bereits hingewiesen. Emotionen sind für die in der Psychotherapie angestrebten Veränderungsprozesse von zentraler Bedeutung. Vaitl et al. (2003) machen dabei in der Psychotherapieforschung eine „emotionale Wende“ aus. Hierbei werden die biologischen und unbewussten Prozesse, die den Emotionen zugrunde liegen, stärker berücksichtigt, als dies bislang bei „mentalistischen“ Therapietheorien erfolgt ist. Die Autoren weisen auch darauf hin, dass humanistische Therapieverfahren emotionale Prozesse immer schon in den Mittelpunkt ihrer therapeutischen Bemühungen gestellt haben. Insofern sind sie diesen Entwicklungen gewissermaßen vorausgeeilt.

Bei den folgenden Ausführungen gehe ich vor allem auf Arbeiten von Damasio und dessen Mitarbeitern ein. Wenn nicht anders erwähnt, stütze ich mich dabei auf seine Ausführungen von 2003/2005. Zu diesem Werk sagt der Nobelpreisträger für Medizin Eric Kandel, der wie Damasio zu den führenden Neurowissenschaftlern zählt: „... a remarkable book about the biological underpinnings of feelings and their ramifications for human behavoir. We could not ask for a better guide to take us through this domain.“

Damasio grenzt die Emotionen von den Gefühlen ab. Während Gefühle seiner Auffassung nach mentale Ereignisse sind, stellen Emotionen mess- und beobachtbare körperliche Reaktionen auf emotionsauslösende Reize dar. Gefühle basieren zwar auf den mit den Emotionen einhergehenden körperlichen Reaktionen, sie sind jedoch komplexere Phänomene, die auch kognitive Prozesse einschließen. Gefühle erfordern dabei Hirnstrukturen, die für Emotionen nicht erforderlich sind. Es handelt sich hierbei unter anderem um somato-sensorische Hirnregionen, die eine neuronale Repräsentation des aktuellen Körperzustandes ermöglichen. Im Laufe dieses Kapitels werden die Vorstellungen von Damasio zu Emotionen und Gefühlen noch genauer erläutert werden. In den nachfolgenden Kapiteln werde ich die Begriffe Emotion und Gefühl entsprechend der Terminologie von Damasio verwenden.

Auch LeDoux (2001; 2002) unterscheidet zwischen den Emotionen und den Gefühlen. Gefühle, die er als bewusste emotionale Erlebnisse betrachtet, setzen eine Aktivierung von emotionalen Systemen voraus. Die Aktivierung dieser Systeme äußert sich unter anderem in körperlichen Reaktionen wie z.B. der „Kampf-Flucht-Reaktion". Wie bei allen bewussten Erfahrungen ist nach Ansicht von LeDoux auch beim Erleben eines Gefühls das Arbeitsgedächtnis beteiligt. Das Arbeitsgedächtnis integriert dabei die emotionsbezogenen Reaktionen auf den emotionsauslösenden Reiz gemeinsam mit dem Reiz und den damit zusammenhängenden Erinnerungen zu der bewussten Erfahrung des Gefühls.

Eine Unterscheidung zwischen Emotionen und Gefühlen kommt auch bei Rogers in seiner Definition des Gefühls zum Ausdruck. Das Gefühl ist danach

> „eine emotional gefärbte Erfahrung, einschließlich ihrer persönlichen Bedeutung. Es wird also die Emotion und der kognitive Inhalt der Bedeutung dieser Emotion in ihrem Erfahrungsfeld erfaßt. Dieser Begriff verweist somit auf die Einheit von Emotion und Kognition, wie diese unteilbar in einem bestimmten Augenblick erfahrbar werden." (Rogers 1959/1991, 23)

Gefühle sind nach dieser Definition gegenüber den Emotionen komplexere Phänomene, die kognitive Prozesse einschließen – eine Auffassung, die Ähnlichkeiten mit den Sichtweisen von Damasio und LeDoux aufweist.

5.1.2 Der Baum der Lebensregulation

Unsere emotionalen Systeme haben sich über einen langen Zeitraum in der Evolution herausgebildet. Sie werden von Damasio als Teil der impliziten und automatisch ablaufenden Prozesse der homöostatischen Lebensregulation des Organismus angesehen. Emotionen stellen stereotype körperliche Reaktionsmuster auf Klassen von emotionsauslösenden Reizen dar. Diese Reaktionsmuster haben sich in der Evolution als effektiv für die Bewältigung von bestimmten Situationstypen bewährt und stehen im Dienste der Ziele des Organismus. Alle lebenden Organismen haben dabei nach der Auffassung von Damasio zwei Ziele: Sie streben nach Selbsterhaltung und nach Wohlbefinden. Lebende Organismen geben sich nicht mit der Sicherung des Überlebens zufrieden, sondern sie wollen die Prozesse der Lebensregulation möglichst optimieren.

Zunächst möchte ich die Sichtweise Damasios hinsichtlich der homöostatischen Prozesse der Lebensregulation des Organismus erläutern. Es handelt sich hierbei um automatische Prozesse, die ohne Kontrolle des Bewusstseins ablaufen. Um deren systemisches Zusammenwirken zu verdeutlichen, gebraucht Damasio das Bild eines Baumes. Der unterste Bereich des Baumes enthält die Regulation des Stoffwechsels, das Immunsystem sowie einfache Schutzreflexe. Mittels thermostatartiger Detektoren im Hypothalamus und im Hirnstamm sichern diese Prozesse das Gleichgewicht des inneren Milieus, also der Gesamtheit der biochemischen Abläufe im Organismus, und die Versorgung des Organismus mit Energie. Außerdem verteidigt das Immunsystem den Organismus gegen potentiell schädigende Einflüsse durch Viren, Bakterien oder giftige chemische Stoffe.

Auf der nächsthöheren Ebene des Baumes befinden sich die Schmerz- und Lustreaktionen. Hierbei handelt es sich um komplexere Reaktionsmuster. Das Reaktionsmuster des Schmerzverhaltens tritt dabei im Zusammenhang mit Situationen auf, die den Organismus schädigen. Beim Lustverhalten funktioniert der Organismus dagegen unbeeinträchtigt und es liegen Umstände vor, die für diesen günstig sind. Schmerz und Lust müssen nicht bewusst erlebt werden, damit die Reaktionsmuster des Schmerz- und Lustverhaltens auftreten.

Davon oberhalb angesiedelt sind Triebe und Motivationen. In Analogie zu seiner Unterscheidung zwischen der Emotion und dem Gefühl unterscheidet Damasio zwischen dem Trieb und der Begierde. Als Beispiele für Triebe nennt Damasio Hunger, Durst, Neugier, Spiel und Sexualität. Die Aktivierung eines Triebes bedeutet dabei, dass im Organismus eine bestimmte motivationale Gestimmtheit entsteht, der ein komplexes körperliches Reaktionsmuster zugrunde liegt. Erst wenn dieses komplexe Reaktionsmuster bewusst erlebt wird, entsteht das Gefühl der Begierde.

Diese „unteren" Bereiche der Lebensregulation gehen in die von Damasio (1997) in die wissenschaftliche Diskussion eingeführten Hintergrundemotionen ein. Wenn wir uns selbst oder anderen Auskunft darüber geben, wie es uns geht, dann beziehen wir uns in der Regel auf Hintergrundgefühle, die auf den Hintergrundemotionen basieren. Hintergrundemotionen sind im Ausdrucksverhalten erkennbar. Wie es einer anderen Person im Moment geht, erkennen wir an deren Mimik, an der Art und Weise, wie sie geht, an der Sprechmelodie (Prosodie) oder an ihrer Körperhaltung. Hintergrundgefühle, die aus den entsprechenden Hintergrundemotionen resultieren, sind Ausdruck des „Empfinden des Seins" (Damasio 1997, 207) und äußern sich beispielsweise als Erleben von Anspannung, Entspannung, Erschöpfung, Tatkraft, Unbehagen, Harmonie oder Dissonanz. Die Hintergrundemotionen, auf denen die Hintergrundgefühle basieren, stellen ein Konglomerat aus verschiedenen gleichzeitig ablaufenden regulatorischen Prozessen dar. Wie in einem Schmelztiegel werden dabei die verschiedenen körperlichen Reaktionsmuster des Organismus im Zusammenhang mit Stoffwechselprozessen, Immunreaktionen, Schmerz- und Lustverhalten und motivationalen Gestimmtheiten miteinander vermischt. Die Komplexität der Hintergrundemotionen wird dadurch erhöht, dass in diesen Schmelztiegel zusätzlich die eigentlichen Emotionen eingehen, die zu einem bestimmten Zeitpunkt im Organismus ausgelöst worden sind.

Diese eigentlichen Emotionen sind in den höher gelegenen Ästen des Baumes zu finden. Während die emotionsauslösenden Reize bei den Hintergrundemotionen interner Natur sind, z.B. Veränderungen im Stoffwechsel, Gewebeverletzungen oder die Aktivierung von Trieben, werden die eigentlichen Emotionen durch die Verarbeitung von externen Reizen ausgelöst. Bei den eigentlichen Emotionen unterschiedet Damasio zwischen den primären und den sozialen Emotionen. Die primären Emotionen befinden sich im Baum der Lebensregulation unterhalb der sozialen Emotionen. Zu den primären Emotionen zählt er Furcht, Wut, Ekel, Überraschung, Traurigkeit und Glück. Primäre Emotionen zeichnen sich dadurch aus, dass sie im Ausdrucksverhalten kulturinvariant sind. Wir können unabhängig von der Kultur, in der ein Mensch aufgewachsen ist, erkennen, welche der primären Emotionen zu einem bestimmten Zeitpunkt bei diesem aktiviert ist. Sie können durch Reize ausgelöst werden, die ohne Beteiligung des Arbeitsgedächtnisses, also außerhalb des Bewusstseins, verarbeitet wurden. Das Gehirn ist also nicht auf das Bewusstsein angewiesen, um Reize zu bewerten und die entsprechenden emotionalen Reaktionen darauf zu initiieren. Eine Aktivierung der Amygdala, die für die Emotionen Furcht und Ärger eine zentrale Struktur darstellt, erfolgt nach LeDoux (2002) beispielsweise bei einer Konfrontation mit Gesichtern, die Furcht oder Ärger zum Ausdruck bringen. Dabei ist es nicht erforderlich, dass die Gesichter bewusst wahrnehmbar sind.

Genau wie primäre Emotionen können auch soziale Emotionen ausgelöst werden, ohne dass der emotionsauslösende Reiz im Bewusstsein repräsentiert ist. Zu den sozialen Emotionen zählt Damasio beispielsweise Mitgefühl, Verlegenheit, Scham, Verachtung, Schuld, Eifersucht, Bewunderung und Neid. Zu deren neurobiologischen Grundlagen ist wenig bekannt. Als wichtige emotionsauslösende Struktur wird der ventromediale präfrontale Kortex angesehen. Da sie in einfacherer Form auch bei nichtmenschlichen Lebewesen wie z.B. Affen oder Hunden vorhanden sind, geht Damasio davon aus, dass die sozialen Emotionen einen Teil der angeborenen und automatischen Mechanismen der Lebensregulation darstellen. Die emotionsauslösenden Reize werden von uns im Laufe des Lebens im Rahmen unserer sozialen Interaktionen erlernt. Die sozialen Emotionen haben eine zentrale Funktion für die Regulation des sozialen Lebens und stellen nach Damasio die Grundlage für die Entwicklung von ethischem Verhalten dar. Sie können jedoch auch das Zusammenleben erschweren, was beispielsweise bei Emotionen im Zusammenhang mit rassenbezogenen Vorurteilen der Fall ist. Diesbezüglich sind bei LeDoux (2002) geschilderte Untersuchungsergebnisse von Bedeutung. Aus ihnen geht hervor, dass das Ausmaß der Amygdalaaktivierung bei weißen Versuchspersonen in Folge der Konfrontation mit Gesichtern von schwarzen Personen in direkter Beziehung zu impliziten Maßen rassenbezogener Vorurteile steht. Solche impliziten Maße erfassen unbewusste Tendenzen, die mit den bewussten Einstellungen, die bei einer direkten Befragung geäußert werden, nicht unbedingt übereinstimmen müssen (Wilson 2002).

Der Baum der Lebensregulation ist nach Damasio durch das Prinzip der Verschachtelung gekennzeichnet. Die Prozesse auf den unteren Ebenen sind dabei eingebunden in die Prozesse der höher gelegenen Ebenen und stehen in Wechselwirkung mit diesen. So haben emotionale Prozesse in den „Zweigen" beispielsweise Auswirkungen auf den Stoffwechsel oder das Immunsystem im „Baumstamm" bzw. den „Wurzeln". Das Prinzip der Verschachtelung gilt auch bei den eigentlichen Emotionen. Es äußert sich unter anderem darin, dass die Aktivierung von sozialen Emotionen mit der Aktivierung von primären Emotionssystemen einhergeht. So sind beispielsweise bei der sozialen Emotion der Verachtung die primären Emotionen Ekel und Wut beteiligt, was sich im Ausdrucksverhalten der Verachtung beobachten lässt. Der Organismus reagiert also in dieser Perspektive systemisch auf Veränderungen, genau wie dies auch von Rogers (1951/2005) in seiner dritten These angenommen wird: „Der Organismus reagiert auf das Wahrnehmungsfeld als ein organisiertes Ganzes." Das Prinzip der Verschachtelung kann auch als Ansatz für ein ganzheitliches Verständnis von Krankheit und Gesunderhaltung dienen. Es liefert eine Idee dazu, weshalb Beziehungen zwischen seelischen Vorgängen und der Gesunderhaltung des Körpers möglich sind. Die faszinierenden Untersuchungsergebnisse von Pennebaker und dessen Mitarbeitern (Pennebaker 1991) über die günstigen Auswirkungen von emotionaler Öffnung auf das Immunsystem und die Anfälligkeit für Krankheiten erscheinen aus dieser Perspektive als etwas weniger geheimnisvoll.

5.1.3 Emotionen und das Gehirn

Werden bestimmte emotionsauslösenden Reize vom Gehirn identifiziert, so reagiert dieses automatisch mit der Initiierung eines emotionalen Reaktionsmusters. Emotionsauslösende Reize stellen gewissermaßen die Schlüssel für die Schlösser der emotionsauslösenden neuronalen Strukturen dar. Zu diesen emotionsauslösenden Strukturen zählt Damasio die Amygdala, den ventromedialen präfrontalen Kortex, das anteriore Cingulum sowie das supplementäre motorische Areal des präfrontalen Kortex. Eine bewusste Analyse des emotionsauslösenden Reizes ist nicht erforderlich, damit dieser die emotionsauslösenden Strukturen aktivieren kann, weshalb Damasio hier auch von einer automatischen Situationseinschätzung durch den Organismus bzw. von einem natürlichen Bewertungsprozess spricht.

Die emotionsauslösenden Strukturen aktivieren emotionsausführende Strukturen, wie z. B. den Hypothalamus, das basale Vorderhirn oder verschiedene Kerne des Hirnstamms. Diese Strukturen bewirken durch die Aktivierung des vegetativen Nervensystems oder die Ausschüttung von Hormonen in die Blutbahn über die Hypophyse und die Nebennierenrinde Veränderungen des Körperzustandes. Auf diesem Weg können auch verschiedene emotionsbezogene Verhaltensreaktionen wie z. B. Weglaufen, Erstarren, Lachen oder elterliche Fürsorge ausgelöst werden. Die so in Gang gesetzten körperlichen und verhaltensmäßigen Reaktionen sind charakteristisch für den emotionalen Zustand des Körpers, der mit der Aktivierung einer bestimmten Emotion einhergeht.

Die emotionsauslösenden Reize sind nur zum Teil angeboren. Sie werden von uns vor allem durch Konditionierungsprozesse im Laufe unseres Lebens erlernt, die ihren Niederschlag im „emotionalen Erfahrungsgedächtnis“ (Roth 2003) als Teil des impliziten Gedächtnisses finden. Damasio geht davon aus, dass durch die emotionsbezogenen Erfahrungen, die wir im Laufe unseres Lebens machen, wir praktisch keinem Reiz und keiner Situation mehr neutral begegnen. Das zugrunde liegende Prinzip bezeichnet er als „Schuld durch Assoziation“. Durch diese emotionalen Lernprozesse kann das Entstehen von Vorlieben und Abneigungen oder auch der Erwerb von Phobien erklärt werden. Er erläutert das Prinzip an einem leicht nachvollziehbaren Beispiel. Wenn ich in einem bestimmten Haus einmal eine heftige Furcht erlebt habe, kann dies dazu führen, dass ich später Unbehagen oder gar starke Furcht empfinde, wenn ich mich wieder in dem Haus aufhalte. Das Haus ist durch meine Vorerfahrung zu einem emotionsauslösenden Reiz geworden. Ich stehe dem Haus anschließend nicht mehr neutral gegenüber und tue dies auch nicht mehr gegenüber Häusern, die diesem ähnlich sehen. Auch wenn ich mich mit bestimmten Personen wohl oder unwohl fühle, hat dies oft mit emotionsbezogenen Vorerfahrungen mit diesen oder ähnlichen Personen zu tun.

Das Gehirn hat daneben die Möglichkeit, den Ausdruck der Emotionen zu modulieren und diese so in Einklang mit dem situativen Kontext zu bringen. Dies wird durch Strukturen im Hirnstamm und im Kleinhirn ermöglicht, die vom Kortex beeinflusst werden können. Schädigungen dieser Regionen können Störungen zur Folge haben, die als pathologisches Weinen bzw. Lachen bezeichnet werden. Hier liegt die Unfähigkeit vor, den Emotionsausdruck zu unterdrücken und diesen an den situativen Kontext anzupassen. Üblicherweise erfolgt die Modulation des Emotionsausdrucks, ohne dass wir diese bewusst initiieren müssen. Wir haben jedoch dazu die Möglichkeit und können so andere Personen über unsere wahren Emotionen absichtlich täuschen. Damasio rät uns jedoch davon ab, den natürlichen Ausdruck der Emotionen zu unterdrücken, da dies „eine erhebliche Energieverschwendung darstellen“ kann (Damasio 2005, 71) – Rogers hätte ihm hier wohl nicht widersprochen. In diesem Zusammenhang möchte ich nochmals darauf hinweisen, dass der Ausdruck von Furchtreaktionen durch mediale präfrontale Kortexregionen gehemmt werden kann (vgl. Kap. 3.2.2). Diese Hirnregionen sind bei Löschungsprozessen konditionierter Furchtreaktionen beteiligt und können so zur „Bremse der Amygdala" werden.

Emotionen sind Teil der impliziten Funktionssysteme, also der automatisch ablaufenden Prozesse der Lebensregulation. Sie ermöglichen eine effektive Bewältigung von verschiedenen Situationen, ihr Nachteil ist dabei die fehlende Flexibilität. Der Mensch wird jedoch nicht nur von diesen automatisch ablaufenden Prozessen beeinflusst. Dank seines leistungsfähigen Arbeitsgedächtnisses, seiner Fähigkeit zum vorausschauenden Denken, seines umfassenden expliziten Gedächtnisses und seiner exekutiven Funktionen hat er die Möglichkeit, auf neue Art und Weise auf Situationen zu reagieren und sich vom Diktat der Emotionen zu befreien. Die expliziten Funktionssysteme, im Theatermodell die Geschehnisse auf der Theaterbühne und im Bühnenhintergrund, können auf nicht-automatisierte Weise auf die Steuerung der Lebensprozesse Einfluss nehmen. Dabei dürfen jedoch die automatischen Prozesse der Lebensregulation nicht vernachlässigt werden, da sie für unser Überleben und unser Wohlbefinden von unverzichtbarer Bedeutung sind. Aus diesem Grund hat uns die Evolution nach Ansicht von Damasio in die Lage versetzt, Gefühle zu erleben.

5.2 Gefühle

5.2.1 Gefühle und die neuronale Repräsentation des Körpers

Gefühle sind das Bindeglied zwischen den automatisch ablaufenden Prozessen der impliziten Funktionssysteme und den expliziten Funktionssystemen. Nach Damasio stellen sie eine Übersetzung der zu einem bestimmten Zeitpunkt gegebenen Verfassung des Körpers in die Sprache des Geistes dar. Diese Verfassung des Körpers wird durch die verschiedenen gleichzeitig ablaufenden homöostatischen Prozesse des Baumes der Lebensregulation geprägt, z.B. durch regulative Stoffwechselprozesse, Prozesse im Immunsystem, die Aktivierung von Trieben oder emotionale Reaktionen. Gefühle basieren auf dem emotionalen Zustand, der im Körper in Folge der Konfrontation des Organismus mit emotionsauslösenden Reizen hervorgerufen wurde. Sie sind verknüpft mit dem emotionsauslösenden Reiz und teilen der mentalen Verarbeitungsebene mit, in welchen Bereichen des Lebensprozesses Veränderungen eingeleitet werden sollten. Gefühle, die auf den eigentlichen Emotionen basieren, beziehen sich auf externe emotionsauslösende Reize. Ein Gefühl der Furcht teilt uns beispielsweise mit, dass eine Situation gefährlich ist und dass wir sie besser verlassen sollten.

Im Gegensatz dazu sind die emotionsauslösenden Reize bei Hintergrundgefühlen eher interner und komplexerer Natur. Dadurch, dass in den Schmelztiegel der Hintergrundemotionen viele gleichzeitig ablaufende Prozesse gelangen, fällt es uns schwer, die eigentlichen Auslöser der Befindlichkeit zu identifizieren. Die Frage, ob alle Bereiche der Lebensregulation in die Hintergrundemotionen einfließen, kann nach Damasio dabei noch nicht abschließend beantwortet werden. Wie ich mich zu einem bestimmten Zeitpunkt fühle, kann auf einem breiten Spektrum von Ursachen beruhen. Ein Hintergrundgefühl des Unwohlseins kann mit Prozessen im Immunsystem zusammenhängen, die Vorboten der Entstehung einer Krankheit sind, es kann jedoch auch auf ganz anderen Prozessen der Lebensregulation basieren. Auch die emotionalen Reaktionen auf geistige Prozesse können in die Hintergrundemotionen eingehen. So nimmt Damasio (2002) an, dass das ständige Kreisen der Gedanken über einer schwierigen Entscheidung bei Shakespeares Hamlet dazu geführt hat, dass dessen Hintergrundgefühl durch Freudlosigkeit geprägt ist. Die Hintergrundemotionen spiegeln gewissermaßen die Gesamtsituation des Organismus wider und sind maßgeblich an der Entstehung einer über einen längeren Zeitraum andauernden Stimmung beteiligt. Eine genaue Abbildung der Hintergrundemotionen einschließlich ihrer Auslöser auf der Theaterbühne des Bewusstseins, eine exakte Symbolisierung, ist also besonderen Schwierigkeiten unterworfen. Dies ist aber nötig, damit wir verstehen, welche Botschaften uns unser Organismus mit den entsprechenden Emotionen und Gefühlen geben will, damit wir diese angemessen in unsere Entscheidungen einbeziehen können.

Nach Damasio ist es für das Erleben eines Gefühls entscheidend, dass eine Abbildung der Körperverfassung in den somato-sensorischen Hirnregionen erfolgt. Daneben gehen Gefühle seiner Auffassung nach aber auch mit einer charakteristischen Art des Ablaufs geistiger Prozesse sowie mit Denkinhalten einher, die zu den jeweils vorhanden Gefühlen passen. Dies macht er am Beispiel des Gefühls der Traurigkeit deutlich. Körperlich kann sich Traurigkeit danach beispielsweise als Energiemangel, Unwohlsein, Weinen, der Empfindung „in ein Loch zu fallen" äußern. Diese körperlichen Reaktionen gehen einher mit einer Veränderung geistiger Prozesse. So laufen Denkprozesse verlangsamt und weniger effizient ab, bedingt durch die Minderaktivierung frontaler Hirnregionen. Außerdem treten charakteristische Denkinhalte auf. Diese sind bei der Traurigkeit durch Vorstellungen geprägt, die um Verlusterfahrungen kreisen. Der stimmungskongruente Abruf von Erinnerungen bewirkt dabei, dass wir uns vor allem an die Geschehnisse unseres Lebens erinnern, die zu unserer traurigen Gemütsverfassung passen.

Gefühle basieren auf emotionalen Zuständen, die durch Hintergrundemotionen sowie durch primäre und soziale Emotionen hervorgerufen werden können. Entscheidend für das Erleben des Gefühls sind dabei nicht die körperlichen Veränderungen, die mit dem emotionalen Zustand einhergehen, sondern die Abbildung dieser körperlichen Veränderungen in den somato-sensorischen Hirnregionen. Damasio et al. (2000) demonstrierten dies in einer Untersuchung, bei der die Versuchspersonen aufgefordert wurden, bei sich die Gefühle Glück, Wut, Traurigkeit und Furcht hervorzurufen. Dazu sollten sie sich Episoden ihres Lebens vergegenwärtigten, die mit den entsprechenden Gefühlen verbunden sind. Es wurde vereinbart, dass die Versuchspersonen durch ein Handzeichen den Beginn des Erlebens des Gefühls anzeigen. Daraufhin wurde begonnen, mittels Positronenemissionstomographie die Verteilung der Aktivierungszustände im Gehirn zu erfassen. Das Ergebnis dieser Untersuchung war, dass das Erleben von Gefühlen mit charakteristischen Veränderungen von somato-sensorischen Hirnregionen einherging. Die Muster der Veränderungen unterschieden sich dabei zwischen den verschiedenen Gefühlen. Zu den Regionen, die bei dem Erleben von Gefühlen beteiligt waren, zählen der cinguläre Kortex, die sekundären somato-sensorischen Kortexregionen, Kerne im Tegmentum des Hirnstammes sowie die Insula. Die Insula scheint dabei eine besonders wichtige Region zu sein. Hier enden die Nervenbahnen, die Informationen aus dem Körperinneren an das Gehirn weiterleiten. Ein weiterer Befund dieser Untersuchung war, dass Veränderungen der Hautleitfähigkeit dem Erleben des Gefühls vorausgegangen sind, mit einer zeitlichen Differenz von 2 bis 20 Sekunden. Damasio sieht dies als einen Beleg dafür an, dass Veränderungen des emotionalen Zustands dem Erleben des Gefühls vorausgehen, und als Bestätigung für seine Unterscheidung zwischen Emotionen und Gefühlen.

Die Abbildung des Körperzustandes in den somato-sensorischen Hirnregionen muss nicht exakt sein, denn das Gehirn verfügt über Möglichkeiten, die dortigen Aktivierungsmuster zu beeinflussen. Diese Prozesse werden von Damasio als Interferenzen bezeichnet. Werden wir beispielsweise mit lebensbedrohlichen Situationen konfrontiert, wie dies bei Soldaten im Krieg der Fall sein kann, so kann das Gehirn die mit Schmerz- und Furchtreaktionen einhergehenden Körperkartierungen verändern. Eine wichtige Rolle spielen dabei Kerne im Tegmentum des Hirnstammes, das periaquäduktale Grau. Der Zusammenhang dieser Interferenzen mit den im Personzentrierten Ansatz angenommenen Prozessen der Wahrnehmungsabwehr wird unmittelbar ersichtlich, wenn wir das von Damasio verwendete Beispiel zur Erläuterung der Interferenzen betrachten: „Soldaten auf dem Schlachtfeld modifizieren ihre Körperkartierungen, die Schmerz und Furcht in ihrem Gehirn abbilden. Ohne diese Veränderungen würden Heldentaten weit unwahrscheinlicher sein.“ (Damasio 2005, 138f) Hierbei scheinen die gleichen Prozesse wirksam zu sein wie bei dem wackeren Piloten, den Rogers als Beispiel zur Erläuterung von These XII heranzieht. Die zugrunde liegenden psychodynamischen Prozesse thematisiert Damasio im Gegensatz zu Rogers nicht. Damasio geht jedoch davon aus, dass Interferenzen auch bei Konversionsstörungen und somatoformen Störungen beteiligt sind, die seiner Auffassung nach dazu dienen können, belastende Erinnerungen am Eindringen in das Bewusstsein zu hindern. Dieser letztgenannte Aspekt wurde von Markowitsch (2001) mit dem mnestischen Blockadesyndrom genauer ausgearbeitet.

Eine Veränderung der Aktivitätsmuster in somato-sensorischen Hirnregionen liegt auch der Wirkung von stimmungsverändernden Drogen zugrunde. Drogen ähneln körpereigenen chemischen Botenstoffen und können deshalb Kartierungen des Körperzustandes in den somato-sensorische Hirnregionen hervorrufen, die mit angenehmen Gefühlen verbunden sind. Diese Manipulationen gefährden allerdings auf Dauer die Funktionstüchtigkeit unseres Gehirns.

5.2.2 Gefühle und die Steuerung der Lebensprozesse

Gefühle sind für die Lebensregulation von zentraler Bedeutung. Sie informieren unser Bewusstsein über den aktuellen Zustand des Organismus und seine Bemühungen, das Überleben zu sichern und Wohlbefinden zu erreichen. Die positive oder negative Valenz der Gefühle weist uns dabei darauf hin, ob die Lebensprozesse optimal funktionieren oder ob sie beeinträchtigt sind. Sie geben auch Auskunft darüber, ob die Entwicklungsrichtung des Organismus günstig ist oder nicht. Negative Gefühle, wie z.B. Traurigkeit, Angst, Furcht, Schuld oder Verzweiflung, weisen darauf hin, dass die Lebensregulation des Organismus in bestimmten Bereichen aus dem Gleichgewicht geraten ist, dass diese nicht optimal abläuft. Die Intensität dieser Gefühle wird dabei auch durch das Ausmaß der Korrekturen bestimmt, das zur Wiederherstellung des Gleichgewichts erforderlich ist.

Im Gegensatz dazu hängen Gefühle, die Spielarten der Freude sind, damit zusammen, dass die Prozesse im Organismus unbeeinträchtigt ablaufen. Freude ist dabei auch „mit einem Übergang des Organismus in einen Zustand größerer Vollkommenheit verbunden“ (Damasio 2005, 162). Vollkommenheit bezieht sich auf die Harmonie der funktionellen Abläufe im Organismus, die Autonomie des Individuums und dessen Fähigkeit, effektiv zu handeln. Die größtmögliche Vollkommenheit geht nach Damasio mit spirituellen Erfahrungen einher, die sich im Erleben von Harmonie, Frieden oder Schönheit sowie in der freundlichen und liebevollen Zuwendung zu anderen Menschen zeigt. Dabei „graben“ spirituelle Gefühle tiefer als andere Gefühle „in die Substanz des Lebendigen. Sie bilden die Grundlage für die intuitive Erfassung des Lebensprozesses.“ (Damasio 2005, 327) Rogers sind veränderte Bewusstseinszustände einer spirituellen Dimension aus seinen Erfahrungen mit Klienten und Encounter-Gruppen vertraut. Diese Erfahrungen weisen enge Beziehungen zu den Vorstellungen von Damasio auf. Sie werden nach Rogers durch Begriffe wie „mit dem Evolutionsstrom in Berührung zu stehen", „eine transzendierende Erfahrung von Einheit" oder „einem Bereich höherer Werte, besonders Schönheit, Harmonie, Liebe" (Rogers 1980/2003, 79) zum Ausdruck gebracht.

Die positive Zuwendung zu anderen Menschen ist uns dabei nach Damasio „als biologischer Auftrag eingepflanzt" (Damasio 2005, 204) worden. Er sieht unsere Neigung, mit anderen Menschen konstruktiv zusammenzuarbeiten, in der neuronalen Verschaltung unseres Gehirns angelegt. So erwähnt er experimentelle Untersuchungen, die zeigen, dass kooperatives Verhalten mit der Ausschüttung des „Belohnungstransmitters" Dopamin einhergeht. Die Ausschüttung von Dopamin im Nucleus accumbens wird dabei in unserem Erleben von angenehmen Gefühlen begleitet. Unser Gehirn belohnt uns also mit diesen Gefühlen, wenn wir mit anderen Menschen konstruktiv zusammenarbeiten. Diese Befunde stehen in Einklang mit Erkenntnissen, die Rogers aus Erfahrungen mit seinen Klienten gewonnen hat: „Der innerste Kern der menschlichen Natur, die am tiefsten liegenden Schichten seiner Persönlichkeit, die Grundlage seiner tierischen Natur ist von Natur aus positiv." (Rogers 1961/2004, 99) Damasio sieht allerdings die kooperative Natur des Menschen gefährdet durch negative soziale Emotionen. Diese haben ebenfalls eine biologische Basis und äußern sich beispielsweise in rassenbezogenen Vorurteilen.

Gefühle der Freude sind nach Damasio unsere Begleiter auf dem Weg zu größerer Vollkommenheit. Wie bereits erwähnt wurde, nimmt er an, dass alle lebenden Organismen nach Wohlbefinden streben. Da Freude ein Zustand ist, der mit Wohlbefinden einhergeht, streben wir diesen an und wenn wir dies tun, entwickeln wir uns in Richtung auf eine größere Vollkommenheit. Implizit enthalten ist damit im Denken von Damasio die im Personzentrierten Ansatz postulierte Aktualisierungstendenz. Von dieser wird angenommen, dass sie als Prinzip der Selbstorganisation bei allen Lebewesen vorhanden ist. Sie lässt diese nicht nur nach Selbsterhaltung, sondern auch nach der Weiterentwicklung der in ihnen liegenden Potentiale streben. Der Mensch, der sich im Einklang mit der Aktualisierungstendenz befindet, der den Prozess des guten Lebens lebt, der offen ist für alle Erfahrungen des Organismus, dessen Verhalten entspricht „den Zielen Überleben und Höherentwicklung eines äußerst sozialen Lebewesens" (Rogers 1961/2004, 194). Ein solcher Mensch ist in der Lage, seine Bedürfnisse bestmöglich zu befriedigen, und er verhält sich dabei konstruktiv und sozial.

Beeindruckend ist, dass Damasio und Rogers, aus einem ganz unterschiedlichen Erfahrungshintergrund heraus, zu erstaunlich ähnlichen Einsichten über das Wesen des Menschen gekommen sind. Beide scheinen von der Rationalität des Organismus fasziniert zu sein. Damasio betont wiederholt, dass es für die Steuerung des Lebensprozesses von zentraler Bedeutung ist, dass das Bewusstsein durch die Gefühle Kenntnis über die homöostatischen Prozesse der Lebensregulation erlangt. Aussagen wie:

„All that gossip from deep turns out to be quite useful.“ (Damasio 2003, 179) oder: „Der Organismus hat einige Gründe, von denen die Vernunft Gebrauch machen muß.“ (Damasio 1997, 272) unterstreichen die adaptive Bedeutung, die Damasio den impliziten Prozessen der Lebensregulation für unsere Verhaltenssteuerung zuschreibt. Die bewusste Verarbeitung auf der Ebene der expliziten Funktionssysteme ermöglicht eine Integration der biologischen Prozesse der Lebensregulation mit logischem Denken und umfangreichen Wissensmengen. Erst dadurch werden Kreativität und menschliches Urteilsvermögen ermöglicht. Ganz ähnliche Auffassungen vertritt Rogers, der „die Wichtigkeit der Verschränkung von körperlich-emotionaler Empfindung und rationaler Abwägung möglichst aller verfügbarer Informationen sozusagen als Gesamtpaket menschlicher Urteilsfähigkeit“ betont (Stumm/Kriz 2003, 220). Nach der Auffassung von Rogers wäre ein Mensch, der den Prozess des guten Lebens lebt, frei von Abwehrmechanismen und „würde an den ungeheuer komplexen selbstregulierenden Tätigkeiten seines Organismus, an den psychischen und physischen thermostatischen Kontrollen so teilhaben, dass er in wachsender Harmonie mit sich und anderen lebt“ (Rogers 1961/2004, 194). Empirische Belege für die Rationalität des Organismus können dabei auch in den Untersuchungsergebnissen gesehen werden, die im Zusammenhang mit der Theorie der somatischen Marker durchgeführt wurden.

5.3 Die Theorie der somatischen Marker

5.3.1 Auswirkungen von Hirnschädigungen auf Entscheidungsprozesse

Damasio wurde zur Entwicklung der Theorie der somatischen Marker durch seine Erfahrungen mit hirngeschädigten Personen angeregt, die Schädigungen von frontalen Hirnregionen aufwiesen. Einer dieser Personen ist Elliot (Damasio 1997). Bei ihm wurden ein Hirntumor sowie ventromediale Bereiche des präfrontalen Kortexes operativ entfernt. Auffallend war die Veränderung von Elliots Persönlichkeit im Anschluss an die Operation. Er hatte von da an Schwierigkeiten, Entscheidungen zu treffen, und konnte sein Verhalten nicht mehr in Einklang mit langfristigen Zielen bringen. Dies äußerte sich darin, dass er unzuverlässig wurde und mit den beruflichen Anforderungen nicht mehr zurechtkam. Dabei neigte er dazu, sich zu „verzetteln“, er verlor die Prioritäten seiner Aufgaben aus den Augen und hielt sich mit Nebensächlichkeiten auf. Bald darauf verlor er seine Arbeitsstelle und stürzte sich in geschäftliche Abenteuer, die ihn finanziell ruinierten. Auch im privaten Bereich stellten sich Schwierigkeiten ein, die vor der Operation nicht bestanden hatten. Er ließ sich scheiden, heiratete ein zweites Mal und wurde auch von seiner zweiten Frau geschieden.

Seine Fähigkeit zur Bewältigung der Anforderungen des Alltags war massiv beeinträchtigt, obwohl die mit neuropsychologischen Testverfahren erfassbaren kognitiven Funktionen völlig unbeeinträchtigt waren. Er hatte einen überdurchschnittlichen Intelligenzquotienten und wies keine Beeinträchtigungen hinsichtlich Wahrnehmungs-, Aufmerksamkeits- und Gedächtnisfunktionen auf. Auch mit Spezialtests, wie z.B. dem Wisconsin Card Sorting Test, die als sensitiv für Schädigungen im Bereich des Frontalhirns gelten, ließen sich keine Auffälligkeiten feststellen. Wurde er in Laboruntersuchungen mit sozialen Problemsituationen konfrontiert, so konnte er angemessene Lösungen dafür finden, und er konnte die Konsequenzen von Entscheidungsalternativen adäquat beurteilen. Trotzdem versagte Elliot bei Entscheidungssituationen im Alltag.

Im Unterschied zu Laborsituationen sind Entscheidungssituationen im wirklichen Leben von einer hohen Komplexität gekennzeichnet. Dies macht es uns praktisch unmöglich, auf logischem Weg abzuleiten, welche Konsequenzen die Wahl einer bestimmten Entscheidungsalternative mit sich bringt. Bei persönlichen und sozialen Problemsituationen haben wir in der Regel ein weites Spektrum von Entscheidungsalternativen. Und wenn wir uns dann entschieden haben, reagieren andere Personen auf unsere Entscheidung, denen ebenfalls ein großes Spektrum an Handlungsmöglichkeiten zur Verfügung steht. Entscheidungen bei persönlichen und sozialen Problemsituationen sind deshalb immer mit Ungewissheit behaftet und genau in solchen Situationen war Elliots Fähigkeit, angemessene Entscheidungen zu treffen, massiv beeinträchtigt.

Interessanterweise ging diese Störung einher mit Veränderungen im Gefühlsleben. Elliot wies einen Mangel an emotionaler Reaktionsbereitschaft auf, er wirkte gefühlsarm. Dies sollte der Schlüssel zum Verständnis von Elliots Problemen sein und lieferte Damasio den „Zugang zur Neurobiologie der Rationalität“ (Damasio 1997, 85). Damasio schloss aus der Beobachtung von Elliot und anderen hirngeschädigten Personen, dass Emotionen und Gefühle, also Prozesse der biologischen Lebensregulation, von zentraler Bedeutung für Denk- und Entscheidungsprozesse bei komplexen sozialen und persönlichen Problemsituationen sind. Eine der Hirnregionen, die die Verbindung zwischen den beiden Bereichen ermöglicht, ist der ventromediale präfrontale Kortex. Diese Zusammenhänge wurden von Damasio und Mitarbeitern durch einfallsreiche neuropsychologische Experimente weiter erforscht, auf die ich nun eingehen will.

5.3.2 Die Glücksspielexperimente

Zur Untersuchung von komplexen Entscheidungsprozessen in Laboruntersuchungen wurde eine spezielle Versuchsanordnung entwickelt. Es handelt sich dabei um eine Glücksspielaufgabe („Iowa Gambling Task“), die beispielsweise in einer Untersuchung von Bechara et al. (1997) zum Einsatz kam. Die Versuchspersonen werden bei dieser Aufgabe aufgefordert, Karten von Kartenstapeln zu ziehen. Dadurch bekommen sie Gewinne oder sie erleiden Verluste. Sie haben dabei vier Stapel als Entscheidungsalternativen zur Auswahl. Ziel für die Versuchspersonen ist es, die Gewinne zu maximieren. Zwei Stapel bringen hohe Gewinne, aber auch hohe Verluste, die beiden anderen bringen niedrige Gewinne und niedrige Verluste. Gewinnbringend ist langfristig das Ziehen von Karten aus den Stapeln mit niedrigen Gewinnen und Verlusten. Dies ist jedoch schwer zu durchschauen. Mit zunehmender Dauer der Untersuchung treffen gesunde Versuchspersonen trotzdem zunehmend häufiger vorteilhafte Entscheidungen. Sie tun dies zunächst, ohne angeben zu können, welche der Entscheidungsalternativen vorteilhafter ist. Dazu sind sie erst etwas später in der Lage. Bevor dies jedoch der Fall ist, ist vor dem Treffen von nachteiligen Entscheidungen eine Erhöhung der Hautleitfähigkeit messbar. Die Erhöhung der Hautleitfähigkeit gilt dabei als Ausdruck der Aktivierung des vegetativen Nervensystems durch emotionale Systeme. Angenommen wird nun von Bechara et al. (1997), dass die Erhöhung der Hautleitfähigkeit ein antizipatorisches körperliches Signal, einen „somatischen Marker“ darstellt, der das Treffen von besseren Entscheidungen ermöglicht. Der Körper weiß gewissermaßen zuerst, was das Richtige ist, und das bewusste Wissen ist eine nachträgliche Rekonstruktion.

Personen mit einer Schädigung des ventromedialen präfrontalen Kortexes versagen bei dieser Aufgabe. Die Häufigkeit der vorteilhaften Entscheidungen nimmt bei ihnen im Untersuchungsverlauf nicht zu. Sie wissen irgendwann sogar, welche Entscheidungsalternative eigentlich die bessere ist, und treffen trotzdem nachteilige Entscheidungen. Die antizipatorische Hautleitfähigkeitsreaktion, die bei gesunden Versuchspersonen vorhanden war, fehlt bei Personen mit einer Schädigung des ventromedialen präfrontalen Kortexes. Da die Hautleitfähigkeitsreaktion auf die Aktivierung von emotionalen Systemen zurückgeht, stellen diese Befunde einen experimentellen Beleg für den adaptiven Wert von Emotionen für unsere Entscheidungsprozesse dar.

Die klinische Relevanz dieser Befunde wird gegenwärtig von verschiedenen Forschungsgruppen herausgearbeitet. Ein Ergebnis dieser Untersuchungen ist, dass zumindest eine Teilgruppe substanzabhängiger Suchterkrankter eine herabgesetzte antizipatorische Hautleitfähigkeitsreaktion in der erwähnten Versuchsanordnung hat und ein den Personen mit einer Läsion des ventromedialen präfrontalen Kortexes vergleichbares Verhalten zeigt (Bechara et al. 2001). Vermutet wird von Damasio, dass ein defizitärer ventromedialer präfrontaler Kortex Ursache für ein beeinträchtigtes Entscheidungsverhalten von Suchtpatienten ist, das durch „Zukunftsblindheit“ im Sinne einer mangelnden Berücksichtigung negativer Konsequenzen von zukunftsbezogenen Entscheidungsalternativen gekennzeichnet ist. Ähnliche Befunde ließen sich für Personen mit Zwangsstörungen, die nicht auf eine medikamentöse Behandlung ansprachen (Caveldini et al. 2002a), für „pathologisches Spielen“ (Caveldini et al. 2002b) und im subklinischen Bereich für Personen mit erhöhten „Psychopathiewerten“ (van Honk et al. 2002) feststellen.

5.3.3 Die Rolle somatischer Marker bei Entscheidungen

Ich möchte nun die Auffassungen Damasios zur Wirkung somatischer Marker bei Entscheidungsprozessen im Zusammenhang darstellen. Der ventromediale präfrontale Kortex ist danach entscheidend für die Nutzung emotionsbezogener Vorerfahrungen bei Entscheidungsprozessen. Er schafft eine Verbindung zwischen Kategorien von Situationen, die wir früher erlebt haben, den Handlungsoptionen, die wir dabei gewählt haben, den eingetretenen Konsequenzen und unseren emotionalen und gefühlsmäßigen Reaktionen darauf. Werden wir nun mit einer Situation konfrontiert, mit der wir bereits emotionsbezogene Erfahrungen gesammelt haben, wird über den ventromedialen präfrontalen Kortex ein somatischer Marker aktiviert, der diesen früheren emotionalen Erfahrungen entspricht. Die somatischen Marker bezeichnet Damasio dabei auch als „Bauchgefühle“.

Es gibt zwei Wege für die Aktivierung der somatischen Marker. Ein Weg läuft über die „Körperschleife“. Hierbei kommt es durch die Reaktivierung der früheren emotionalen Reaktion zu körperlichen Veränderungen im Sinne eines emotionalen Zustandes. Diese körperlichen Veränderungen werden über nichtmyelenisierte Nervenfasern initiiert und laufen deshalb relativ langsam ab. Im Gegensatz dazu leiten myelenisierte Nervenfasern Informationen schneller weiter. Diese sind beteiligt bei der zweiten Möglichkeit zur Aktivierung somatischer Marker, über die „Als-ob-Körperschleife“. Hier kommt es nicht zu prinzipiell beobachtbaren Veränderungen im Körper, sondern es werden die Körperrepräsentationen in den somato-sensorischen Hirnregionen direkt beeinflusst.

Die somatischen Marker als emotionsbezogene Signale leiten uns gewissermaßen bei unseren Entscheidungen. Sie versehen Handlungsoptionen mit einem Warn- oder Startsignal, je nachdem, ob wir negative oder positive emotionsbezogene Erfahrungen in unserer Lebensgeschichte mit der Wahl der Handlungsoption in der betreffenden Klasse von Situationen gemacht haben. Sie stellen nach Damasio auch die Grundlage für Ahnungen und intuitive Entscheidungen dar. Somatische Marker beeinflussen Prozesse auf der Theaterbühne, indem sie unsere Aufmerksamkeit lenken und beeinflussen, welche Inhalte im Arbeitsgedächtnis repräsentiert werden. Sie können dies verdeckt tun, d.h. ohne dass sie im Bewusstsein repräsentiert sind.

Zusammenfassend lässt sich sagen, dass somatische Marker emotionsbezogene Erfahrungen mit früheren Situationen widerspiegeln und auf

Grund dessen eine schnelle Bewertung von Entscheidungsalternativen ermöglichen. Sie sehen die Zukunft nicht auf magische Weise vorher und ersetzen nicht eine logische Analyse der Problemsituation, sie sind aber hilfreich und notwendig, um bessere Entscheidungen zu treffen und den Alltag zu bewältigen. Das Denken allein ist unzureichend, um persönliche und soziale Problemsituationen zu bewältigen, da diese durch eine Komplexität gekennzeichnet sind, die die beschränkte Kapazität unseres Arbeitsgedächtnisses überfordert. Eine ähnliche Sichtweise wird auch von Roth vertreten, der die Bedeutung von Emotionen und Gefühlen als „konzentrierte Lebenserfahrung" (Roth 2003, 375) für unsere Verhaltenssteuerung betont.

5.4 Beziehungen der Theorie der somatischen Marker zur seelischen Gesundheit

5.4.1 Somatische Marker und der organismische Bewertungsprozess

Die Befunde zur Theorie der somatischen Marker sprechen für das Vorhandensein und die Relevanz von Bewertungsprozessen, die aus den impliziten, automatischen Prozessen der Lebensregulation resultieren. Diese Bewertungsprozesse sind nur zum Teil angeboren und bringen vor allem die emotionalen Lernerfahrungen zum Ausdruck, die wir im Laufe unseres Lebens gemacht haben. Sie werden im Personzentrierten Ansatz als organismische Bewertungsprozesse bezeichnet. Dabei wird angenommen, dass diese auf unbewussten Prozessen basieren und dass sie die Aktualisierungstendenz des Organismus zum Ausdruck bringen. Empirische Hinweise auf das Vorhandensein eines solchen organismischen Bewertungsprozesses entsprechend der Theorie des Personzentrierten Ansatzes wurden dabei vor kurzem auch in sozialpsychologischen Untersuchungen gefunden (Sheldon et al. 2003).

Die Aktualisierungstendenz ist auf die Erhaltung und Entfaltung des Organismus gerichtet und entspricht insofern der Fortsetzungsordnung des Felt Sense des Focusing (Wiltschko 2003 a). Storch und Krause (2005) vermuten dabei, dass somatische Marker mit dem Entstehen des Felt Sense in Zusammenhang stehen. Nach Gendlin (1998) äußert sich der Felt Sense vor allem in Empfindungen in Hals, Brust- und Bauchraum. Von Relevanz ist hierbei eine Untersuchung von Martin et al. (2004) zur Bedeutung des Nervus Vagus für die Bewältigung der Iowa Gambling Task und die Ausbildung der somatischen Marker. Der Vagus stellt einen Teil des vegetativen Nervensystems dar und ist an der Steuerung der inneren Organe beteiligt. Er scheint aber vor allem auch die Aufgabe zu haben, das Gehirn über den Zustand der inneren Organe zu informieren. Nach Martin et al. (2004) sind 80 % der Fasern des Vagus afferent und leiten also Informationen in Richtung vom Körper zum Gehirn. Die Autoren weisen daneben darauf hin, dass der Vagus für unsere Stimmungen von Relevanz ist. Es könnte also sein, dass somatische Marker der „Körperschleife" über den Nervus Vagus zum Entstehen des Felt Sense beitragen. Wie bereits erwähnt, bezeichnet Damasio die somatischen Marker an verschiedenen Stellen auch als „Bauchgefühle".

Die Prozesse der homöostatischen Lebensregulation stellen nach Damasio natürliche Bewertungsprozesse dar. Diese unterscheidet er von den kognitiven Bewertungsprozessen. Seiner Auffassung nach erfolgt dabei auf der kognitiven Ebene eine Co-Evaluation zum natürlichen Bewertungsprozess. Ähnlich äußert sich auch LeDoux (2002), der betont, dass emotionale Prozesse nicht allein auf kognitiven Bewertungen basieren. Emotionen werden dem zufolge vor allem von davon unabhängigen, unbewussten Bewertungsprozessen des Gehirns beeinflusst. Diese Sichtweise wird auch von Roth (2003) vertreten. Im Theatermodell ermöglichen die Prozesse im Publikum gewissermaßen die natürlichen Bewertungsprozesse, während die kognitiven Prozesse die Geschehnisse auf der Theaterbühne und den Bühnenhintergrund umfassen. Die Lebensprozesse werden dabei sowohl durch die implizite, automatisch ablaufende homöostatische Lebensregulation als auch durch die expliziten, nicht-automatisierten Prozesse der kognitiven Ebene gesteuert. Beide Bereiche, implizite wie explizite Funktionssysteme, leisten unverzichtbare Beiträge zur Lebenssteuerung. Die Ebene der bewussten Verarbeitung in den expliziten Funktionssystemen wird für die Flexibilität unseres Verhaltens und das Finden von Lösungen für neue Problemsituationen benötigt. Die Ziele, die wir mittels der expliziten Funktionssysteme anstreben, sollten dabei nach Damasio so gewählt sein, dass dadurch möglichst keine Bereiche der Lebensregulation gefährdet werden. Er sieht es als große Gefahr an, dass die nicht-automatisierten Prozesse Wege einschlagen, die in Konflikt mit den unbewussten Prozessen der Lebensregulation stehen – ein Gedanke, der mit der Kongruenztheorie der seelischen Gesundheit des Personzentrierten Ansatzes gut korrespondiert.

Die Neurowissenschaften legen eine positive Sicht der impliziten, unbewussten Verarbeitungsprozesse des Gehirns nahe. Sie betonen deren adaptive Bedeutung für unseren Organismus. Roth drückt dies in einem Spiegel-Interview mit psychoanalytischen Termini folgendermaßen aus: „Das Es bedroht nicht das Ich, das Es leitet das Ich." (Roth 2005, 187) An gleicher Stelle sagt er, dass das Unbewusste seiner Auffassung nach „der Ort einer größeren, weil die gesamte Lebenserfahrung umfassenden Vernunft" ist.

Innerhalb des Theatermodells können wir diese Gedanken so ausdrücken, dass nicht nur das Selbst als der Regisseur einen steuernden Einfluss auf die Geschehnisse auf der Bühne und im Publikum ausübt, sondern dass der Organismus als Ganzes, einschließlich der Gesamtheit des Publikums, ebenfalls als Regisseur tätig wird und die Entwicklung des Organismus steuert. Der Organismus als Regisseur entspricht dabei der Aktualisierungstendenz, während das Selbst als Regisseur der Selbstaktualisierungstendenz gleichkommt. Im günstigen Fall der Kongruenz steuern beide Regisseure den Organismus in die gleiche Richtung. Inkongruenz würde dagegen bedeuten, dass die Regisseure unterschiedliche Richtungen einschlagen – „wir begeben uns also bewusst in eine Richtung, während wir uns organisch in eine andere bewegen" (Rogers 1961/2004, 194).

Die Kenntnisnahme des Bewusstseins von den impliziten Prozessen der biologischen Lebensregulation, die in den Gefühlen zum Ausdruck kommen – „gossip from deep" –, ist aus Sicht von Damasio von großer Bedeutung für die Optimierung der Steuerung der Lebensprozesse. Diese Auffassung steht im Einklang mit dem Personzentrierten Ansatz. Hier wird die Offenheit des Bewusstseins, also der symbolischen Verarbeitungsprozesse, für die Gesamtheit der organismischen Erfahrungen als zentrales Element der seelischen Gesundheit angesehen. Ähnlich wie bei Damasio wird den Gefühlen eine orientierungsgebende Funktion für die Entwicklung des Organismus zugeschrieben. So wird angenommen, dass durch eine Orientierung an den Gefühlen das Wachstum der Persönlichkeit im Sinne einer Erweiterung des Selbst ermöglicht wird (Heinerth 2003). Die Selbstexplorationsfähigkeit, die den Symbolisierungsprozessen den Zugang zu den organismischen Erfahrungen eröffnet, ist deshalb die Basiskompetenz für die seelische Gesundheit im Verständnis des Personzentrierten Ansatzes. In der Personzentrierten Psychotherapie werden diese Prozesse durch die Realisation der therapeutischen Grundhaltungen gefördert. Dadurch kann beim Klienten eine Entwicklung in Richtung auf Erfahrungsoffenheit entstehen. Der Klient „gelangt zu der Erkenntnis, dass seine eigenen inneren Reaktionen und Erlebnisse, Mitteilungen seiner Sinne und seines Körperinneren, freundlich sind. Er kommt dazu, in der Nähe seiner inneren Informationsquellen sein zu wollen, anstatt sich ihnen zu verschließen." (Rogers 1961/2004, 174)

5.4.2 Beeinträchtigungen von Entscheidungsprozessen durch somatische Marker

Damasio warnt uns davor, den Emotionen und Gefühlen blindlings zu vertrauen. Sie haben seiner Auffassung nach zwar einen unverzichtbaren Wert für die Steuerung der Lebensprozesse, sie können uns jedoch auch in die Irre führen. Wie bereits erwähnt, basieren rassenbezogene Vorurteile ebenfalls auf somatischen Markern, die aus den natürlichen Bewertungsprozessen resultieren. Sie führen jedoch fort von der Entwicklung in Richtung auf höhere Perfektion und die Gefühle der Freude, die nach Damasio mit liebevollen und freundlichen Haltungen gegenüber anderen Menschen einhergehen. In die Irre geführt werden wir durch somatische Marker auch bei

Phobien, wobei hier der natürliche Bewertungsprozess die Gefährlichkeit von Situationen als unangemessen hoch einschätzt. Wir sollten deshalb seiner Auffassung nach die Situation als Ganzes berücksichtigen und mittels unserer Vernunft prüfen, ob unsere Gefühle diese angemessen bewerten. Solche Prüfprozesse finden im Bewusstsein, also auf der Bühne des Theaters, statt. Es handelt sich hierbei um Prozesse, die nach Ansicht des Personzentrierten Ansatzes dadurch begünstigt werden, dass wir „den Geist für das öffnen, was sich jetzt ereignet“ (Rogers 1961/2004, 189), und so die Situation unter Registrierung aller relevanten Wahrnehmungen, Empfindungen, Gedanken, Gefühle und Erinnerungen möglichst exakt im Bewusstsein abbilden.

Das System der somatischen Marker, die den natürlichen Bewertungsprozess prägen, wird vor allem in der Kindheit und Jugend erworben (Damasio 1997). Wachsen wir unter ungünstigen kulturellen Bedingungen auf, so erwerben wir somatische Marker, die es uns erschweren, angemessene Entscheidungen zu treffen. Die Relevanz des Erwerbs solcher problematischer, nicht-adaptiver somatischer Marker für die Entwicklung von psychischen Störungen wird von Damasio nicht diskutiert. Eine Ergänzung in diese Richtung könnte durch theoretische Konzeptionen des Personzentrierten Ansatzes erfolgen. Hier wird davon ausgegangen, dass sich „Bewertungsbedingungen“ ungünstig auf die Entwicklung der Persönlichkeit auswirken können. Es wird angenommen, dass Bewertungsbedingungen in der Kindheit erworben werden, weil die Wertschätzung der Eltern oder anderer Bezugspersonen für das Kind nicht bedingungslos erfolgt, sondern an Bedingungen gebunden ist. Das Kind erfährt sich also nicht als bedingungslos geliebt. Um sich die Liebe und Zuwendung der Bezugspersonen zu sichern, übernimmt das Kind die Bewertungen dieser Bezugspersonen. Erfahrungen werden in der Folge vom Kind deswegen als gut oder schlecht bewertet, weil sie von den Bezugspersonen in der entsprechenden Art und Weise bewertet wurden. Die Gefahr, die daraus für die Entwicklung des Kindes resultiert, ist, dass der organismische Bewertungsprozess gestört wird. Dadurch wird eine freie Entfaltung der Person entsprechend der Aktualisierungstendenz erschwert. Das Individuum versucht, sich durch die Orientierung an Bewertungsbedingungen die positive Beachtung durch andere Personen zu sichern. Die Selbstbehauptung, z. B. als Tendenz zur Sicherung des eigenen sozialen Ansehens, steht gegenüber der Selbstentfaltung im Vordergrund und die Selbstaktualisierungstendenz gerät in Konflikt mit der Aktualisierungstendenz. Dies hat zur Folge, dass die Offenheit des Bewusstseins für die Erfahrungen des Organismus durch Abwehrmechanismen beschränkt wird. Die Erfahrungen werden dann verzerrt symbolisiert oder gänzlich verleugnet.

Auch Damasio sieht, dass Entscheidungsprozesse durch emotionale Reaktionen, die auf „Gehorsam, Konformität, den Wunsch, die Selbstachtung zu wahren“ (Damasio 1997, 261) zurückgehen, in ungünstiger

Weise beeinflusst werden können. Diese Tendenzen führt er dabei auf biologische Impulse zurück, ohne dass er deren entwicklungspsychologischen Determinanten spezifiziert. Eine Bewusstwerdung der Gefühle ist zwar seiner Auffassung nach eine Voraussetzung für die Optimierung der Steuerung der Lebensprozesse – eine Auffassung, die sich mit der Sichtweise des Personzentrierten Ansatzes deckt. Damasio macht jedoch meines Wissens keine Aussagen darüber, welche psychodynamischen Prozesse diese Bewusstwerdung einschränken können. Denkbar ist dabei, dass die von ihm genannten „Interferenzen", im Rahmen derer es zu Beeinflussungen der Körperkartierungen in den somato-sensorischen Hirnregionen kommt (vgl. Kap. 5.2.1), im Zusammenhang mit den im Personzentrierten Ansatz angenommenen Abwehrmechanismen stehen, die eine Verzerrung oder Verleugnung von Erfahrungen bewirken.

Somatische Marker sind für Entscheidungsprozesse vor allem dann adaptiv, wenn sie im richtigen Kontext auftreten. In Kapitel 3 habe ich dargestellt, dass der Kontext der emotionalen Lernerfahrungen unter Mitwirkung des Hippocampus abgespeichert wird. Der Hippocampus ist jedoch zu Beginn unseres Lebens noch nicht voll funktionstüchtig. Außerdem kommt es unter massivem Stress, wie dies beispielsweise bei Traumaerfahrungen der Fall ist, zu Funktionsbeeinträchtigungen des Hippocampus. Unter diesen Bedingungen können nicht-adaptive somatische Marker erworben werden, ohne dass deren Kontext im expliziten Gedächtnissystem abgespeichert wurde. Es besteht deshalb die Gefahr, dass die betreffenden somatischer Marker später in unangemessenen Kontexten aktiviert werden. Die aus dem natürlichen Bewertungsprozess resultierenden Bewertungen sind dann der Situation nicht angemessen. Und es ist uns nicht möglich, einen Zusammenhang herzustellen zwischen dem Kontext, in dem wir denken, und den körperbezogenen Prozessen, die durch die Aktivierung der emotionalen Systeme ausgelöst wurden. Wir sind deshalb unter diesen Umständen nicht in der Lage, die betreffenden Emotionen und Gefühle zu verstehen. Teile des Publikums toben und besetzen die Bühne des Theaters und der Regisseur verliert gewissermaßen die Kontrolle über die Geschehnisse auf der Bühne. Unter diesen Bedingungen finden Prozesse statt, die die Fähigkeit zur Selbstexploration überfordern können. Psychotherapie dient hier auch der Wiederherstellung der Selbstexplorationsfähigkeit.

Zusammenfassung

Lebende Organismen streben nach Überleben und Wohlbefinden. Zur Erreichung dieser Ziele wurden in der Evolution die impliziten, automatisch arbeitenden Prozesse der homöostatischen Lebensregulation entwickelt.

Emotionen sind Teil der automatischen Prozesse der homoöstatischen Lebensregulation. Sie stellen komplexe körperliche Reaktionsmuster auf emotionsauslösende Reize dar. Diese Reaktionsmuster haben sich in der

Evolution als effektiv zur Bewältigung von bestimmten Situationstypen erwiesen.

Die Prozesse der homöostatischen Lebensregulation des Organismus sind hierarchisch und durch vielfältige Wechselwirkungen miteinander verbunden: Die komplexen Reaktionsmuster der Emotionen haben Auswirkungen auf die einfacheren Regulationsprozesse des Stoffwechsels und des Immunsystems (Prinzip der Verschachtelung).

Die Konfrontation des Organismus mit emotionsauslösenden Reizen führt zu einer automatischen Aktivierung von emotionsauslösenden Hirnstrukturen (z.B. Amygdala, ventromedialer präfrontaler Kortex). Anschließend erfolgt die Aktivierung von emotionsausführenden Strukturen (z.B. Hypothalamus, basales Vorderhirn, Kerne im Hirnstamm). Diese führen über die Aktivierung des vegetativen Nervensystems, die Ausschüttung von Hormonen in die Blutbahn und die Aktivierung von Verhaltensreaktionen zu Veränderungen im Organismus, die charakteristisch für die betreffende Emotion sind (emotionaler Zustand).

Gefühle stellen mentale Ereignisse dar, die auf der Körperrepräsentation in somato-sensorischen Hirnregionen (Insula, sekundärer somato-sensorischer Kortex, anteriorer cingulärer Kortex, Hirnstamm) basieren.

Veränderungen der Körperrepräsentation in den somato-sensorischen Hirnregionen können durch die homöostatischen Prozesse der Lebensregulation wie z.B. Emotionen, aber auch durch stimmungsverändernde Drogen hervorgerufen werden.

Gefühle gehen mit einer charakteristischen Art der Denkprozesse und der Denkinhalte einher.

Gefühle stellen eine Verbindung zwischen dem Bewusstsein und den biologischen Prozessen der Lebensregulation her. Sie weisen die bewussten Verarbeitungsprozesse auf kritische Punkte der biologischen und sozialen Lebenssituation hin und ermöglichen einen Einbezug dieser in die bewusste Handlungsplanung.

Emotionen und Gefühle haben als Ausdruck natürlicher Bewertungsprozesse eine orientierungsgebende Funktion für die Steuerung der Entwicklung des Organismus. Sie sind als somatische Marker von unverzichtbarer Bedeutung für Entscheidungsprozesse in persönlichen oder sozialen Problemsituationen. Somatische Marker spiegeln dabei emotionsbezogene Erfahrungen mit früheren Entscheidungssituationen wider und ermöglichen auf Grund dieser eine schnelle Bewertung von Entscheidungsalternativen (Theorie der somatischen Marker).

6 „Ich fühle, also bin ich" – Beziehungen zwischen Selbst und Bewusstsein

6.1 Das Selbst aus der Perspektive der Neurowissenschaften

Das Selbst ist ein zentraler Begriff innerhalb des Personzentrierten Ansatzes. Bereits in den vorangegangenen Kapiteln bin ich auf meine Sicht von den Beziehungen des Selbstbegriffs des Personzentrierten Ansatzes zu neuropsychologischen Funktionen eingegangen. Diese will ich zum besseren Verständnis den weiteren Ausführungen zusammenhängend voranstellen. Auf der Basis neuropsychologischer Konzepte lässt sich das Selbst des Personzentrierten Ansatzes als eine vernetzte Wissensstruktur des autobiographischen Gedächtnisses betrachten. Je nachdem, welche Teile des autobiographischen Gedächtnisses aktiviert werden, kommt es zu unterschiedlichen Konstruktionen des Selbst. Das in der jeweiligen Situation konstruierte Selbst bildet den Kontext der im Arbeitsgedächtnis stattfindenden Symbolisierungsprozesse. Dieser Kontext legt fest, welche der Erfahrungen des Organismus symbolisiert und damit im Arbeitsgedächtnis repräsentiert werden. Mit dem Selbst als Kontext sind Erwartungen und Ziele verbunden, die im Lauf des Lebens erworben wurden und die die Interpretation von Erfahrungen prägen. Die mit dem Selbst verbundenen Erwartungen und Ziele ermöglichen mit Hilfe der symbolischen Verarbeitungsprozesse im Arbeitsgedächtnis die exekutiven Funktionen und die willentliche Kontrolle des Verhaltens. Das Selbst hat eine organisierende Funktion für die im Bewusstsein repräsentierten Inhalte und nimmt damit eine zentrale Stellung hinsichtlich der expliziten Verarbeitungsprozesse ein. Die Gesamtheit der organismischen Erfahrungen umfasst neben den symbolischen Verarbeitungsprozessen im Arbeitsgedächtnis auch die Ergebnisse der impliziten, unbewusst ablaufenden Prozesse in den verschiedenen Funktionssystemen des Organismus. Dies gilt jedoch nur unter der Voraussetzung, dass diese Ergebnisse prinzipiell im Bewusstsein repräsentiert werden können.

Die eben skizzierte Sichtweise des Selbst entspricht weitgehend den expliziten Aspekten des Selbst bei LeDoux (2002; 2003). Diese expliziten Aspekte des Selbst basieren auf den expliziten Funktionssystemen. LeDoux stellt diese den impliziten Selbstsystemen gegenüber, die durch die impliziten Funktionssysteme hervorgebracht werden. Das Selbst wird von ihm also nicht als eine einheitliche Instanz aufgefasst, sondern er betont, dass dieses verschiedene Facetten aufweist. Entscheidend für den Aufbau und den Erhalt dieser verschiedenen Aspekte des Selbst, die in ihrer Gesamtheit unsere Persönlichkeit ausmachen, sind neben genetischen Einflüssen sowohl explizite als auch implizite Gedächtnisprozesse. Grundlage für das explizite Selbst sind die neuropsychologischen Funktionssysteme des expliziten Gedächtnisses, des Arbeitsgedächtnisses und der Exekutivfunktionen. Ähnlich wie Baars vertritt LeDoux die Auffassung, dass bewusste Erfahrungen eine Repräsentation der entsprechenden Inhalte im Arbeitsgedächtnis voraussetzen. Er nimmt dabei an, dass die symbolischen Verarbeitungsprozesse im Arbeitsgedächtnis seriell ablaufen (LeDoux 2001). Die expliziten Aspekte des Selbst haben dank der exekutiven Funktionen des Gehirns die Möglichkeit zur willentlichen Kontrolle von Verhalten. Eigenschaften des expliziten Selbst können aus dem expliziten Gedächtnis abgerufen, im Arbeitsgedächtnis repräsentiert und dadurch direkt erfahren werden. LeDoux sieht es dabei als eine der wichtigsten Aufgaben der expliziten, bewussten Verarbeitungsprozesse an, „unser Leben zu einer in sich stimmigen Geschichte, einem Selbstkonzept, zu bündeln" (LeDoux 2001, 37). Die Inhalte der impliziten Selbstsysteme sind dagegen nur indirekt erfahrbar, über deren Auswirkungen im Verhalten. Diese impliziten Selbstsysteme umfassen die emotionalen und motivationalen Systeme des Gehirns, die impliziten Funktionssysteme. Diese haben sich in der Evolution vor den expliziten Funktionssystemen entwickelt. Das Zusammenwirken beider Funktionssysteme, die „Integration von Vernunft und Leidenschaft" (LeDoux 2001, 326), ist zwar für die Funktionstüchtigkeit des Organismus notwendig, diese wird jedoch durch deren geringe neuronale Verbundenheit erschwert.

LeDoux (2002; 2003) erwähnt auch den Selbstbegriff von Rogers. Dabei lässt er den Eindruck entstehen, als würden dort die unbewussten Anteile der Persönlichkeit von Rogers vernachlässigt werden. Dies hängt damit zusammen, dass LeDoux das Selbst losgelöst von Rogers' Vorstellungen über den Organismus betrachtet, womit er dessen Persönlichkeitstheorie allerdings in keiner Weise gerecht wird. Die unbewussten, impliziten Prozesse sind ein integraler Bestandteil der Theorie von Rogers. Er ist sich im Klaren darüber, dass im Bewusstsein nur ein Teil der Erfahrungen des Organismus repräsentiert wird. Aussagen wie: die „Fähigkeit zum Gewahrsein und zur Symbolisierung kann man sich als die winzige Spitze einer riesigen Pyramide nichtbewußter organismischer Existenz vorstellen" (Rogers 1980/2003, 78) bringen dies klar zum Ausdruck. Aus meiner Sicht ist es bedauerlich, dass LeDoux eine derart verkürzte Sicht der Persönlichkeitstheorie von Rogers einnimmt. Möglicherweise wäre er sonst wie Hüther (2004d) zu der Auffassung gekommen, dass die theoretischen Konzeptionen des Personzentrierten Ansatzes sehr gut zu den neurowissenschaftlichen Grundlagenbefunden passen. Neben LeDoux hat von neurowissenschaftlicher Seite auch Damasio Vorstellungen in Bezug auf das Selbst ausgearbeitet. Hier lassen sich enge Beziehungen zu Konzepten des Personzentrierten Ansatzes herstellen (Lux 2004). Damasio verdeutlicht seine Vorstellungen über das Selbst im Rahmen seiner Bewusstseinstheorie, deren Grundzüge ich nun aufzeigen will.

6.2 Die Bewusstseinstheorie von Damasio

6.2.1 Erweitertes Bewusstsein und autobiographisches Selbst

Die Bewusstseinstheorie von Damasio ist beschrieben in seinem Buch, das in der deutschen Übersetzung den Titel „Ich fühle, also bin ich" (Damasio 2002) trägt. Wenn nicht anders erwähnt, halte ich mich bei den folgenden Ausführungen daran. Damasio unterscheidet hier zwischen zwei Bewusstseinsformen, dem erweiterten Bewusstsein und dem Kernbewusstsein. Diesen werden das autobiographische Selbst und das Kernselbst als zwei Formen des Selbst zugeordnet. Das erweiterte Bewusstsein basiert auf der Konstruktion des autobiographischen Selbst im Arbeitsgedächtnis. Möglich wird diese Konstruktion durch die Aktivierung von Teilen des autobiographischen Gedächtnisses. Das autobiographische Selbst beruht dabei „auf einem Konzept in der eigentlichen kognitiven und neurobiologischen Bedeutung des Wortes" (Damasio 2002, 211). Das autobiographische Selbst ist die Grundlage unserer Identität. Es ist Ausdruck der Erfahrungen, die wir im Laufe unseres Lebens gesammelt und die ihren Niederschlag im autobiographischen Gedächtnis gefunden haben. Das autobiographische Gedächtnis enthält dabei nicht nur die Erinnerungen an unsere Vergangenheit, sondern auch die Antizipationen der bevorstehenden Zukunft. Enthalten sind deshalb auch Erwartungen, Wünsche, Ziele, Verpflichtungen und Hoffnungen. Dank dem autobiographischen Gedächtnis können wir Aussagen darüber machen, wer wir sind und wer wir in Zukunft sein wollen, darüber, „woher dieses Selbst kommt und wohin es geht" (Damasio 2002, 261).

Das autobiographische Selbst basiert auf dem autobiographischen Gedächtnis und hat eine orientierungsgebende Funktion, weil es Informationen über die zurückliegende Vergangenheit und die bevorstehende Zukunft enthält. Liegen schwere Störungen des autobiographischen Gedächtnisses vor, dann ist auch die Konstruktion des autobiographischen Selbst beeinträchtigt. Dies hat zur Folge, dass die gegenwärtigen Ereignisse nicht mehr verstanden werden können. „Die Gegenwart ist ein Rätsel" (Damasio 2002, 246), weil keine Beziehungen der aktuellen Ereignisse zu den vorausgehenden Ursachen hergestellt werden können. Es sind auch keine Erwartungen darüber vorhanden, was die Zukunft als Nächstes bringen wird. Unter diesen Bedingungen sind wir sowohl über unsere Vergangenheit als auch über die bevorstehende Zukunft nicht mehr orientiert. Patienten, die unter einem vorübergehenden Ausfall des autobiographischen Gedächtnisses leiden, einer transienten globalen Amnesie, stellen nach Beobachtungen von Damasio immer wieder die gleichen ängstlichen Fragen danach, wo sie sind, wie sie an den Ort gekommen sind, an dem sie sich aufhalten, und was sie dort sollen. Das erweiterte Bewusstsein setzt eine hohe Leistungsfähigkeit sowohl des autobiographischen Gedächtnisses als auch des Arbeitsgedächtnisses voraus. Beide Funktionssysteme haben beim Menschen ihre höchste Entwicklungsstufe erreicht. Damasio geht jedoch davon aus, dass das erweiterte Bewusstsein, und damit auch das autobiographische Selbst, in einer rudimentären Form auch bei hoch entwickelten Tierarten, wie z.B. bei nichtmenschlichen Primaten, vorhanden sind.

Er äußert den Gedanken, dass der Organismus gleichzeitig mehrere Entwürfe für das autobiographische Selbst anfertigt. Realisiert wird jedoch nur der Entwurf, der mit einem einzigen und einheitlichen Selbst kompatibel ist. In diesem Zusammenhang spricht er von den „inneren Kämpfen unseres Selbst" (Damasio 2002, 272). Angenommen wird dabei ein Selektionsprozess, der nichtrealisierte Selbstentwürfe aussondert und der für die Stabilität unserer Identität sorgt. Wir haben nach Damasio folglich das Potential zu unterschiedlichen Selbstentwürfen, wobei diese hinter den Kulissen des Bewusstseins gewissermaßen um die Vorherrschaft kämpfen. Situative Einflüsse wirken auf den Selektionsprozess ein und führen zu einer situationsspezifischen Variabilität unserer Charakterzüge. Den Umständen entsprechend können deshalb unterschiedliche Facetten unseres Charakters das autobiographische Selbst prägen. Eine pluralistische Sicht des Selbst kommt auch in der Persönlichkeitstheorie von Rogers zum Ausdruck, wenn dieser von der fließenden Gestalt des Selbst spricht. Diese Sichtweise ist die theoretische Grundlage für die therapeutische Arbeit mit inszenierten inneren Dialogen, wie z.B. dem Stuttgarter Konzept für die Arbeit mit Partial Egos (SCOPE) (Vahrenkamp/Behr 2004).

Die neuronalen Grundlagen des autobiographischen Selbst entsprechen denen des autobiographischen Gedächtnisses. Diese wurden bereits in Kapitel 3.2.2 beschrieben. Die in den Konvergenzzonen gespeicherten Dispositionen ermöglichen dem zufolge die Konstruktion von Erinnerungen im so genannten Vorstellungsraum. Die Aktivierung der unbewussten, impliziten Dispositionen ermöglicht das Entstehen von Vorstellungen und expliziten Erinnerungen. Diese Vorstellungen können bewusst erfahren werden. Sie können jedoch auch unbewusst sein, wenn wir nicht auf sie achten. Zum Vorstellungsraum zählen die sensorischen Kortexregionen, der cinguläre Kortex sowie bestimmte subkortikale Strukturen. Die Konvergenzzonen, in denen die Dispositionen gespeichert sind, umfassen alle Kortexregionen außerhalb der sensorischen und motorischen Kortexregionen sowie einige subkortikale Kerne. Das erweiterte Bewusstsein ist die Bewusstseinsform, auf die sich nach Damasio die Bewusstseinstheorien von Daniel Dennett, Julian Jaynes sowie Francisco Varela & Humberto Maturana beziehen. Es entspricht dem Bewusstsein, das üblicherweise dem Arbeitsgedächtnis zugeordnet wird, wie dies beispielsweise auch in den Theorien von Baars (1998) und LeDoux (2001; 2002) der Fall ist. Bemerkenswert ist, dass Damasio davon ausgeht, dass das erweiterte Bewusstsein eingebettet ist in eine andere Bewusstseinsform – dem Kernbewusstsein.

6.2.2 Kernbewusstsein und Kernselbst

Sieht man von einigen hoch entwickelten Säugetieren ab, denen Damasio ein einfaches autobiographisches Selbst zuschreibt, ist das erweiterte Bewusstsein nur dem Menschen vorbehalten. Im Gegensatz dazu ist das Kernbewusstsein auch im Tierreich verbreitet. Damasio geht davon aus, dass sich das erweiterte Bewusstsein beim Menschen allmählich nach der Geburt entwickelt, das Kernbewusstsein ist dagegen seiner Auffassung nach mindestens seit der Geburt vorhanden. Während das erweiterte Bewusstsein von der Entwicklung sprachlich-symbolischer Fähigkeiten profitiert und ein funktionstüchtiges autobiographisches Gedächtnis voraussetzt, basiert das Kernbewusstsein dagegen nur auf körperbezogenen Prozessen.

Damasio stellt sich die Entstehung des Kernbewusstseins folgendermaßen vor: Ausgangspunkt ist, dass der Zustand des Organismus vom Gehirn permanent registriert wird. Die Abbildung des Organismuszustandes erfolgt dabei in neuronalen Karten erster Ordnung, die sich z.B. im Hirnstamm, und hier vor allem in den Kernen des Tegmentums und der Formatio reticularis, im Hypothalmus sowie in somato-sensorischen Regionen des Kortex befinden. Es handelt sich hierbei um Hirnregionen, die auch beim Erleben von Gefühlen von entscheidender Bedeutung sind (vgl. Kap. 5.2.1). Der Begriff der neuronalen Karte bezeichnet dabei die neuronalen Strukturen, die die Repräsentation eines bestimmten Gegenstandsbereichs im zentralen Nervensystem ermöglichen. Die Repräsentation des Organismuszustandes in den oben genannten neuronalen Karten ist der Bezugspunkt für die Einordnung von Erfahrungen. Dieser Bezugspunkt ist unbewusst und wird von Damasio als Proto-Selbst bezeichnet.

Ebenfalls in neuronalen Karten erster Ordnung werden alle Objekte repräsentiert, mit denen der Organismus zu einem bestimmten Zeitpunkt konfrontiert wird. Diese neuronalen Karten entsprechen den Hirnregionen, die die Grundlage für den Vorstellungsraum darstellen, der im Zusammenhang mit dem erweiterten Bewusstsein besprochen wurde. Zu den Objekten zählen Geschehnisse, die außerhalb des Organismus stattfinden, in Ihrem Fall sind dies beispielsweise die Wörter, die Sie gerade lesen. Objekte können jedoch auch Ereignisse innerhalb des Organismus sein, wie z.B. Gewebeverletzungen oder Emotionen. Zudem werden die aus dem Gedächtnis abgerufenen Inhalte im Vorstellungsraum als Objekte repräsentiert. Das Gleiche gilt für die konkreten oder abstrakten Gedanken, die in Ihrem Geist entstehen, wenn Sie die Wörter dieses Textes lesen. Die neuronalen Karten des Vorstellungsraumes dienen damit sowohl der Repräsentation von wahrgenommenen als auch von imaginierten Objekten, die dadurch zu Vorstellungen werden.

Wird der Organismus nun mit einem Objekt konfrontiert, so führt das zu einer Veränderung des Organismuszustandes und damit des Proto-Selbst. Diese Veränderung basiert auf den automatisch erfolgten emotionalen und motorischen Anpassungsreaktionen des Organismus. Eine solche

Veränderung, die im Proto-Selbst durch das Eintreffen des Objekts hervorgerufen wurde, charakterisiert die Beziehung zwischen dem Organismus und dem Objekt. Die Sequenz aus dem Organismuszustand vor dem Eintreffen des Objekts, dem Eintreffen des Objekts und der darauf folgenden Veränderung des Organismuszustandes wird im Gehirn in einer neuronalen Karte zweiter Ordnung repräsentiert. Diese Karte zweiter Ordnung stellt die grundlegende Einheit des Kernbewusstseins dar und konstituiert das Kernselbst. Damasio nimmt an, dass sich die Karten zweiter Ordnung im cingulären Kortex, im Thalamus und in den Colliculi superiores befinden, und er begründet dies unter anderem mit Beobachtungen an hirngeschädigten Patienten. In dieser Karte zweiter Ordnung sind die Informationen darüber enthalten, wie der Zustand des Organismus durch die Verarbeitung des Objekts verändert wurde, welche Beziehung folglich zwischen dem Organismus und dem Objekt besteht. In Abhängigkeit von dieser Beziehung, der Bedeutsamkeit des Objekts für den Organismus, werden die neuronalen Karten des betreffenden Objekts verstärkt. Das hat zur Folge, dass die Vorstellungen des betreffenden Objekts beachtet und damit Gegenstand der fokussierten Aufmerksamkeit werden. Es handelt sich hierbei um Prozesse, die als unwillkürliche Aufmerksamkeit bezeichnet werden können. Der Organismus teilt uns auf diesem Weg mit, was wichtig ist, ohne dass dafür eine willentliche Einflussnahme nötig ist.

Das Kernselbst ist im Gegensatz zum autobiographischen Selbst extrem flüchtig und wird „pulsartig“ erneuert durch jedes Objekt, mit dem der Organismus konfrontiert wird. Wir werden entweder über unsere sensorischen Systeme oder unsere Gedanken ständig mit neuen Objekten konfrontiert. Da wir auf Grund der emotionalen Lernerfahrungen, die wir im Laufe unseres Lebens über Konditionierungsprozesse gesammelt haben und die im impliziten Gedächtnis gespeichert sind, praktisch keinem Objekt emotional neutral begegnen, lösen diese Objekte „Pulse“ des Kernbewusstseins aus. Es entsteht somit ein fortlaufender, körperbezogener Bericht über das, was dem Organismus gerade passiert. Niemand hört diesen Bericht an, es gibt keinen Homunkulus in unserem Gehirn, sondern wir *sind* dieser Bericht, solange er erzählt wird. Wir erhalten durch ihn unsere subjektive Perspektive. *Ich* erfahre durch diesen Bericht unmittelbar, dass es *mein* Organismus ist, der gerade mit einem bestimmten Objekt konfrontiert wird, sowie in welcher Beziehung dieses Objekt zu *meinem* Organismus steht.

Ich möchte diese Prozesse an einem einfachen Beispiel verdeutlichen. Stellen Sie sich vor, Sie befinden sich in der Wildnis und es steht plötzlich ein potentiell gefährliches Tier vor Ihnen. Falls das Gefahrenabwehrsystem Ihres Gehirns intakt ist, werden mit Hilfe der Amygdala automatisch Veränderungen in Ihrem Organismus hervorgerufen, die Sie in die Lage versetzen, effektiver mit dieser Situation umzugehen. Diese Veränderungen prägen die subjektive Perspektive, aus der Sie das Tier betrachten. Sie erkennen, ohne dass weitere Schlussfolgerungen nötig sind, dass dieses Tier eine Gefahr für Ihren Organismus darstellt. Zudem bewirken die Veränderungen, dass Sie auf das Tier achten, es nicht aus den Augen lassen, es mit größerer Genauigkeit analysieren und im Arbeitsgedächtnis repräsentieren.

Damasio nimmt an, dass der Organismus gleichzeitig mit mehreren Objekten interagieren kann. Zu einem bestimmten Zeitpunkt werden in der Regel so viele Vorstellungen von Objekten erzeugt, dass wir nur auf einen Teil dieser Vorstellungen achten können. Die nichtbeachteten Vorstellungen sind unbewusst und es gibt „Untergrundbezirke des Bewusstseins, die möglicherweise viele Ebenen aufweisen" (Damasio 2002, 384). Da alle Objekte, mit denen der Organismus konfrontiert wird, „Pulse" des Kernbewusstseins hervorrufen und diese gleichzeitig auch Abrufreize für Inhalte des expliziten Gedächtnisses darstellen, die ebenfalls „Pulse" des Kernbewusstseins auslösen können, müssen wir uns das Kernbewusstsein als etwas Komplexes vorstellen. Damasio stellt dabei Beziehungen dieses Kernbewusstseins zum „Bewusstseinsstrom" von William James her.

Er gebraucht für das Kernbewusstsein die Metapher der Musik. Diese körperbezogene Bewusstseinsmusik des Kernbewusstseins kann auf Grund der Fähigkeit des Organismus zur parallelen Verarbeitung von Objekten durchaus vielstimmig sein. Die unterschiedlichen Melodien resultieren aus den verschiedenen Aufgaben, mit denen der Organismus befasst ist. Sie können alle Bereiche des Baumes der Lebensregulation betreffen. Die Melodiestimmen des Kernbewusstseins resultieren aus den verschiedenen emotionalen und körperlichen Anpassungsreaktionen, die zur Bewältigung dieser Aufgaben aktiviert wurden. Hintergrundemotionen bilden die ständig vorhandenen Grundtöne der Bewusstseinsmusik. Im Gegensatz dazu sind die spezifischen Emotionen, also die primären und die sozialen Emotionen, nicht immer vorhanden. Wenn sie jedoch auftreten, können sie dies mit einer alles übertönenden Intensität tun. Das wäre vermutlich so, als wenn wir uns plötzlich in der Wildnis einem gefährlichen Tier gegenübersähen. Solange wir bei Bewusstsein sind, sind emotionale Zustände in uns ständig vorhanden. Sind jedoch keine Hinweise auf das Vorhandensein von Emotionen zu beobachten, so weist dies nach Damasio auf eine Aufhebung des Kernbewusstseins hin – „ich fühle, also bin ich".

6.2.3 Beziehungen zwischen erweitertem Bewusstsein und Kernbewusstsein

Bewusstsein bei schweren Störungen des autobiographischen Gedächtnisses

Die Entwicklung des autobiographischen Selbst setzt die Funktionstüchtigkeit des autobiographischen Gedächtnisses voraus. Bei Patienten wie David, den Sie bereits in Kapitel 3.2 kennengelernt haben und bei dem auf Grund ausgedehnter Hirnschädigungen die Integration von neuem Gedächtnismaterial in das autobiographische Gedächtnis nicht mehr möglich ist, kann sich das autobiographische Selbst nicht weiterentwickeln. Zudem ist bei David auch der Zugriff auf vor der Hirnschädigung im autobiographischen Gedächtnis gespeicherte Inhalte stark eingeschränkt. Die Konstruktion seines autobiographischen Selbst stützt sich deshalb auf eine sehr begrenzte Wissensbasis. Der eingeschränkte Zugang zu den im expliziten Gedächtnis gespeicherten Erinnerungen hat zur Folge, dass die bei ihm im erweiterten Bewusstsein repräsentierten Inhalte ebenfalls begrenzt sind.

Das Arbeitsgedächtnis von David ist intakt geblieben, was es ihm ermöglicht, komplexe kognitive Anforderungen zu bewältigen. Er kann z.B. erfolgreich Schach spielen, obwohl er nicht weiß, wie das Spiel heißt, und er auch keine diesbezüglichen Regeln benennen kann. Es ist ihm allerdings nicht möglich, Planungen für seine persönliche Zukunft vorzunehmen. Das würde voraussetzen, dass er Erinnerungen an eine antizipierte Zukunft speichern kann, was jedoch auf Grund der schweren Störungen des autobiographischen Gedächtnisses unmöglich ist. Das erweiterte Bewusstsein von David ist folglich stark eingeschränkt, mit gravierenden Auswirkungen auf seine Fähigkeit zur Lebensbewältigung.

Dennoch besitzt David eine Reihe von Fähigkeiten. Beispielsweise ist sein Kernbewusstsein völlig intakt. Das Kernselbst ist vorhanden, er hat ein Gefühl für das eigene Selbst und er erlebt seine Wahrnehmungen sowie die stark eingeschränkten Erinnerungen aus seiner individuellen, subjektiven Perspektive. Auch sind bei ihm sowohl Hintergrundemotionen als auch spezifische Emotionen vorhanden. Wenn David eine Partie Schach gewinnt, freut er sich darüber. Auch erlebt er Glück, wenn er sein Lieblingsgericht isst oder erfreuliche Ereignisse beobachtet. David orientiert sich an seinen eigenen Präferenzen und er kann Präferenzen sogar neu erwerben und sein Verhalten danach ausrichten. So meidet oder sucht er den Kontakt mit Personen, je nachdem, ob er angenehme oder unangenehme Erfahrungen mit diesen gemacht hat. Auch wenn er keine bewussten Erinnerungen an die Erfahrungen mit den betreffenden Personen bilden konnte, so kann er diese entsprechend der Vorerfahrungen *intuitiv* bewerten und sein Verhalten daran anpassen. David kann jedoch nicht angeben, *warum* er eine Person mag und die andere nicht. Er trifft dabei nach Damasio keine bewussten Entscheidungen, wenn er den Kontakt mit Personen sucht oder meidet, sondern es ist gewissermaßen sein Organismus, der hier eine Wahl trifft.

Das Zusammenwirken von erweitertem Bewusstsein und Kernbewusstsein

Die tragische Geschichte von David macht deutlich, dass das erweiterte Bewusstsein und die dafür nötigen Funktionen des autobiographischen Gedächtnisses und des Arbeitsgedächtnisses von unverzichtbarer Bedeutung für die Lebensbewältigung sind. Das erweiterte Bewusstsein steht dabei in enger Beziehung zum Kernbewusstsein. Alle Elemente des erweiterten Bewusstseins, also alles, was auf der Bühne des Theaters im Arbeitsgedächtnis geschieht, lösen „Pulse“ des Kernbewusstseins aus und treten so in Interaktion mit dem Organismus. Durch das Kernbewusstsein wird das erweiterte Bewusstsein gewissermaßen „zum Leben erweckt“. Es wird eine Verbindung hergestellt zwischen der geistigen Welt des Arbeitsgedächtnisses und den biologischen Prozessen der Lebensregulation. Dank der angeborenen und erworbenen Präferenzen, die über den Baum der Lebensregulation verteilt sind, kann das Kernbewusstsein die Beziehung von jedem Gedanken, wie z.B. von zukunftsbezogenen Planungen, zum Organismus bewerten. Dies gilt auch für abstrakte Gedanken und das autobiographische Selbst, das zu einem bestimmten Zeitpunkt im Arbeitsgedächtnis konstruiert wird. Auch dieses tritt in Interaktion mit dem Organismus und führt über die Aktivierung von Hintergrundemotionen oder spezifischen Emotionen zu Veränderungen im Organismuszustand.

In der Regel achten wir nicht auf das autobiographische Selbst. Es bildet meistens den permanenten „Hintergrund“ für die geistigen Prozesse und prägt die „Hintergrundmelodie“ des Kernbewusstseins. Diese Terminologie erinnert an Baars, der das Selbst als Kontext bzw. als Bühnenhintergrund der Theaterbühne des Arbeitsgedächtnisses bezeichnet. Auch wenn sich das autobiographische Selbst im Hintergrund befindet, wird es vom Kernbewusstsein als Objekt behandelt und es prägt über die automatisch ausgelösten emotionalen und verhaltensmäßigen Reaktionen des Organismus dessen subjektive Perspektive.

Aus diesen Zusammenhängen sind Ableitungen für klinische Phänomene möglich. So scheint bei Personen, die unter einer posttraumatischen Belastungsstörung leiden, das autobiographische Selbst unter anderem durch Annahmen wie „ich bin in dieser Welt nicht sicher und muss auf der Hut sein“ geprägt zu sein. Diese können, auch wenn sie sich im „Hintergrund des Geistes“ befinden, das „Gefahrenabwehrsystem“ des Gehirns dauerhaft aktivieren. Die damit einhergehende verstärkte Noradrenalinausschüttung kann Symptome der posttraumatischen Belastungsstörung wie vermehrte Reizbarkeit, Schreckhaftigkeit, innere Unruhe oder Schlafstörungen verstehbar machen (Flatten 2003). Das Kernbewusstsein, das die subjektive Perspektive der Person bestimmt, wird demzufolge durch die Hintergrundemotion der Angst geprägt: Ein Gefühl der Bedrohung wird zum permanenten Grundton der Bewusstseinsmusik.

Es erscheint plausibel, dass beim Kernbewusstsein auch Prozesse der Gestaltwahrnehmung beteiligt sind. Dies wurde von Damasio allerdings bislang nicht thematisiert. Wie Irenäus Eibl-Eibesfeldt (1993) ausführt, sind die Gesetze der Gestaltwahrnehmung kulturübergreifend vorhanden und gehören damit zur genetisch verankerten Grundausstattung des Menschen.

Die Gestaltwahrnehmung erlaubt uns nach Konrad Lorenz die „Empfindung für Harmonien“ (Lorenz 1989, 132). Sie bezieht sich unter anderem auf die Konfiguration eines Objekts zu seiner Umgebung. Bildet das Objekt mit den Umgebungsbedingungen eine „gute Gestalt“, so geht dies mit Gefühlsreaktionen einher wie z.B. mit dem Erleben von Schönheit. Auf geringe Störungen dieser Harmonie reagiert die Gestaltwahrnehmung dabei wie „der Dirigent auf den kleinsten Misston unter den vielen Stimmen des Orchesters“ (Lorenz 1989, 136). Die Prozesse der Gestaltwahrnehmung arbeiten unbewusst und werden nicht von den Prozessen im Arbeitsgedächtnis bzw. den Exekutivfunktionen kontrolliert. Sollte der Selbst-Sinn der Bewusstseinsmusik des Kernbewusstseins, den Damasio als „besondere musikalische Stimme in der inneren Orchesterpartitur“ (Damasio 2002, 111) bezeichnet, etwa nicht über diese Fähigkeit der Gestaltwahrnehmung verfügen? Auch wenn Damasio Empfindungen der Harmonie und der Dissonanz den Hintergrundgefühlen zuschreibt, so muss diese Frage zum gegenwärtigen Zeitpunkt unbeantwortet bleiben. Ein Einbezug der Gestaltwahrnehmung in den Prozess des Kernbewusstseins würde jedoch meiner Meinung nach helfen zu erklären, wie der Organismus die Erfahrungen von Harmonie, Frieden und Schönheit hervorbringen kann, die die größtmögliche Vollkommenheit des Organismus begleiten.

Eine Aufhebung des Kernbewusstseins durch neurologische Störungen führt zu einer Aufhebung des erweiterten Bewusstseins. Umgekehrt bleibt das Kernbewusstsein bei einer Aufhebung des erweiterten Bewusstseins, etwa bei schweren Störungen des autographischen Gedächtnisses oder des Arbeitsgedächtnisses, erhalten. Bei einem Fehlen der symbolischen Verarbeitungsprozesse im erweiterten Bewusstsein wird das Leben nur noch „gespürt und nicht wirklich geprüft“ (Damasio 2002, 261). Da für unsere tierischen Verwandten, von den oben genannten Ausnahmen abgesehen, ein erweitertes Bewusstsein in ihrem Bauplan von der Natur nicht vorgesehen ist, reicht ihnen die „gespürte Erkenntnis“ des Kernbewusstseins aus, um die Anforderungen, die das Leben an sie stellt, zu bewältigen.

Beim Menschen ermöglicht ein intaktes erweitertes Bewusstsein, dass Erfahrungen verstanden werden können. Nur wenn sich Erinnerungen an unsere Vergangenheit bzw. an unsere antizipierte Zukunft im erweiterten Bewusstsein entfalten, können wir gegenwärtige Erfahrungen auf deren Ursachen zurückführen und sie dadurch erklären. Ohne dieses im erweiterten Bewusstsein bereitgehaltene Wissen ist die Gegenwart für uns ein Rätsel. Das Verstehen von Erfahrungen erfolgt demzufolge über die Herstellung einer Verbindung zwischen den Inhalten des erweiterten Bewusstseins, also den im Arbeitsgedächtnis repräsentierten Inhalten des expliziten Gedächtnisses, mit den aktuellen Erfahrungen wie z.B. den aufgetretenen emotionalen Zuständen.

Alle Objekte, mit denen der Organismus konfrontiert wird, stellen Abrufreize für Elemente des autobiographischen Gedächtnisses dar. Wenn die aktuelle Situation einer früheren Situation ausreichend ähnelt, dann wird zum einen das autobiographische Selbst durch eine Aktivierung von den Teilen des autobiographischen Gedächtnisses geprägt, die mit den Vorerfahrungen zusammenhängen. Daneben wird aber auch aus dem impliziten Gedächtnis der damalige körperliche und verhaltensmäßige Zustand aktiviert. Dadurch wird das Kernbewusstsein mit dem früheren körperlichen oder verhaltensmäßigen Zustand angereichert. Ich werde gewissermaßen zu einem Teil so, wie ich in der früheren Situation war, und meine subjektive Perspektive wird folglich durch die Vorerfahrungen maßgeblich beeinflusst. Wenn ich einer Person begegne, die einer Person ähnelt, mit der ich früher emotionsbezogene Erfahrungen gemacht habe, dann führt das dazu, dass ich in der aktuellen Situation zumindest teilweise so werde und mich so fühle, wie ich mich früher gegenüber der Person gefühlt habe. Übertragungsphänomene lassen sich in diesem Modell damit auf einfache Weise darstellen.

6.2.4 Beziehungen zu Konzepten des Personzentrierten Ansatzes

Selbst und Symbolisierungsprozesse: Das Selbst ist sowohl in der Bewusstseinstheorie von Damasio als auch im Personzentrierten Ansatz ein Begriff von zentraler Bedeutung. Im Personzentrierten Ansatz wird davon ausgegangen, dass die Entwicklung der Persönlichkeit immer verbunden ist mit Veränderungen im Bereich des Selbst bzw. der Symbolisierungsprozesse. Meiner Meinung nach ist der Begriff des autobiographischen Selbst vereinbar mit dem Selbstbegriff des Personzentrierten Ansatzes. Auch Damasio führt beispielsweise Entwicklungsprozesse, die wir unser ganzes Leben lang durchlaufen, auf Lernprozesse im autobiographischen Gedächtnis zurück. Das autobiographische Selbst enthält zum einen das Wissen darüber, wie wir zu dem geworden sind, der wir sind. Es entspricht damit dem, was im Personzentrierten Ansatz unter dem Selbstbild verstanden wird. Zum anderen enthält das autobiographische Selbst auch das Wissen darüber, wer wir gerne sein möchten, welche Wünsche, Ziele, Hoffnungen und Verpflichtungen wir haben. Neben dem Selbstbild umfasst das autobiographische Selbst damit auch das Selbst-Ideal, das einen Teilaspekt des Selbst des Personzentrierten Ansatzes darstellt.

Der Ort der Symbolisierungsprozesse ist meiner Ansicht nach das Arbeitsgedächtnis. Ich gehe davon aus, dass die Symbolisierungsprozesse den im erweiterten Bewusstsein bereitgehaltenen Wissensaspekten entsprechen. Symbolisierungen werden von Rogers als Hypothesen über die zugrunde liegenden Erfahrungen betrachtet. Diese Hypothesen stehen in Beziehung zu Gedächtnisprozessen. Symbolisierungen sind danach Konstruktionen aus unseren Vorerfahrungen und sie beinhalten auch Vorhersagen über die Zukunft. Diese Hypothesen können hinsichtlich ihres Realitätsgehaltes

„durch Versuch" (Rogers 1959/1991, 24) geprüft werden. Solche Prüfprozesse sind nach Damasio nur bei einem intakten erweiterten Bewusstsein möglich. Hier werden „die höheren Ebenen der Bedeutung" (Damasio 2002, 261) bereitgehalten, die dafür nötig sind. Das Selbst bzw. die damit zusammenhängenden Symbolisierungsprozesse sind der zentrale Gegenstand der Personzentrierten Psychotherapie. Bei einem gelingenden psychotherapeutischen Prozess nähern sich Klienten dabei der Fully Functioning Person an.

Fully Functioning Person: Die Fully Functioning Person ist im Verständnis des Personzentrierten Ansatzes das niemals dauerhaft erreichbare Ideal seelischer Gesundheit. Das Selbst der Fully Functioning Person ist nach Rogers (1959/1991, 59) eine „fließende Gestalt, die sich im Prozeß der Assimilation neuer Erfahrungen verändert". Dadurch kann sich diese Person flexibel auf das Neue der aktuellen Situation einstellen und die Erfahrungen des Organismus exakt symbolisieren. Es lassen sich diesbezüglich Beziehungen zu Überlegungen von Damasio herstellen. Dieser geht davon aus, dass das autobiographische Gedächtnis die Grundlage für das autobiographische Selbst ist. Die in den Konvergenzzonen des Gehirns gespeicherten Dispositionen steuern dabei die Aktivierung von autobiographischen Erinnerungen und damit die Konstruktion des autobiographischen Selbst. Diese Dispositionen sind über weite Gebiete des Gehirns verteilt und miteinander vernetzt. Damasio nimmt an, dass bei Persönlichkeiten, die uns als „besonders ausgeglichen und reif" (Damasio 2002, 269) erscheinen, die in den kortikalen und subkortikalen Regionen lokalisierten Dispositionen wechselseitig miteinander verbunden sind. Dadurch ist das Verhalten dieser Personen flexibel organisiert und kann mit unterschiedlicher Komplexität gezeigt werden. Mir erscheint es plausibel, dass die Fully Functioning Person durch Dispositionen in den Konvergenzzonen gekennzeichnet ist, die ein besonders hohes Maß an wechselseitigen Verknüpfungen aufweisen, und dass sie deshalb in der Lage ist, anpassungsfähig auf die Erfordernisse der aktuellen Situation zu reagieren.

Die Gedanken von Damasio stehen Vorstellungen von Hüther nahe, der seelische Gesundheit durch ein besonders differenziertes und fein verzweigtes Wegenetz der neuronalen Verschaltungsmuster gekennzeichnet sieht. Im Verständnis des Personzentrierten Ansatzes tragen jedoch Bewertungsbedingungen dazu bei, dass Abwehrmechanismen eine exakte Symbolisierung der Erfahrungen behindern. Das Selbst büßt dadurch an Flexibilität ein und wird somit rigider. Entsprechende Überlegungen hat Damasio meines Wissens bislang nicht geäußert, seine Ausführungen erinnern jedoch an die „Verbotszonen" und „Umleitungen", die nach Hüther im Wegenetz unsere Gehirnlandschaft auftreten können und die die Flexibilität unserer Gedanken, Gefühlen und Handlungen einschränken.

Intensionalität: Die Kunst der Fully Functioning Person besteht darin, ein autobiographisches Selbst zu konstruieren, das sich in absoluter Stimmigkeit mit der aktuellen Situation befindet. Eine derartige Flexibilität fehlt bei Personen mit geringerer seelischer Gesundheit. Da davon ausgegangen werden kann, dass das Ideal der Fully Functioning Person niemals dauerhaft erreicht wird, trifft das in mehr oder weniger großem Umfang für alle Menschen zu. Rogers spricht in diesem Zusammenhang von Intensionalität, die eine Rigidität der Person bewirkt. Die Person wird hier von „Konzepten oder Überzeugungen dominiert, es gelingt ihr nicht, das eigene Reagieren nach der Realität auszurichten" (Rogers 1959/1991, 31). Ich denke, dass das Konzept der Strukturgebundenheit des Focusing (Renn/Wiltschko 2003) damit in engem Zusammenhang steht. Die mangelnde Flexibilität könnte meiner Ansicht nach darin begründet sein, dass je nach Persönlichkeitsstil einzelne Selbst-Entwürfe für das autobiographische Selbst und die damit verbundenen Zielhierarchien dauerhaft bestimmend sind. Hierdurch kommt es zu Rigidität hinsichtlich der Konstruktion des autobiographischen Selbst. Das Selbst kann gewissermaßen nicht mehr eine fließende Gestalt sein. Bei einem zwanghaften Persönlichkeitsstil mag ein Selbstentwurf dominant sein, der auf die Vermeidung von Fehlern ausgerichtet ist. Vermutlich stehen bei einem selbstunsicheren Persönlichkeitsstil die Sicherung des eigenen Ansehens und die Vermeidung von Blamage im Vordergrund. Dagegen könnte ein emotional-instabiler Persönlichkeitsstil weniger durch einen Mangel an Flexibilität als vielmehr durch ein Zuwenig an Stabilität hinsichtlich des autobiographischen Selbst gekennzeichnet sein.

Organismische Erfahrung und organismischer Bewertungsprozess: Wenn das autobiographische Selbst dem Selbst des Personzentrierten Ansatzes entspricht, so scheinen sich die beim Prozess des Kernbewusstseins beteiligten neuronalen Karten erster und zweiter Ordnung auf die Gesamtheit der Erfahrungen des Organismus sowie den organismischen Bewertungsprozess zu beziehen. Der Begriff der organismischen Erfahrung umfasst dabei sowohl die symbolisierten als auch die nichtsymbolisierten Erfahrungen des Organismus. Enthalten sind also sowohl bewusste als auch unbewusste Aspekte. Zu diesen Erfahrungen zählt alles, was prinzipiell im Bewusstsein repräsentiert werden kann, wie z. B. Wahrnehmungen äußerer Reize, Erinnerungen, Körperempfindungen, Gefühle oder Bedürfnisse. Der gesamte Bereich dieser Erfahrungen macht das aus, was in der Terminologie von Damasio als die Vorstellungen der Objekte bezeichnet wird. Diese Vorstellungen werden in neuronalen Karten erster Ordnung gebildet. Zu den Vorstellungen der Objekte zählen die aktivierten Erinnerungen, alle Inhalte des Arbeitsgedächtnisses sowie die von den sensorischen Systemen verarbeiteten Ereignisse außerhalb und innerhalb der Grenzen des Organismus. Diese Objekte können vom Prozess des Kernbewusstseins erfasst werden und bringen so „pulsartig" das Kernselbst hervor, das in neuronalen Karten zweiter Ordnung im Gehirn repräsentiert ist. Sie treten damit in Beziehung zum Organismus und prägen unsere subjektive Perspektive. Der Organismus kann im Prozess des Kernbewusstseins gleichzeitig mit mehreren Objekten interagieren, wobei die Vorstellungen dieser Objekte zum Teil nicht beachtet werden und damit außerhalb des Bewusstseins bleiben. In Abhängigkeit von den ausgelösten emotionalen und motorischen Anpassungsreaktionen, die die Beziehung des Objekts zum Organismus bestimmen, werden die neuronalen Karten der betreffenden Objekte verstärkt und treten so in den Blickpunkt der Aufmerksamkeit. Der Organismus zeigt also über diesen Mechanismus an, was für ihn in der aktuellen Situation besonders bedeutsam ist. Dem liegt gewissermaßen ein impliziter, automatisch erfolgender Bewertungsprozess zugrunde, wie er als organismischer Bewertungsprozess auch vom Personzentrierten Ansatz angenommen wird. Allerdings wird im Personzentrierten Ansatz angenommen, dass Erfahrungen der Wahrnehmungsabwehr ausgesetzt sein können und deswegen nicht in das Bewusstsein gelangen. Über ein solches Konzept hat sich Damasio meines Wissens nicht geäußert. Die von ihm erwähnten Interferenzen stellen jedoch Prozesse dar, die hierbei eine Rolle spielen können. Daneben scheint sich auch die Theorie des mnestischen Blockadesyndroms von Markowitsch auf diesen Aspekt zu beziehen.

Exakte Symbolisierung: Im Verständnis des Personzentrierten Ansatzes erlaubt das Fehlen von Abwehrmechanismen die exakte Symbolisierung der in der aktuellen Situation relevanten Erfahrungen des Organismus. Ist dies der Fall, befindet sich die Person in einer kongruenten Verfassung – bewusste und unbewusste Verarbeitungsprozesse sind im Einklang. Ist dies nicht der Fall, dann besteht Inkongruenz zwischen dem Selbst und der Erfahrung. Dieser Zustand ist durch Spannung und innere Konfusion gekennzeichnet, es entsteht ein „ungeordnetes oder unverständliches Verhalten“ (Rogers 1959/1991, 29). Vermutlich gehört zur exakten Symbolisierung auch ein Aspekt, der aus den Theorien von Damasio abgeleitet werden kann. Indem im erweiterten Bewusstsein, d.h. im Arbeitsgedächtnis, auf der Bühne des Theaters, alle relevanten vergangenheits- und zukunftsbezogenen Erinnerungen verfügbar sind, können wir unser Verhalten, unsere Gedanken und Emotionen auf diese zurückführen und somit erklären – wir verstehen uns dann im Prozess der Selbstexploration gewissermaßen selbst. Da dieser Prozess des Selbstverstehens aus dieser Perspektive auf die Verfügbarkeit von Gedächtnisinhalten angewiesen ist, wird unmittelbar ersichtlich, wie Abwehrmechanismen im Sinne mnestischer Blockaden zu entsprechenden Beeinträchtigungen führen können.

Grundsätzliche Probleme für derartige Prozesse des Selbstverstehens bereiten auch emotionale Reaktionen, die ohne Beteiligung eines funktionstüchtigen Hippocampus erworben wurden. David beispielsweise kann nicht erklären, weshalb er bestimmte Personen mag und andere nicht leiden kann. Im psychotherapeutischen Kontext ist das Problem der Unverständlichkeit bei frühkindlichen emotionalen Lernerfahrungen sowie bei Traumaerfahrungen gegeben. Hier steht im erweiterten Bewusstsein das für das Verständnis der emotionalen Erfahrungen relevante Wissen nicht zur Verfügung, weil dieses nicht oder defizitär im autobiographischen Gedächtnis gespeichert wurde. Die betreffenden Personen sind auf Grund des unzureichenden Wissens nicht in der Lage, sich ihre Erfahrungen zu erklären und sie exakt zu symbolisieren.

Am Rande des Gewahrseins: Der Idealfall der exakten Symbolisierung der Erfahrungen ist nicht immer gegeben. Rogers geht davon aus, dass die Symbolisierungen die erfassten Erfahrungsausschnitte mit unterschiedlicher Präzision repräsentieren können. Dies kann reichen „von einer dumpfen Gewahrwerdung von etwas, was tief innen existiert, bis hin zu einer scharfen Gewahrwerdung von etwas, was im Brennpunkt steht“ (Rogers 1959/1991, 24). Ähnliche Auffassungen scheint Damasio zu vertreten, wenn er von den Untergrundbezirken des Bewusstseins spricht. Viele Vorstellungen werden danach nicht beachtet, sie sind unbewusst bzw. „kaum geahnt“ (Damasio 2002, 212). Dazu zählt beispielsweise auch das autobiographische Selbst, das sich in der Regel im Hintergrund des Geistes befindet. Dies gilt ebenso für das Kernbewusstsein, dem ständigen Kommentator unseres Organismus zu den gegenwärtigen Ereignissen. Das Kernbewusstsein, die „Bewusstseinsmusik“, ist so flüchtig und bewegt sich so sehr im Bereich von Andeutungen, dass wir es kaum erkennen können. Damasio drückt dies folgendermaßen aus: „Nur ein Bruchteil dessen, was mental vor sich geht, ist wirklich klar und deutlich genug, um bemerkt zu werden, und doch ist es vorhanden, gar nicht so weit entfernt und vielleicht verfügbar, wenn Sie es versuchen.“ (Damasio 2002, 159)

Genau das, was am Rande des Bewusstseins mitschwingt, steht im Mittelpunkt der Personzentrierten Psychotherapie. Der Personzentrierte Psychotherapeut versucht, diese Erfahrungsbereiche empathisch zu erspüren, und er teilt das so Erfasste dem Klienten mit. Dies zielt darauf ab, dass Erfahrungen am Rande des Bewusstseins für den Klienten verfügbarer werden und er sie dadurch genauer im Bewusstsein symbolisieren kann. Mit den Worten von Natalie Rogers, der Tochter von Carl Rogers, können wir sagen, dass es in der Personzentrierten Psychotherapie darum geht, auf die „unausgesprochenen Botschaften“ zu achten und „sowohl der Musik als auch den Worten“ (Rogers 2002, 417) zuzuhören. Meine Vermutung ist, dass es sich bei dieser Musik um die körperbezogene Bewusstseinsmusik des Kernbewusstseins handelt.

Inkongruenz: Der Begriff der Inkongruenz ist von zentraler Bedeutung hinsichtlich der Störungstheorie des Personzentrierten Ansatzes. Inkongruenz bedeutet, dass wichtige Bereiche der Erfahrung nicht oder verzerrt im Bewusstsein symbolisiert werden. Dies ist die Ursache für die Entstehung von psychischen Störungen. Bewusste und unbewusste Prozesse arbeiten dann nicht integriert, sondern beeinflussen das Verhalten in unterschiedliche Richtungen. Dies steht im Einklang mit Überlegungen von Damasio, die ich in Kapitel 5.4.1 dargestellt habe. Die nicht-automatischen Werkzeuge der Lebensregulation schlagen im Falle der Inkongruenz gewissermaßen Wege ein, die den biologischen Prozessen der Lebensregulation, dem Präferenzsystem, das im Kernbewusstsein zum Ausdruck kommt, nicht entsprechen. Im nächsten Kapitel werde ich auf die Relevanz der Übereinstimmung von Symbolisierungsprozessen mit der organismischen Erfahrung, also der bewussten und der unbewussten Verarbeitungsprozesse, für die seelische Gesundheit eingehen. Es geht letztendlich um die Frage, welche Bedeutung es für unsere seelische Gesundheit hat, ob der Geist ein „Widersacher der Seele“ ist oder ob er mit dieser in Einklang ist.

Zusammenfassung

Das erweiterte Bewusstsein basiert auf der Konstruktion des autobiographischen Selbst im Arbeitsgedächtnis. Diese Konstruktion erfolgt durch eine Aktivierung von Teilen des autobiographischen Gedächtnisses.

Das autobiographische Selbst ist die Grundlage der Identität und umfasst sowohl das Selbstbild als auch das Selbst-Ideal. Es ermöglicht auf Grund der enthaltenen vergangenheits- und zukunftsbezogenen Erinnerungen das Verständnis der gegenwärtigen Erfahrungen sowie die Planung zukunftsgerichteter Handlungen.

Der Zustand des Organismus wird permanent in somato-sensorischen Hirnregionen (Hirnstamm, Hypothalamus, somato-sensorischer Kortex) registriert. Dieser Zustand zu einem bestimmten Zeitpunkt stellt das Proto-Selbst dar. Dieses ist unbewusst und Bezugspunkt für die Einordnung von Objekten.

Alle Inhalte des Arbeitsgedächtnisses sowie alle über die sensorischen Systeme verarbeiteten Ereignisse außerhalb und innerhalb der Grenzen des Organismus stellen Objekte dar, mit denen der Organismus konfrontiert wird. Sie lösen automatisch emotionale und motorische Anpassungsreaktionen des Organismus aus. Diese führen zu Veränderungen im Organismuszustand und ermöglichen dadurch den Prozess des Kernbewusstseins.

Die Sequenz aus dem Organismuszustand zu einem bestimmten Zeitpunkt, dem Eintreffen des Objekts und der nachfolgenden Veränderung des Organismuszustandes wird im Gehirn repräsentiert (cingulärer Kortex, Thalamus, Colliculi superiores) und konstituiert das Kernselbst. Das Kernselbst entspricht der Beziehung des Objekts zum Organismus und bestimmt die individuelle subjektive Perspektive.

In Abhängigkeit der Bedeutsamkeit der Beziehung des Objekts zum Organismus werden die betreffenden Objekte zum Gegenstand der fokussierten Aufmerksamkeit.

Das Kernbewusstsein verändert sich ständig und wird „pulsartig" erzeugt, durch jedes Objekt, mit dem der Organismus konfrontiert wird.

Da alle Elemente des erweiterten Bewusstseins Teil des Prozesses des Kernbewusstseins werden, besteht eine Verbindung zwischen der geistigen Welt des Arbeitsgedächtnisses und dem biologisch verankerten Präferenzsystem des Organismus.

7 Geist und Seele im Einklang – die Kongruenztheorie seelischer Gesundheit aus Sicht der Grundlagenforschung

7.1 Die Kongruenztheorie seelischer Gesundheit

Kongruenz ist das entscheidende Konzept in der Theorie der seelischen Gesundheit des Personzentrierten Ansatzes. Gert-Walter Speierer bezeichnet es als das „Äquivalent der seelischen Gesundheit“ (Speierer 2002, 166). Kongruenz bezieht sich darauf, in welchem Ausmaß die relevanten Erfahrungen des Organismus symbolisiert werden. Mit neuropsychologischen Konzepten ausgedrückt bedeutet dies, dass im Falle der Kongruenz eine Übereinstimmung der Inhalte der expliziten Funktionssysteme mit den implizit ablaufenden Prozessen des Gehirns vorhanden ist. Die zentrale neuropsychologische Struktur für die expliziten Funktionssysteme ist das Arbeitsgedächtnis. Die verschiedenen Funktionen, die das Arbeitsgedächtnis mit Hilfe der Exekutivfunktionen ausübt, wurden dabei bereits in Kapitel 4 besprochen. Es geht hierbei um die Steuerung des Verhaltens, das auf die mit dem Selbst verbundenen Ziele gerichtet ist. Diese Ziele sind in der Regel unbewusst, sie können jedoch auch als explizite Absichten im Arbeitsgedächtnis repräsentiert werden.

Wie Rogers mehrfach betont, spiegeln die bewussten Verarbeitungsprozesse nur einen geringen Teil der Prozesse wider, die unbewusst im Organismus ablaufen. In den expliziten Funktionssystemen kann demzufolge immer nur ein Teil der gleichzeitig ablaufenden impliziten Prozesse abgebildet werden. Zu diesen impliziten Prozessen zählen die Prozesse in den emotionalen und motivationalen Funktionssystemen des Gehirns. Daneben laufen auch die im prozeduralen Gedächtnis gespeicherten Denk- und Handlungsroutinen implizit, d.h. ohne Kontrolle des Bewusstseins, ab. Zu nennen sind hier beispielsweise die Problemlösungsprozesse, die während der so genannten Inkubationszeit stattfinden. Auch die Suchprozesse im expliziten Gedächtnis laufen außerhalb des Bewusstseins ab. Dessen Inhalte bleiben unbewusst, bis sie ein ausreichendes Maß an Aktivierung erfahren, um im Arbeitsgedächtnis repräsentiert zu werden.

Werden nun wesentliche Ergebnisse dieser impliziten Prozesse nicht im Arbeitsgedächtnis repräsentiert, weil diese beispielsweise mit dem die Symbolisierungsprozesse prägenden Selbst nicht vereinbar sind, resultiert Inkongruenz. Inkongruenz bedeutet, dass wichtige Bereiche der organismischen Erfahrung nicht exakt symbolisiert werden. Diese werden auf Grund von Prozessen der Wahrnehmungsabwehr entweder verzerrt im Bewusstsein abgebildet oder verleugnet. Abwehrprozesse haben so zur Folge, dass nicht alle psychischen Ressourcen zur Bewältigung der situativen Anforderungen zur Verfügung stehen. Für das Individuum bedeutet dies, dass es keinen vollständigen Zugang zur Rationalität des Organismus und zur Aktualisierungstendenz hat. Die Selbstaktualisierungstendenz, die auf die Erhaltung des Selbst gerichtet ist, spaltet sich von der Aktualisierungstendenz ab. Dies führt dazu, dass bewusste und unbewusste Bewertungsprozesse nicht übereinstimmen. Inkongruenz liegt beispielsweise auch dann vor, wenn im expliziten Funktionsmodus Ziele angestrebt werden, die nicht den im impliziten Funktionsmodus repräsentierten Bedürfnissen des Organismus entsprechen.

Inkongruenz ist spürbar. Sie äußert sich in Spannungen sowie in einem Verlust an innerer Klarheit und Orientierung. Sie wird als überdauerndes Persönlichkeitsmerkmal angesehen, das mit der gewohnheitsmäßigen Ausblendung bestimmter Bereiche der organismischen Erfahrung einhergeht (Finke 1994). Inkongruenz entwickelt sich lebensgeschichtlich vor allem in Folge der Sozialisation in der Kindheit. Entscheidend ist hierbei ein elterlicher Erziehungsstil, der durch mangelnde Wertschätzung, mangelnde Empathie und/oder mangelnde Kongruenz der Eltern gegenüber dem Kind gekennzeichnet ist. Dadurch, dass die Wertschätzung der Eltern für das Kind nicht bedingungslos erfolgt, sondern an Bedingungen gebunden ist, erwirbt das Kind Bewertungsbedingungen. Es lernt, dass bestimmte Erfahrungsbereiche, wozu z.B. Bedürfnisse, Gefühle, Gedanken oder Verhaltensweisen zählen können, die Wertschätzung, die es durch die Eltern erfährt, bedrohen. Diese Bereiche der Erfahrung werden auf Grund dessen nicht in das sich entwickelnde Selbst integriert. Sie unterliegen der Wahrnehmungsabwehr und können deshalb nicht exakt symbolisiert werden.

Wenn die Wahrnehmungsabwehr geschwächt wird, was z.B. in Folge belastender Lebensereignisse geschehen kann, werden die mit der Inkongruenz einhergehenden Spannungen verstärkt. Es kann dabei zu einem Erleben intensiver Angst kommen. Die Schwächung der Wahrnehmungsabwehr führt zur Freilegung eines intrapsychischen Konflikts, was mit seelischem Leiden verbunden ist. Psychopathologische Symptome sind zum einen Ausdruck des Leidens an dem intrapsychischen Konflikt. Sie stellen zum anderen Bewältigungsversuche dar, um die mit dem Konflikt einhergehende Spannung zu reduzieren. Im Verständnis des Personzentrierten Ansatzes gibt es also *eine* entscheidende Ursache für psychische Störungen: Inkongruenz.

In der störungsspezifischen Perspektive der Personzentrierten Psychotherapie (Finke 1994; Finke/Teusch 2002; Teusch/Finke 2002) wurden verschiedene Inkongruenzkonstellationen herausgearbeitet, die charakteristisch für einzelne Störungsbilder sind. Inkongruenzen können zwischen verschiedenen Persönlichkeitsbereichen bestehen. Häufig liegen bei psychischen Störungen Inkongruenzen zwischen den Prozessen im Bewusstsein und den Bedürfnissen vor, die aus der Aktualisierungstendenz resultieren. Dabei werden vor allem die Bedürfnisse nach Autonomie, Selbstentfaltung oder Nähe und Geborgenheit nicht genau symbolisiert, wodurch Inkongruenz entsteht. Inkongruenz kann jedoch auch zwischen verschiedenen Bereichen des Selbst bestehen, etwa weil das Selbstbild nicht dem Selbstideal entspricht.

Im Differenziellen Inkongruenzmodell hat Speierer (2002) diesen Gedanken weiter ausgeführt. Er spricht dabei von der Konsonanz, Kompatibilität bzw. Konformität von verschiedenen Teilen des Selbst. Konflikte zwischen verschiedenen Teilen des Selbst können dabei genauso wie Konflikte zwischen dem Selbst und den Bedürfnissen des Organismus zu Inkongruenz führen, weshalb Speierer in beiden Fällen von einer Konfliktinkongruenz spricht. Neben der Konfliktinkongruenz nimmt er noch eine dritte Ursache für körperliche und psychische Krankheiten an: die Stressinkongruenz. Das Individuum wird hierbei mit Lebensereignissen konfrontiert, die eine extreme Bedrohung für das Selbst darstellen. Dies kann z.B. eine schwere körperlichen Erkrankung oder der Verlust von Angehörigen sein. Das Regensburger Inkongruenz-Analyse-Inventar (RIAI) wurde als Fragebogenverfahren zur Untersuchung der verschiedenen Aspekte der Inkongruenz entwickelt. Es konnten damit störungsspezifische Inkongruenzkonstellationen nachgewiesen werden (Speierer 2001). Wie Stumm und Keil (2002) kritisch anmerken, werden bei dem Ansatz von Speierer jedoch die „tiefenpsychologischen" Aspekte der Inkongruenz unzureichend berücksichtigt – unterschwellige Erfahrungen lassen sich empirisch nur schwer erfassen. Ausnahmen können in neueren motivationspsychologischen Untersuchungen gesehen werden, auf die ich im folgenden Kapitel eingehen werde.

Personzentrierte Psychotherapie zielt auf die Förderung von Kongruenz ab. Dies erfolgt durch die Etablierung von Bedingungen, die es dem Klienten ermöglichen, Erfahrungen im Bewusstsein zu verarbeiten und in das Selbst zu integrieren, die bislang verleugnet oder verzerrt symbolisiert wurden. Dadurch wird die Integration der Persönlichkeit gefördert. Auf den Zusammenhang dieser Bedingungen mit neurowissenschaftlichen Grundlagenbefunden werde ich im nächsten Kapitel eingehen. Rogers (1961/2004) verweist auf Untersuchungen, die zeigen, dass Personzentrierte Psychotherapie u.a. eine Erhöhung der Korrelation zwischen dem Selbstbild und dem Selbst-Ideal bewirkt. Zum Einsatz kam in diesen Untersuchungen die so genannte Q-Sort-Technik, mit Hilfe derer die expliziten, im Bewusstsein repräsentierten Bereiche des Selbst erfasst werden. Er erwähnt daneben Befunde, die darauf hinweisen, dass Personzentrierte Psychotherapie eine verbesserte Integration von unbewussten Anteilen der Person in das Selbst möglich macht. So kommt eine ihrer wichtigen längerfristigen Wirkungen darin zum Ausdruck, dass die Korrelation zwischen den mit der Q-Sort-Technik erfassten, expliziten Aspekten des Selbst und den mit dem Thematischen Apperzeptionstest erfassten, unbewussten Anteilen der Person sechs und zwölf Monate nach der Therapie höher ist als vor und unmittelbar am Ende der Therapie.

7.2 Bestätigende Befunde für die Kongruenztheorie seelischer Gesundheit

In letzter Zeit wurden auch außerhalb des Personzentrierten Ansatzes Befunde ermittelt, die mit dessen Theorien gut vereinbar sind. Zu nennen ist hier vor allem die motivationspsychologische Grundlagenforschung. Auch von neurowissenschaftlicher Seite gibt es Äußerungen, die in die gleiche Richtung weisen. So sieht Hüther (2006) die Harmonie der verschiedenen, im Gehirn parallel ablaufenden Prozesse als wichtigen Aspekt für die seelische Gesundheit an. Diese können sich jedoch auch gegenseitig stören. Auf mögliche Beziehungen des Kongruenzkonzepts zu Überlegungen von Damasio habe ich bereits in Kapitel 6 hingewiesen. LeDoux (2002) betont ebenfalls die Integration kognitiver und emotionaler Systeme als bedeutsamen Aspekt der seelischen Gesundheit. Eine Entkoppelung expliziter und impliziter Funktionssysteme sieht er als mögliche Ursache für psychische Störungen an. Problematisch ist dabei aus seiner Sicht die geringe neuronale Verbundenheit zwischen den kognitiven, sprachabhängigen Funktionen einerseits sowie den emotionalen und motivationalen Funktionssystemen andererseits. Meiner Meinung nach verbessert die Personzentrierte Psychotherapie durch die Förderung der Selbstexplorationsfähigkeit die Verbundenheit zwischen expliziten und impliziten Funktionssystemen und setzt dadurch an einem grundsätzlichen Schwachpunkt des Zentralen Nervensystems an.

Wichtige die Kongruenztheorie seelischer Gesundheit stützende Befunde entstammen der psychologischen Grundlagenforschung. Brunstein et al. (1998) erfassten mit Hilfe von Fragebogenverfahren die expliziten Ziele von Studierenden. Sie setzten diese in Beziehung zu deren impliziten Motiven, die über den Thematischen Apperzeptionstest erhoben wurden. Nahmen die Studierenden Fortschritte im Hinblick auf die Erreichung der eigenen Ziele wahr, so ging dies nur dann mit einer Verbesserung des Wohlbefindens einher, wenn diese Ziele mit den impliziten Motiven übereinstimmten. Verfolgten die Studierenden dagegen explizite Ziele, die den impliziten Motiven nicht entsprachen, so war dies ein Prädiktor für ein verringertes zukünftiges Wohlbefinden. Da Wohlbefinden als ein wichtiger Indikator seelischer Gesundheit angesehen werden kann (Becker 1995), stellen diese Befunde eine Bestätigung für die Kongruenztheorie seelischer Gesundheit des Personzentrierten Ansatzes dar. Die Übereinstimmung der impliziten Motive mit den expliziten Zielen entspricht dabei innerhalb der Theorie des Personzentrierten Ansatzes der Kongruenz im Sinne einer

Integration der unbewussten Bedürfnisse in das Selbst. Nach den vorliegenden empirischen Befunden kann diese Integration durch die Personzentrierte Psychotherapie wirksam gefördert werden.

Auch die Arbeit von Sheldon und Kasser (1995) liefert bestätigende Befunde für die Kongruenztheorie. Sie untersuchten die Bedeutung von zwei Aspekten der Persönlichkeitsintegration für die seelische Gesundheit: der Kohärenz und der Kongruenz. Kohärenz bezieht sich auf die expliziten Ziele, die von einer Person angestrebt werden und die dem Selbst des Personzentrierten Ansatzes zugeordnet werden können. Unter vertikaler Kohärenz wird dabei verstanden, ob Ziele auf einer niedrigeren Ebene die Zielerreichung auf einer höheren Ebene unterstützen. Horizontale Kohärenz bezieht sich dagegen darauf, ob die Ziele einer Ebene miteinander in Einklang stehen. Sowohl die vertikale als auch die horizontale Kohärenz der Ziele einer Person können dabei als Aspekt der Konfliktinkongruenz nach Speierer angesehen werden: der Kompatibilität von verschiedenen Teilen des Selbst.

Neben der Kohärenz wurde von Sheldon und Kasser auch die Bedeutung der Kongruenz der Ziele einer Person untersucht. Kongruenz bezieht sich dabei entsprechend dem Personzentrierten Ansatz darauf, inwiefern die expliziten Ziele einer Person deren Bedürfnissen entsprechen. Kohärenz und Kongruenz korrelieren positiv miteinander. Sie stehen daneben in enger Beziehung zu Aspekten der seelischen Gesundheit und erlauben eine Vorhersage von zukünftigem Wohlbefinden. Die Kongruenz der Ziele scheint dabei von größerer Bedeutung für die seelische Gesundheit zu sein als deren Kohärenz. Sheldon und Kasser leiten aus ihren Untersuchungen die Schlussfolgerung ab, dass es für die seelische Gesundheit von entscheidender Bedeutung ist, dass das über die Ziele gesteuerte Verhalten des Individuums auf angeborene Bedürfnisse und Wachstumstendenzen gerichtet ist.

Diese Zusammenhänge wurden in einer Reihe von Untersuchungen bestätigt. Exemplarisch sei hier die Arbeit von Sheldon und Elliott (1999) genannt. Sie verweisen auf Parallelen ihres Selbst-Konkordanz-Modells mit dem Kongruenz-Konzept von Rogers. Ziele dienen danach dann zur Befriedigung psychologischer Bedürfnisse, wenn sie sich in Übereinstimmung mit dem „wahren Selbst“ befinden. Bei solchen Zielen besteht die Überzeugung, dass sie verfolgt werden, weil dies vom Individuum so gewollt wird und es das Gefühl hat, sich frei von Zwängen dafür entschieden zu haben. Sheldon und Elliott (1998) bezeichnen diese Ziele als autonom. Diese stellen sie den kontrollierten Zielen gegenüber. Kontrollierte Ziele werden zum einen wegen äußerer Belohnungen wie z. B. Geld, Auszeichnungen oder Bewunderung durch andere Personen angestrebt. Zum anderen zählen dazu auch introjizierte Ziele, die von Gedanken wie „ich sollte“ oder „ich muss“ begleitet werden. Das Verfolgen dieser Art von kontrollierten Zielen dient vor allem der Vermeidung aversiver Gefühle wie z. B. Schuld oder Angst.

Im Selbstkonkordanz-Modell werden verschiedene Vorhersagen gemacht. So hänge beispielsweise die Anstrengungsbereitschaft, mit der Ziele angestrebt werden, und damit zusammenhängend auch der Erfolg hinsichtlich der Zielerreichung, vom Ausmaß der Autonomie der Ziele ab. Die Übereinstimmung der Ziele mit dem „wahren Selbst", ihre Selbstkonkordanz, ist demzufolge von großer Bedeutung für die Effizienz der Zielerreichung. Eine weitere Vorhersage des Modells ist, dass die Erreichung solcher selbstkonkordanter Ziele der Befriedigung von psychologischen Bedürfnissen dient. Unter Bezugnahme auf die Self-Determination-Theory von Deci und Ryan (2000) wird dabei von drei grundlegenden Bedürfnissen ausgegangen. Hierzu zählen die Bedürfnisse nach Kompetenz, Autonomie und interpersoneller Bezogenheit. Die Befriedigung dieser Bedürfnisse erlaubt nach dem Modell eine Vorhersage des Wohlbefindens der Personen. Alle Vorhersagen wurden wiederholt in verschiedenen Untersuchungen bestätigt. Die letzten Worte des Artikels von Sheldon und Elliot lauten dabei:

> „Nevertheless, along with Rogers (1961), we believe that individuals have innate developmental trends and prospensities that may be given voice by an organismic valuing process occurring within them. This voice can be very difficult to hear, but current research suggests that the ability to hear it is of crucial importance for the pursuit of happiness." (Sheldon/Elliott 1999, 495)

Seelische Gesundheit hängt nach diesen Untersuchungen vor allem davon ab, welcher Art die Ziele sind, die eine Person anstrebt. Zur Erreichung kontrollierter Ziele wird weniger Anstrengungsbereitschaft aufgebracht und wenn diese erreicht werden, geht dies mit geringen Verbesserungen des Wohlbefindens einher. Wie kommt es nun dazu, dass Personen eher kontrollierte oder autonome Ziele verfolgen, sprich: dass sie in Einklang mit ihrem „wahren Selbst" leben oder nicht? Auch hierzu liegen Untersuchungsergebnisse vor, die sich in völliger Übereinstimmung mit Ansichten des Personzentrierten Ansatzes befinden. So wird die Entwicklung von kontrollierten Zielen durch einen elterlichen Erziehungsstil gefördert, bei dem die Beachtung der Eltern für die Kinder nicht bedingungslos erfolgt, sondern an Bedingungen gebunden ist (Assor et al. 2004). Entwicklungsprozesse bei Klienten innerhalb der Personzentrierten Psychotherapie lassen sich dabei u.a. als Bewegung weg von kontrollierten und hin zu autonomen Zielen beschreiben. Der Klient entwickelt sich weg von Verhalten, das sich an „ich sollte" oder ich „ich muss" orientiert, und hin zu Selbstbestimmung und Autonomie. In der Personzentrierten Psychotherapie kommen „Klienten dazu, sich immer weniger von den Werten und Erwartungen anderer lenken zu lassen und immer stärker ihrer selbständigen, auf eigener Erfahrung beruhenden Selbstbewertung zu vertrauen" (Rogers 1961/2004, 247).

7.3 Neurowissenschaftlich begründete Psychotherapiekonzeptionen

7.3.1 Die Neuropsychotherapie von Grawe

Grawe (2004) legt mit seiner Neuropsychotherapie ein Psychotherapiemodell vor, das therapieschulenübergreifend sowohl neurowissenschaftliche als auch psychologische Grundlagenbefunde integrieren soll. Es geht ihm „um die Frage, zu welcher Art von Psychotherapie man gelangt, wenn man ihre Problemstellungen aus einer neurowissenschaftlichen Perspektive betrachtet“ (Grawe 2004, 443). Er ist sich dabei im Klaren darüber, dass sein individueller Erfahrungshintergrund diese Sichtweise entscheidend geprägt hat. Mir hat sich beim Durcharbeiten seines Modells der Eindruck aufgedrängt, dass Konzepte des Personzentrierten Ansatzes ein wesentlicher Bestandteil dieses Erfahrungshintergrundes sind, wenngleich Grawe dies nicht explizit macht. Im Literaturverzeichnis seiner Neuropsychotherapie ist kein Werk von Rogers zu finden.

Es kann an dieser Stelle nur eine grobe Skizze der Neuropsychotherapie vorgenommen werden. Viele – auch für die Personzentrierte Psychotherapie – bedeutsame Aspekte können nicht aufgegriffen werden, insbesondere die umfangreiche Darstellung neurowissenschaftlicher Grundlagenbefunde zu verschiedenen psychischen Störungen. Die Bedeutung der Neuropsychotherapie für den Personzentrierten Ansatz liegt meiner Ansicht nach hauptsächlich darin, dass dort eine Reihe von Befunden zu finden ist, die zu dessen weiteren Untermauerung beitragen. Andererseits werden dort auch Bereiche vernachlässigt, wie z.B. die Prozesse der Selbstorganisation neuronalen und psychischen Geschehens, die im Zusammenhang mit dem Konzept der Aktualisierungstendenz für den Personzentrierten Ansatz von essenzieller Bedeutung sind. Grawes Schlussfolgerungen für die Psychotherapie basieren somit auf einer eingeschränkten theoretischen Grundlage und beschreiben die Praxis der Personzentrierten Psychotherapie nur unzureichend.

Die Konsistenztheorie ist das übergreifende Rahmenkonzept des Modells. Konsistenz meint dabei die „Übereinstimmung bzw. Vereinbarkeit der gleichzeitig ablaufenden neuronalen/psychischen Prozesse“ (Grawe 2004, 186). Konsistenz im psychischen Geschehen ist dabei gleichbedeutend mit seelischer Gesundheit. Den Idealfall der Konsistenz sieht Grawe bei der intrinsischen Motivation von Verhalten als gegeben an, der Flow-Erfahrung nach Csikzentmihalyi (2005). Das Individuum verfolgt hierbei Ziele, mit denen es sich nicht nur identifiziert, sondern die auch mit seinen momentanen Bedürfnissen übereinstimmen. Auch das Selbstkonkordanz-Modell von Sheldon und Elliott (1999) ist nach Grawe „bemerkenswert gut mit der Konsistenztheorie vereinbar“ (Grawe 2004, 333). Ebenso bemerkenswert ist dabei aus meiner Sicht, dass Grawe die enge Beziehung verschweigt, die die Autoren des Selbstkonkordanz-Modells zwischen ihrem Modell und den Theorien von Rogers sehen. Jedenfalls kann daraus eine Nähe der Konsistenztheorie zu theoretischen Konzeptionen des Personzentrierten Ansatzes abgeleitet werden, was jedoch von Grawe gänzlich ausgeblendet wird. Dies mag in Anbetracht des aktuellen gesundheitspolitischen Kontextes in Deutschland nicht nur durch wissenschaftliche Gründe motiviert sein. Hinsichtlich der Bedeutung der Übereinstimmung von expliziten Zielen und impliziten Motiven für die seelische Gesundheit bestehen zwischen der Theorie des Flow, dem Selbstkonkordanz-Modell, der Konsistenztheorie und der Kongruenztheorie des Personzentrierten Ansatzes keine Differenzen.

Grawe postuliert vier *Grundbedürfnisse*, die bei allen Menschen vorhanden sein sollen und deren Grad der Befriedigung in enger Beziehung zur seelischen Gesundheit steht. Diese Grundbedürfnisse werden dem impliziten Funktionsmodus zugeordnet. Hierzu zählt er die Bedürfnisse nach Bindung, nach Orientierung und Kontrolle, nach Selbstwerterhöhung und Selbstwertschutz sowie nach Lustgewinn und Unlustvermeidung. Die *motivationalen Ziele* einer Person beziehen sich auf die Befriedigung dieser Grundbedürfnisse. Die Mittel zur Erreichung dieser Ziele werden als *motivationale Schemata* bezeichnet. Diese können als Annäherungsschemata auf die Befriedigung von Bedürfnissen gerichtet sein. Sie können jedoch auch als Vermeidungsschemata dem Schutz von Bedürfnissen dienen.

Durch die gleichzeitige Aktivierung von verschiedenen Annäherungs- oder Vermeidungsschemata kann es zu einem *motivationalen Konflikt* kommen. Dies bezeichnet Grawe als *motivationale Diskordanz*. Motivationale Diskordanz bezieht sich damit auf die Vereinbarkeit von gleichzeitig aktivierten motivationalen Zielen. Grawe gebraucht daneben auch den Begriff der *Inkongruenz*, allerdings mit einer etwas anderen Bedeutung, als dies im Personzentrierten Ansatz geschieht. Bei Grawe bezieht sich Inkongruenz darauf, ob die Wahrnehmung der Realität mit den motivationalen Zielen übereinstimmt. *Inkongruenzsignale* zeigen an, inwieweit die motivationalen Ziele erreicht werden. Inkongruenz ist folglich gleichbedeutend mit einem Mangel an Bedürfnisbefriedigung. Positive Emotionen gehen mit der Erreichung von motivationalen Zielen einher, werden diese dagegen verfehlt, treten negative Emotionen auf. Inkongruenz führt dabei zu einer Erhöhung des Stresszustandes im Organismus.

Sowohl Diskordanz als auch Inkongruenz sind Formen der *Inkonsistenz* im psychischen Geschehen. Das Streben nach Konsistenz ist die „eigentliche bewegende Kraft im neuronalen/psychischen Geschehen" (Grawe 2004, 191), es ist dessen oberstes Regulationsprinzip. Auf Grund von Inkongruenz, d.h. einer unzureichenden Bedürfnisbefriedigung, kann Verhalten initiiert werden, das auf die Umgebung gerichtet ist. Werden dadurch Bedürfnisse besser befriedigt, führt dies zu einer Verminderung der Inkongruenz und zu einer Verbesserung der Konsistenz. Analog zu

Vorstellungen des Personzentrierten Ansatzes nimmt Grawe an, dass neben einem solchen instrumentellen Verhalten auch Abwehrmechanismen der *Konsistenzsicherung* dienen. Dabei können Informationen der Wahrnehmungsabwehr unterliegen, was bedeutet, dass diese nicht in den expliziten Funktionssystemen verarbeitet werden. Das kann zu Problemen führen, weil sie dadurch nicht im expliziten Funktionsmodus für die Handlungsplanung zur Verfügung stehen. Außerdem wirken die Signale unbewusst über den impliziten Funktionsmodus auf das psychische Geschehen ein, ohne dass dies jedoch auf die Prozesse des expliziten Funktionsmodus abgestimmt ist – mit den Worten von Rogers: „Wir begeben uns also bewusst in eine Richtung, während wir uns organisch in eine andere begeben." (Rogers 1961/2004, 194)

Versagen die verschiedenen Konsistenzsicherungsmechanismen, bleibt also die Inkonsistenz bestehen, so resultiert eine *Konfliktspannung*. Inkonsistenz geht mit reduziertem Wohlbefinden und einer verringerten Effizienz der psychischen Prozesse einher, woraus körperliche und psychische Störungen resultieren können. Psychische Störungen werden also als Folge von Inkonsistenz angesehen. Sie bewirken zwar kurzfristig eine Inkonsistenzreduktion, führen jedoch langfristig zu einer Verringerung der Konsistenz des psychischen Geschehens. Genau wie im Personzentrierten Ansatz wird auch von Grawe angenommen, dass es *ein* ursächliches Prinzip für die Entstehung psychischer Störungen gibt. Psychotherapie dient der Verbesserung der Konsistenz im psychischen Geschehen. Die Konsistenz kann dabei durch eine Verminderung der psychopathologischen Symptomatik, durch bedürfnisbefriedigende Erfahrungen im Psychotherapieprozess sowie durch eine Verminderung des Inkongruenzniveaus erreicht werden.

Zur Erfassung des Inkongruenzniveaus sieht Grawe den von ihm mitentwickelten Inkongruenzfragebogen als geeignet an. Erfasst werden damit allerdings nur die im expliziten Funktionsmodus repräsentierten Ziele. Grawe verweist selbst auf Untersuchungen, die zeigen, dass die Korrelation dieser Ziele mit den impliziten Motivkonstellationen gering ist. Obwohl er die Bedeutung der Übereinstimmung von expliziten Zielen mit impliziten Motiven betont, vernachlässigt er diesen Aspekt in seinen Schlussfolgerungen für die Psychotherapie gänzlich. Der Frage, wie Klienten durch Psychotherapie dabei unterstützt werden können, die für die seelische Gesundheit so günstigen autonomen Ziele zu finden, stellt sich Grawe nicht, und das obwohl die Neurowissenschaften gerade auch hier praxisrelevante Konzepte geliefert haben. Sheldon und Elliott (1999) verweisen in diesem Zusammenhang darauf, dem organismischen Bewertungsprozess Gehör zu schenken und sie unterscheiden sich hier nicht von Vertretern des Personzentrierten Ansatzes. Ein solches Konzept ist in der von Grawe vorgelegten Fassung der Neuropsychotherapie nicht vorgesehen, hier wird der Körper insgesamt weitgehend vernachlässigt.

7.3.2 Das Zürcher Ressourcen Modell

Es wird von verschiedenen Seiten betont, dass gerade körperorientierte Therapieansätze durch die neurowissenschaftlichen Befunde eine weitreichende Bestätigung erfahren (Gottwald 2005; Storch 2002). Rogers hat die Bedeutung von Körperempfindungen für die seelische Gesundheit klar erkannt. Entwicklungsprozesse von Klienten in der Personzentrierten Psychotherapie sind nach seinen Beobachtungen durch zunehmende Hinwendung zu den Botschaften des Körpers gekennzeichnet. Der Klient „gelangt zu der Erkenntnis, dass seine eigenen inneren Reaktionen und Erlebnisse, Mitteilungen seiner Sinne und seines Körperinneren, freundlich sind" (Rogers 1961/2004, 174). Bei seinen Ausführungen zur Bedeutung des Körpers bezieht sich Rogers nach Lore Korbei (2002) auch auf Arbeiten von Gendlin. In dem von Gendlin begründeten Focusing und der darauf aufbauenden Focusing-orientierten Psychotherapie (Gendlin 1998) steht der Felt Sense im Mittelpunkt. Der Zugang zum Felt Sense geschieht über Körperempfindungen. In ihm enthalten ist die so genannte Fortsetzungsordnung, die der Wachstumsrichtung des Individuums im Sinne der Aktualisierungstendenz des Organismus entspricht.

Auch in dem mit neurowissenschaftlichen Befunden begründeten Zürcher Ressourcen Modell von Maja Storch und Frank Krause (2005) wird körperlich gespürten Empfindungen eine zentrale Rolle für psychotherapeutische Prozesse zugeschrieben. Ihr Konzept, das auf dem Menschenbild der humanistischen Psychologie basiert, zielt auf eine der Schwachstellen von Grawes Neuropsychotherapie ab: das Finden von Zielen, die im Einklang mit den im impliziten Funktionsmodus verankerten Bedürfnissen des Individuums stehen. Unter Bezugnahme auf die bereits geschilderte „Theorie der somatischen Marker" von Damasio gehen sie davon aus, dass diese Ziele mit positiven somatischen Markern verbunden sind. Es wird dabei angenommen, dass die somatischen Marker aus Prozessen der impliziten Funktionssysteme resultieren. Über die somatischen Marker erhält das Bewusstsein einen Zugang zu den unbewussten Prozessen der impliziten Funktionssysteme. Storch und Krause vermuten dabei, dass auch der Felt Sense des Focusing auf somatischen Markern basiert.

Tritt ein positiver somatischer Marker auf, so sind bei der betreffenden Person Anzeichen von Zufriedenheit zu beobachten. Positive somatische Marker können als positive Gefühle erlebt werden, was jedoch bei Personen mit einer schlechten Körperwahrnehmung nicht der Fall sein muss. Dennoch sind auch bei diesen Personen äußerlich beobachtbare Zeichen der positiven somatischen Marker vorhanden. Dies können z.B. das Auftreten eines Lächelns oder auch Veränderungen der Körperhaltung, der Atmung oder der Gesichtsdurchblutung sein. Personen, die diese Signale üblicherweise nicht wahrnehmen, können dafür sensibilisiert werden, indem sie darauf hingewiesen werden, dass die betreffenden Reaktionen im Ausdrucksverhalten ersichtlich sind.

Es wird angenommen, dass positive somatische Marker die Übereinstimmung eines Zieles mit dem Selbstsystem der Person anzeigen. Das Selbstsystem wird von den Autoren von dem Begriff des Selbstkonzepts abgegrenzt. Im Gegensatz zu diesem umfasst das Selbstsystem sowohl bewusste als auch unbewusste Anteile. Es stellt die „Gesamtheit des innerpsychischen Geschehens“ (Storch/Krause 2005, 99) dar und entspricht damit dem, was im Personzentrierten Ansatz unter den Erfahrungen verstanden wird. Positive somatische Marker zeigen demzufolge an, dass eine Person Ziele verfolgt, die in Übereinstimmung mit der Gesamtheit der Erfahrungen des Organismus stehen. Rogers scheint das Phänomen der positiven somatischen Marker von Klienten zu kennen, die eine Entwicklung in Richtung auf mehr Selbstbestimmung durchlaufen haben. So kann sich eine solche Entwicklung beispielsweise im Spüren von „Aufströmen, Kraft und Stärke“ zeigen (Rogers 1961/2004, 172). Es liegt nahe, den im Focusing-Prozess beobachtbaren Felt Shift mit auftauchenden positiven somatischen Markern in Beziehung zu setzen.

Mit dem Zürcher Ressourcen Modell wurde eine strukturierte Vorgehensweise zur Begleitung und Anregung von „selbstkongruenten“ Entwicklungsprozessen entwickelt, die in Gruppen durchgeführt wird. Es geht hierbei um das Finden und Formulieren von Zielen, die im Einklang mit den unbewussten Bedürfnissen stehen. Nachdem solche mit positiven somatischen Markern verbundenen Ziele herausgearbeitet wurden, werden die ihnen zugrunde liegenden neuronalen Verschaltungsmuster unter Einbezug gedächtnispsychologischer Befunde gebahnt. In einem weiteren Schritt werden kritische Punkte für die Ausführung von Handlungen entsprechend den Zielen thematisiert. Meiner Ansicht nach lassen sich die Elemente des Modells harmonisch in die Personzentrierte Psychotherapie integrieren.

Zusammenfassung

Die Kongruenztheorie seelischer Gesundheit wurde durch die neurowissenschaftliche und psychologische Grundlagenforschung bestätigt.

Kongruenz im Sinne einer Übereinstimmung zwischen expliziten Zielen und impliziten Bedürfnissen geht im Vergleich zur Inkongruenz mit größerem Wohlbefinden, größerer Anstrengungsbereitschaft zur Erreichung der Ziele und größerer Effizienz hinsichtlich der Zielerreichung einher.

In auf neurowissenschaftlicher Grundlage formulierten Psychotherapiekonzeptionen (Neuropsychotherapie von Grawe; Zürcher Ressourcen Modell von Storch und Krause) steht das Prinzip des Kongruenzkonzepts im Mittelpunkt.

In der Neuropsychotherapie von Grawe ist das Streben nach Konsistenz das oberste Regulationsprinzip des Organismus. Konsistenz ist gegeben, wenn die verschiedenen parallel laufenden neuronalen und psychischen Prozesse miteinander vereinbar sind.

Konsistenz ist gleichbedeutend mit seelischer Gesundheit. Der Idealfall der Konsistenz und damit ein Höchstmaß an seelischer Gesundheit liegt bei der Übereinstimmung von expliziten Zielen und impliziten Motiven vor. Die Begriffe Konsistenz und Kongruenz (entsprechend der Terminologie des Personzentrierten Ansatzes) haben diesbezüglich den gleichen Bedeutungskern.

Inkonsistenz im psychischen Geschehen ist innerhalb der Neuropsychotherapie *die* Ursache für die Entstehung von psychischen Störungen. Psychopathologische Symptome reduzieren kurzfristig Inkonsistenz, führen jedoch langfristig zu einer Erhöhung des Inkonsistenzniveaus.

Im Zürcher Ressourcen Modell wird davon ausgegangen, dass explizite Ziele, die mit den impliziten Bedürfnissen des Individuums und der Gesamtheit von dessen Erfahrungen übereinstimmen, durch das Auftreten von positiven somatischen Markern gekennzeichnet sind.

Positive somatische Marker können als positive Gefühle erlebt werden und sind im Ausdrucksverhalten als Anzeichen von Zufriedenheit erkennbar.

8 Die Magie der Begegnung – neurowissenschaftliche Aspekte zur Praxis der Personzentrierten Psychotherapie

8.1 Die therapeutischen Grundhaltungen der Personzentrierten Psychotherapie

In der Personzentrierten Psychotherapie wird darauf vertraut, dass der organismische Bewertungsprozess, der aus der Gesamtheit der Erfahrungen des Organismus hervorgeht, dem Individuum Orientierung über dessen lebensförderliche Entwicklungsrichtung gibt. In diesem ganzheitlich-integrativen Bewertungsprozess des Organismus kommt die Aktualisierungstendenz zum Ausdruck, die auf die Erhaltung und Entfaltung des Organismus gerichtet ist. Es wird dabei davon ausgegangen, dass die Aktualisierungstendenz, die auch als Selbstverwirklichungstendenz bezeichnet wird, bei allen Lebewesen vorhanden ist und somit auch bei Personen mit psychischen Beeinträchtigungen. In der Personzentrierten Psychotherapie geht es nun darum, Bedingungen herzustellen, unter denen sich die Aktualisierungstendenz möglichst gut entfalten kann. Die Beziehung zwischen Therapeut und Klient ist von entscheidender Bedeutung für die stattfindenden psychotherapeutischen Prozesse. Damit die therapeutische Beziehung ihre Wirkung entfalten kann, müssen die beteiligten Personen sich in Kontakt befinden und sich gegenseitig emotional berühren. Der Personzentrierte Psychotherapeut begegnet dabei dem Klienten mit bestimmten Grundhaltungen, die als Kongruenz/Echtheit, Empathie/einfühlendes Verstehen und bedingungslose positive Zuwendung/unbedingte Wertschätzung/Akzeptanz bezeichnet werden. Die Bedeutung der Grundhaltungen für günstige Entwicklungsprozesse innerhalb der Psychotherapie wurde in vielen Untersuchungen bestätigt (z.B. Tausch/Tausch 1990). Voraussetzung für die therapeutische Wirksamkeit der Grundhaltungen ist dabei auf Seiten des Klienten, dass dieser wahrnimmt, dass der Therapeut ihm mit unbedingter Wertschätzung und einfühlendem Verstehen begegnet.

Nach Stumm und Keil (2002) können die Grundhaltungen als Therapieprinzipien angesehen werden, die charakteristisch für das Beziehungsangebot von Personzentrierten Psychotherapeuten sind. Sie entsprechen einer Beziehungsgestaltung, die nicht nur für die Psychotherapie, sondern für zwischenmenschliche Beziehungen im Allgemeinen günstig ist. Auf der Ebene des konkreten Verhaltens werden diese Therapieprinzipien als unterschiedliche Therapietechniken der jeweiligen Situation entsprechend realisiert. Zu den Therapietechniken zählen z.B. die Verbalisation der emotionalen Erlebnisinhalte, das Konfrontieren mit Widersprüchen, die Selbsteinbringung des Therapeuten oder auch dessen Solidarisieren mit den Anliegen des Klienten. Es hat sich nach Eckert (2003) jedoch als ungünstig erwiesen, die Grundhaltungen als isolierte Aspekte von trainierbarem Verhalten zu betrachten. Diese sind eng miteinander verflochten und entfalten ihre Wirksamkeit durch ihre Einbettung in die Grundannahmen des Personzentrierten Ansatzes. Sie stellen das „Fruchtwasser“ dar, in dem die Aktualisierungstendenz das Individuum zur konstruktiven Erfüllung „der ihm innewohnenden Möglichkeiten“ (Rogers 1980/2003, 69) führt. Ihr Zusammenwirken kann im Rahmen des Abstract Models of Associative Cognition and Emotion (AMACE) von Renate Motschnig-Pitrrik und Ladislav Nykl (2003) gut verdeutlicht werden. Hier erfolgt eine Formulierung des Persönlichkeitsmodells von Rogers in Begriffen der Kognitions- und Emotionspsychologie. Es erlaubt zudem eine Beschreibung der Entwicklung der Person unter dem Einfluss der Beziehungsgestaltung der Personzentrierten Psychotherapie.

Kongruenz/Echtheit: Eine der Grundhaltungen des Personzentrierten Ansatzes wird als Kongruenz bzw. Echtheit bezeichnet. Sie ist dann gegeben, wenn ein bewusster Zugang des Therapeuten zur Gesamtheit seiner Erfahrungen möglich ist. Mit Rogers Worten lautet dies: „Wenn der Therapeut sich vollständig und genau dessen bewußt ist, was er in diesem Augenblick in der Beziehung erlebt, dann ist er voll kongruent.“ (Rogers 1961/2004, 276) Blendet der Therapeut bestimmte Bereiche seiner Erfahrungen aus, ist er somit inkongruent, führt dies unter anderem zu einer Beeinträchtigung seiner Fähigkeit, den Klienten empathisch zu verstehen. Es wird dabei davon ausgegangen, dass die Erfahrungen des Therapeuten gewissermaßen einen inneren Spiegel für die Erfahrungen des Klienten darstellen und dadurch einen Zugang zu dessen subjektiver Welt ermöglichen.

Dieser innere Spiegel wird über die verbale und nonverbale Kommunikation des Therapeuten für den Klienten nutzbar gemacht. Kongruenz hat deshalb neben dem intrapsychischen Aspekt auch eine Außenseite. Diese wird als Transparenz bezeichnet und bezieht sich auf die Art und Weise, wie der Therapeut mit dem Klienten kommuniziert. Transparenz meint, dass der Therapeut sich nicht hinter einer professionellen Fassade versteckt, sondern dass er versucht, so zu sein, wie er als Person in Wirklichkeit ist. Es wird davon ausgegangen, dass das Vertrauen, das einem Menschen entgegengebracht wird, davon abhängt, ob „ein Mensch nicht nur genau das meint, was er sagt, sondern auch, dass seine tiefsten Empfindungen dem entsprechen, was er äußert“ (Rogers 1961/2004, 276). Menschen, bei denen dies nicht der Fall ist, begegnen wir mit Vorsicht und die Gegenwart einer solchen Person erleichtert es uns nicht, angstbesetzte und bislang abgewehrte Erfahrungen genauer im Bewusstsein abzubilden. Der kongruente Therapeut verhält sich „selektiv authentisch“, d.h. er teilt dem Klienten seine Gefühle und Gedanken nur unter der Bedingung mit, dass dies für diesen förderlich ist. Kongruenz auf Seiten des Therapeuten ermöglicht eine möglichst direkte Begegnung zwischen Therapeut und Klient, die ihre heilsame Wirkung jedoch nur in Verbindung mit den beiden anderen Grundhaltungen entfaltet.

Empathie/einfühlendes Verstehen: Hierzu zählt die Empathie bzw. das einfühlende Verstehen. Empathisch zu sein bedeutet nach Rogers,

> „den inneren Bezugsrahmen des anderen möglichst exakt wahrzunehmen, mit all seinen emotionalen Komponenten und Bedeutungen, gerade so, als ob man die Person wäre, jedoch ohne jemals die ‚Als-ob'-Position aufzugeben. Das bedeutet, Schmerz und Freude des anderen zu empfinden, gerade so wie er empfindet, dessen Gründe wahrzunehmen, so wie er sie wahrnimmt, jedoch ohne jemals das Bewusstsein davon zu verlieren, dass es so ist, als ob man verletzt würde usw." (Rogers 1959/1991, 37)

Voraussetzung für Empathie ist damit, dass der Therapeut gewissermaßen die Erfahrungen des Klienten in sich erfährt. Dies macht die Bedeutung der Kongruenz des Therapeuten, also der Offenheit seines Bewusstseins, seines expliziten Verarbeitungssystems, für die Gesamtheit der eigenen Erfahrungen deutlich.

Im Focusing wird dieses Mitschwingen des Therapeuten mit den Erfahrungen des Klienten sehr treffend als Resonanz bezeichnet. Durch das Achten auf diese Resonanz, ist der Therapeut „als Person mit der Person des Klienten in fortwährender Verbindung – ‚unterhalb' der vom Klienten mitgeteilten expliziten Inhalte, auf der Ebene des impliziten Erlebens, das schon gefühlt, aber noch nicht gewusst wird" (Wiltschko 2003b, 271). Im nächsten Kapitel werde ich Befunde darstellen, die die möglichen neuronalen Grundlagen dieser Prozesse deutlich machen.

Die vom Therapeuten verstandenen Gefühle, Gedanken oder Bedeutungen teilt dieser dem Klienten mit, ohne sie zu bewerten. Dies wird auch als die Verbalisation der emotionalen Erlebnisinhalte, das so genannte Spiegeln, bezeichnet. Einfühlendes Verstehen kann verschiedene Grade von Genauigkeit aufweisen. Im günstigsten Fall „ist der Therapeut so sehr in der privaten Welt des anderen drinnen, dass er oder sie nicht nur die Bedeutungen klären kann, denen sich der Patient bewusst ist, sondern auch jene knapp unterhalb der Bewußtseinsschwelle" (Rogers 1980/2003, 68). Empathie, im Sinne des einfühlenden Verstehens einschließlich der adäquaten Mitteilung des Verstandenen, wird von Binder und Binder (2003, 85) als das „zentrale Veränderungsagens" der Personzentrierten Psychotherapie bezeichnet. Sie kann auf Seiten des Klienten eine Reihe von günstigen Prozessen bewirken, wozu vor allem eine Förderung des Selbstexplorationsprozesses zählt. Dies bedeutet, dass sich der Klient nun auch denjenigen

Erfahrungen zuwendet, die er bislang verzerrt symbolisiert oder verleugnet und somit nicht exakt im Bewusstsein abgebildet hat. Indem er diese exakter symbolisieren kann, können sie in das Selbst integriert werden. Dies wird möglich, weil die relevanten impliziten Prozesse durch die Symbolisierung im Arbeitsgedächtnis repräsentiert werden – eine Voraussetzung dafür, dass die Erfahrungen, vermittelt über das Hippocampus-System, in das explizite autobiographische Gedächtnis übertragen werden können. Das autobiographische Gedächtnis ist dabei nach der in Kapitel 3 vertretenen Sichtweise die neuropsychologische Basis des Selbst.

Durch das empathische Verstehen und die Rückmeldung des Verstandenen wird beim Klienten eine schrittweise Erkundung des Unbewussten angeregt. Der Klient erwirbt auf diesem Weg gewissermaßen die Kompetenz, seine Erfahrungen und damit sich selbst besser zu verstehen. Indem er diese Kompetenz zur Selbstexploration erwirbt, die Fähigkeit, sich der Gesamtheit der psychischen Prozesse zuzuwenden und diese exakt im Arbeitsgedächtnis zu symbolisieren, nimmt die seelische Gesundheit zu. Dies ist gleichbedeutend mit einer Zunahme der Autonomie und einer Abnahme der Abhängigkeit von den Hilfestellungen des Therapeuten.

Außerdem bewirkt Empathie und die damit verbundene Äußerung der vom Therapeuten verstandenen Gefühle und Bedeutungen des Klienten eine Ausrichtung von dessen Aufmerksamkeit auf die eigenen wesentlichen Gedanken, Gefühle, Bedürfnisse, Empfindungen und Absichten. Es wird dadurch ein Informationsaustausch zwischen den expliziten und impliziten Funktionssystemen gefördert. Beide Funktionssysteme können so besser miteinander in Einklang gebracht werden, was einem höheren Ausmaß an Kongruenz und damit auch an seelischer Gesundheit entspricht. Daneben werden über die Rückmeldung des Verstandenen durch den Therapeuten unter anderem auch Desensibilisierungsprozesse gefördert, weil dies eine Distanzierung des Klienten von seinem Erleben unterstützt (Tausch 2001). Ich werde in Kap 8.4.2 auf diese Zusammenhänge ausführlicher eingehen.

Bedingungslose positive Zuwendung/unbedingte Wertschätzung/Akzeptanz: Die dritte Grundhaltung, die das therapeutische Beziehungsangebot der Personzentrierten Psychotherapie charakterisiert, wird als bedingungslose positive Zuwendung, unbedingte Wertschätzung oder Akzeptanz bezeichnet. Rogers versteht darunter, „eine Person zu schätzen, ungeachtet der verschiedenen Bewertungen, die man selbst ihren verschiedenen Verhaltensweisen gegenüber hat" (Rogers 1959/1991, 35). Diese unbedingte Wertschätzung bringt der Therapeut der gesamten Person des Klienten sowie der Gesamtheit von dessen Erfahrungen entgegen. Dadurch gelangt der Klient dazu, seine eigenen Erfahrungen mehr zu akzeptieren. Er begegnet diesen somit angstfreier, was es ihm erleichtert, sie zu symbolisieren und in das Selbst zu integrieren. Nach Rogers bedeutet diese Grundhaltung dabei „eine Art Liebe für den Klienten zu empfinden, so wie er ist, vorausgesetzt wir verstehen das Wort Liebe im Sinne des theologischen Begriffes ‚Agape' und nicht im üblichen romantischen und besitzergreifenden Sinne" (nach Tausch/Tausch 1990, 67). Diese Form der Zuneigung ist frei vom Stellen von Forderungen und beinhaltet einen tiefen Respekt vor den Entfaltungsmöglichkeiten und der Selbstbestimmung des Klienten. Bedingungslose positive Zuwendung enthält die „Akzeptierungsbereitschaft und Anteilnahme gegenüber dem Klienten als einem besonderen und *selbständigen* Menschen, dem es erlaubt ist, eigene Empfindungen zu haben und darin eigene Bedeutungen zu finden" (Rogers 1961/2004, 277, Hervorhebung im Original). Dies bedeutet auch, dass dem Klienten so weit wie möglich Entscheidungsfreiheit hinsichtlich der Inhalte und Zielsetzungen der Therapie eingeräumt wird, was auch als „Nicht-Direktivität" bezeichnet wird (Hutterer 2003).

Tausch (2001) weist darauf hin, dass durch die Grundhaltung der bedingungslosen Wertschätzung beim Klienten die Selbstachtung, die Verbesserung des Befindens, die Bereitschaft zur Selbstöffnung sowie die Minderung von Abwehrhaltungen, Spannungen und körperlicher Erregung gefördert werden. Er betont daneben, dass durch die Zurückhaltung des Therapeuten hinsichtlich der Lenkung des Therapieverlaufs beim Klienten die Selbstwirksamkeit gestärkt wird, da dieser günstige Therapieeffekte auf sich selbst attribuiert. Diese Nicht-Direktivität trägt daneben meiner Ansicht nach zur Verhinderung von reaktanzbedingtem „Widerstand" auf Seiten des Klienten bei. Mittlerweile wurden auch in den Neurowissenschaften Befunde zusammengetragen, die für das Verständnis der Bedeutung der Grundhaltung der unbedingten Wertschätzung wichtig sind. Auf diese werde ich in Abschnitt 8.3 eingehen.

8.2 Die Innenseite des Spiegels

8.2.1 Die Spiegelneurone

In der Sichtweise des Personzentrierten Ansatzes wird empathisches Verstehen durch Kongruenz möglich, durch die Offenheit des Verstehenden für seine eigenen Erfahrungen. Wie aber kann es dazu kommen, dass die eigenen Erfahrungen einen Zugang zu den Erfahrungen des Gegenübers ermöglichen? Andere Personen lösen eine Resonanz in uns aus, das zeigt unsere Erfahrung, aber wie schafft unser Gehirn es, dies zu vollbringen? Bei der Lösung dieses Rätsel sind die Neurowissenschaften durch die Entdeckung der Spiegelneurone einen großen Schritt vorangekommen. Eine Darstellung dieses Themenbereichs hat Joachim Bauer (2005) vorgelegt. Falls nicht anders erwähnt, beziehe ich mich im Folgenden auf die Ausführungen in seinem Buch, das den Titel „Warum ich fühle, was Du fühlst" trägt.

Die Spiegelneurone wurden durch Zufall bei der Erforschung von handlungssteuernden Nervenzellen entdeckt, die Bauer als Handlungsneurone bezeichnet. Diese Untersuchungen wurden an Makaken, einer Affenart, durchgeführt. Die Handlungsneurone befinden sich in den prämotorischen Arealen des Frontalhirns. In ihnen bzw. in den neuronalen Netzen, in die sie eingebunden sind, sind einfache oder komplexe Handlungsprogramme gespeichert. Diese werden auch als Handlungsschemata oder Skripte bezeichnet. Die Handlungsneurone sind für bestimmte Handlungsprogramme spezialisiert. Beispielsweise gibt es Neurone, die nur dann aktiviert werden, wenn das Handlungsprogramm „Greifen nach einer Nuss" ausgeführt wird. Bei den für dieses Handlungsprogramm zuständigen Neuronen ist keine Aktivität vorhanden, wenn ein anderes Handlungsprogramm ausgeführt wird. Sie reagieren beispielsweise nicht, wenn eine Nuss geknackt wird oder wenn der Affe mit einem Stock schlägt. Die Aktivierung der Handlungsneurone ist die Voraussetzung dafür, dass die Bewegungsneurone in den motorischen Gebieten des Gehirns die Ausführung einer bestimmten Bewegungsabfolge steuern. Es ist allerdings auch möglich, dass Handlungsneurone aktiviert werden, ohne dass eine damit verbundene Aktivierung der Bewegungsneurone erfolgt. Dies ist dann der Fall, wenn wir in Gedanken mit der Ausführung eines Handlungsplanes spielen. Bauer bezeichnet die Handlungsneurone in Anlehnung an die Comicfigur als „Asterix-Neurone", weil sie über den Plan für Handlungen verfügen. Die Bewegungsneurone sind dagegen „Obelix-Neurone", die den von den Asterix-Neuronen zur Verfügung gestellten Plan ausführen.

Gallese et al. (1996) machten bei ihren Untersuchungen an den Makaken die Beobachtung, dass ein Teil der Handlungsneurone, die für die Ausführung einer bestimmten zielgerichteten Handlung zuständig sind, wie z.B. nach einem Apfelstück greifen, auch dann aktiviert wird, wenn der Affe nur beobachtet, wie der menschliche (!) Untersuchungsleiter nach dem Apfelstück greift. Dies war die Entdeckung eines bislang nicht bekannten Neuronentyps: der Spiegelneurone. Spiegelneurone ermöglichen gewissermaßen eine Simulation des Beobachteten. Es wird vermutet, dass Phänomene wie Gefühlsansteckung, Modelllernen und empathisches Verstehen auf dem System der Spiegelneuronen basieren.

Für das Verständnis empathischer Fähigkeiten ist dabei eine Fähigkeit der Spiegelneurone von besonderer Relevanz. Spiegelneuronen ermöglichen nicht nur eine Simulation von vollständigen Handlungssequenzen, sondern sie sind auch zur Mustergänzung in der Lage. So werden sie auch dann aktiviert, wenn nur ein Teil der Handlungssequenz beobachtbar ist. Wie Umiltà et al. (2001) zeigten, werden Spiegelneurone aktiviert, wenn der Affe beobachten kann, dass der Untersuchungsleiter nach einem Objekt greift, und sie werden auch dann aktiviert, wenn der letzte Teil dieser Handlung von einem Schirm verdeckt ist. Der Affe kann also gar nicht sehen, dass der Untersuchungsleiter das Objekt ergreift, und trotzdem scheinen dessen Spiegelneurone zu erkennen, dass dieser die entsprechende Handlung ausführt. Voraussetzung dafür ist jedoch, dass der Affe weiß, dass sich das betreffende Objekt hinter dem Schirm befindet. Spiegelneurone scheinen also die interne Simulation von Handlungen zu ermöglichen, auch wenn diese nicht vollständig beobachtbar sind. Es wird deshalb von Umiltà et al. die Vermutung geäußert, dass sie beim Verstehen von Handlungen von großer Bedeutung sind.

Ein Teil der Spiegelneuronen arbeitet modalitätsunspezifisch. Diese modalitätsunspezifischen Spiegelneurone werden aktiviert, wenn visuelle oder akustische Signale anzeigen, dass gerade eine bestimmte Handlung ausgeführt wird. Sie reagieren sowohl wenn der Affe beobachtet, dass eine Nuss geknackt wird, als auch dann, wenn er die entsprechenden Geräusche des Nüsseknackens hört. Das Ausmaß der Aktivierung ist dabei unabhängig davon, ob die Handlung nur gesehen, nur gehört oder gesehen und gehört wird (Keysers et al., 2003). Die Autoren dieses Experiments sehen in diesem Befund einen Hinweis darauf, dass die Spiegelneuronen die Wurzeln des abstrakten menschlichen Denkens darstellen können.

Auch bei der Entwicklung sprachlicher Fähigkeiten scheinen Spiegelneurone, die in diesem Zusammenhang auch als Echoneurone bezeichnet werden, von entscheidender Bedeutung zu sein. Rizzolatti und Craighero (2004) erwähnen Befunde, die darauf hinweisen, dass beim Hören von Sätzen, die Handlungen zum Inhalt haben, automatisch die Hirnregionen aktiviert werden, die bei der Ausführung der entsprechenden Handlungen beteiligt sind. Wird beispielsweise das Wort „Gehen“ gehört, so führt dies zu einer Aktivierung kortikaler Hirnregionen, die sich in der Nähe der zerebralen Repräsentation der Beinmotorik befinden. Dagegen führt das Hören des Wortes „Sprechen“ zu einer Aktivierungszunahme in der Nähe der Regionen, die für die Repräsentation der Mundmotorik zuständig sind.

8.2.2 Organismische Resonanz als verkörperte Simulation

Die Spiegelneurone arbeiten implizit-automatisch und sind nicht auf die bewussten, expliziten Funktionssysteme angewiesen. Sie ermöglichen ein intuitives Verstehen, das auf der Basis der automatisch erfolgten Simulation des Beobachteten im Beobachtenden erfolgt. Es handelt sich hierbei immer um eine „verkörperte Simulation“ (Gallese 2006). Damit ist gemeint, dass simulierte Handlungen, Empfindungen oder Emotionen auch von der Aktivierung der Körperzustände begleitet werden, die mit den entsprechenden realen Handlungen, Emotionen oder Empfindungen verbunden sind. Das System der Spiegelneuronen ist deshalb eng mit den somato-sensorischen Regionen des Gehirns verbunden, wodurch direkt gespürt wird, wie sich eine beobachtete Handlung oder ein Emotionsausdruck anfühlt. Von besonderer Bedeutung ist hierbei die Insula, die die vollständigste Repräsentation des Körperzustandes im Gehirn und bewusste Körpererfahrungen ermöglicht (Adolphs 2006). Diese Prozesse bewirken ein implizites, nicht von gedanklichen Schlussfolgerungen abhängiges, intuitives Verstehen von anderen Personen. Mein Gegenüber ruft in mir automatisch „verkörperte Simulationsprozesse“ hervor, durch die ich dessen Verfassung unmittelbar erfahre. Der Begriff „organismische Resonanz“, wie er von Beatrix Teichmann-Wirth (2002) gebraucht wird, erscheint mir für die Bezeichnung dieser Prozesse als angemessen.

Die bei Simulationsprozessen beteiligten Hirnregionen überlappen sich mit den Hirnregionen, die eigene Handlungen, Emotionen und Empfindungen ermöglichen. Wicker et al. (2003) zeigten dies am Beispiel der Emotion des Ekels. Hier wurden bei der Hervorrufung von Ekel durch unangenehme Gerüche dieselben Hirnregionen aktiviert wie bei der Betrachtung eines Gesichts, das Ekel ausdrückt. Bauer weist darauf hin, dass die Zerstörung dieser Hirnregionen sowohl das Erleben als auch das Erkennen von Ekel im Gesichtsausdruck von anderen Personen unmöglich macht. Die Simulation hat jedoch immer die Qualität einer „Als-ob-Erfahrung“. Dies liegt daran, dass ihre neuronale Repräsentation nicht identisch ist mit der neuronalen Repräsentation einer realen eigenen Handlung, Empfindung oder Emotion. Dadurch wird die Unterscheidung zwischen dem eigenen Selbst und der durch die Beobachtung einer anderen Person hervorgerufenen Resonanz möglich (Decety/Grèzes 2006).

Vogeley et al. (2003) weisen daneben darauf hin, dass sich auch in Untersuchungen zur so genannten Theory of Mind zeigte, dass die Übernahme der Perspektive einer anderen Person mit der Aktivierung von anderen Hirnregionen einhergeht als wie die Einnahme der Selbstperspektive. Die Selbstperspektive ist dabei vor allem durch eine Aktivierung bestimmter Regionen der rechten Hemisphäre gekennzeichnet. Es ergaben sich darüber hinaus interessante Unterschiede zwischen gesunden Versuchspersonen und Versuchspersonen mit einer paranoid-halluzinatorischen Schizophrenie im postakuten Stadium. Die Hirnregionen, die bei der Übernahme der Perspektive einer anderen Person aktiviert wurden, überlappten sich bei Gesunden und Schizophrenen weitgehend. Dagegen wurden bei der Einnahme der Selbstperspektive bei den schizophrenen Versuchspersonen linksseitige Hirnregionen aktiviert, was auf eine Abweichung der Lateralisierung der Selbstperspektive im Vergleich zu Gesunden hinweist. Bei Theory-of-Mind-Aufgaben ist eine bewusste Perspektivenübernahme erforderlich. Empathisches Verstehen basiert jedoch nach dem Personzentrierten Ansatz nicht nur auf der Übernahme der Perspektive der anderen Person, sondern auch auf dem automatischen Erfühlen von deren innerer Situation. Es gibt mittlerweile eine Reihe von experimentellen Befunden, die die menschliche Fähigkeit hierzu verdeutlichen.

8.2.3 Experimentelle Hinweise auf Resonanzphänomene beim Menschen

Spiegelneurone wurden direkt, d.h. am offenen Gehirn, beim Menschen nicht nachgewiesen. Es gibt jedoch viele Indizien, die darauf schließen lassen, dass das System der Spiegelneurone auch beim Menschen existiert. Das Konzept der Spiegelneurone hilft bei der Erklärung von verschiedenen Phänomenen. Bauer weist in diesem Zusammenhang auf Untersuchungen hin, bei denen Versuchspersonen Bilder von Gesichtern gezeigt wurden. Die Versuchspersonen sollten dabei ihre eigene Mimik möglichst nicht verändern. Wurden den Versuchspersonen Gesichter mit einem lachenden oder ärgerlichen Gesicht gezeigt, so führte dies bei ihnen zu einer Veränderung von Muskeln, die beim Lachen bzw. Ärgerausdruck beteiligt sind. Das ist auch der Fall, wenn das Gesicht unterschwellig dargeboten wird. Anzunehmen ist dabei, dass die Präsentation der entsprechenden Bilder die erlebten Gefühle in die jeweilige Richtung lenkt. So ist aus Untersuchungen von Ekman (nach Damasio 2005) bekannt, dass eine Aktivierung von Muskeln, die am Ausdruck einer bestimmten Emotion beteiligt sind, dazu führt, dass Gefühle entsprechend dem Emotionsausdruck erlebt werden – ein freundlicher Gesichtsausdruck kann also sowohl für die mit uns zusammenlebenden Personen als auch für uns selbst ein wohltuendes Geschenk sein.

Eindrucksvolle Hinweise auf Resonanzphänomene zeigte auch eine Untersuchung von Harrison et al. (2006). Hier wurde der Pupillendurchmesser von fotografierten Gesichtern mit neutralem, glücklichem, traurigem und ärgerlichem mimischem Ausdruck variiert. Bei traurigen Gesichtern traten interessante Effekte auf: Obwohl die Versuchspersonen die Unterschiede der Pupillengröße nicht bewusst wahrgenommen haben, hing die von ihnen bewertete Intensität der Traurigkeit des Gesichts vom jeweiligen Pupillendurchmesser ab. Diese Bewertung korrelierte dabei mit der Aktivierung von verschiedenen an der Emotionsregulation beteiligten Hirnregionen. Die Autoren konnten daneben zeigen, dass der Pupillendurchmesser der Versuchspersonen (!) mit dem der betrachteten traurigen Gesichter korrelierte. Dass die Effekte nur bei traurigen Gesichtern auftraten, führen die Autoren darauf zurück, dass beim Erkennen anderer Emotionen andere mimische Merkmale von größerer Relevanz sind als die Pupillengröße. Die spannende Frage, ob das Ausmaß der Pupillenveränderung bei den Versuchspersonen mit deren Bewertung der Intensität der Traurigkeit des betrachteten Gesichts zusammenhängt, konnte innerhalb dieser Untersuchung jedoch nicht geklärt werden.

Bedeutsame, die Simulationshypothese der Empathie stützende Befunde lieferte eine Untersuchung von Tania Singer et al. (2004). Sie untersuchten Unterschiede und Gemeinsamkeiten zwischen am eigenen Leib erfahrenem und empathisch erfahrenem Schmerz mittels funktioneller Kernspintomographie. Erfasst wurden Aktivitätsmuster des Gehirns, die auftreten, wenn eine weibliche Versuchsperson einen Schmerzreiz, hervorgerufen durch einen Stromstoß, selbst erfährt. Diese wurden verglichen mit den Aktivitätsmustern, die ihre Beobachtung begleiteten, dass ihr männlicher Lebensgefährte einen Schmerzreiz erfährt. Die weibliche Versuchsperson sah dabei nur die Hand ihres Partners sowie ein visuelles Zeichen, das sie über das Vorhandensein des Stromstoßes informierte. Die Registrierung des Ausdrucksverhaltens ihres Partners war nicht möglich. Während bei dem am eigenen Leib erfahrenen Schmerz neuronale Korrelate der sensorischen Schmerzerfahrung auftraten, fehlten diese beim empathisch erfahrenen Schmerz. Hier scheint dagegen die affektive Komponente der Schmerzerfahrung simuliert worden zu sein. Beteiligt waren bei empathisch erfahrenem Schmerz Regionen des anterioren Cingulums, der Insula, des Kleinhirns und des Hirnstamms.

Die Autoren weisen darauf hin, dass diese Regionen beim Erleben von Gefühlen beteiligt sind und dass sie auch Hirnregionen entsprechen, von denen Damasio annimmt, dass in ihnen die Karten zweiter Ordnung lokalisiert sind, die das Kernbewusstsein und das Kernselbst ermöglichen. Es liegt damit nahe anzunehmen, dass die körperbezogene und sprachunabhängige „Bewusstseinsmusik“ des Kernbewusstseins das über die Spiegelneuronen vermittelte, intuitive Verstehen ermöglicht, welches nicht auf bewusste Verarbeitungsprozesse im Arbeitsgedächtnis angewiesen ist. Da das Kernbewusstsein nicht nur beim Menschen vorhanden ist, wäre es denkbar, dass es auch die Grundlage für intuitives empathisches Verstehen zwischen verschiedenen Arten ist. Dies macht die teilweise sehr berührenden Anekdoten verständlicher, über die Besitzer von Hunden oder anderen Haustieren nicht selten berichten.

In der Untersuchung von Singer et al. (2004) fällt ein weiterer sehr interessanter Befund auf: Personen mit höheren Werten auf Empathieskalen wiesen unter der Bedingung des empathisch erfahrenen Schmerzes eine stärkere Aktivierung der betreffenden Hirnstrukturen auf. Dies deutet darauf hin, dass die Empathiefähigkeit eng mit dem Ausmaß der organismischen Resonanz verbunden ist, die in empathierelevanten Situationen bei der empathischen Person hervorgerufen wird.

Singer et al. (2006) untersuchten, inwiefern der empathisch erfahrene Schmerz davon beeinflusst wird, ob die Person, die einen Schmerzreiz erfährt, von der empathischen Person gemocht wird. Dazu wurde zunächst ein Spiel durchgeführt, in dem sich ein Teil der Personen kooperativ und fair verhielt, während der übrige Teil rücksichtsloses und unfaires Verhalten zeigte. Dies hatte zur Folge, dass Erstere – im Gegensatz zu Letzteren – von anderen Personen gemocht wurden. Es wurde nun untersucht, wie sich diese affektive Beziehung auf die neuronalen Korrelate von empathisch erfahrenem Schmerz auswirkt. Wurde die Person, der der Schmerzreiz zugefügt wurde, von der Versuchsperson gemocht, so zeigten sich die oben beschriebenen neuronalen Korrelate von empathisch erfahrenem Schmerz. Dagegen fielen diese Reaktionen gegenüber den nicht gemochten Personen geringer aus. Die Verringerung der neuronalen Korrelate empathisch erfahrenen Schmerzes erreichte jedoch nur bei den männlichen Versuchspersonen die Grenzen statistischer Signifikanz. Männliche Versuchspersonen hatten dabei auch größere „Rachegelüste" gegenüber den Personen, die sich unfair verhalten haben. Dieser Wunsch nach Rache korrelierte zudem mit dem Ausmaß der Aktivierung von Belohnungszentren im Gehirn, wenn den nicht gemochten Personen Schmerzreize zugefügt wurden. Die Empathie, mit der anderen Personen begegnet wird, scheint also von der für diese empfundenen Wertschätzung abzuhängen – zumindest bei Männern.

8.3 „Die vollkommene Liebe vertreibt die Furcht"

Der Schreiber des 1. Johannesbriefes scheint bereits von einem Zusammenhang gewusst zu haben, der sich in den letzten Jahren auch in empirischen Untersuchungen gezeigt hat: Soziale Unterstützung hat eine angst- und stressmindernde Wirkung. Sehr interessante Befunde ergaben sich dabei im Zusammenhang mit der Untersuchung des „Bindungshormons" Oxytocin, das sowohl in der Blutbahn als auch im Zentralen Nervensystem zu finden ist. Oxytocin hat nach Kerstin Uvnäs-Moberg (2003) eine Reihe von stressmindernden und gesundheitsförderlichen Effekten wie z.B. Blutdrucksenkung, Verbesserung der Wundheilung und Anhebung der Schmerzwahrnehmungsschwellen. Es wird z.B. bei Geburtswehen, beim Stillen von Säuglingen, beim Orgasmus und bei engem körperlichem Kontakt, wie z.B. beim Erhalten einer Massage, freigesetzt. Uvnäs-Moberg weist ferner darauf hin, dass dies auch bei psychischem Kontakt der Fall ist, wie er in durch zwischenmenschliche Wärme und Unterstützung geprägten Beziehungen gegeben ist. Es kann deshalb vermutet werden, dass Oxytocin auch bei den positiven Effekten von Psychotherapieverfahren beteiligt ist, die mit Unterstützung, Wärme und Empathie einhergehen (Uvnäs-Moberg/Petersson 2005). Die therapeutischen Grundhaltungen der Personzentrierten Psychotherapie dürften somit in enger Beziehung zur Ausschüttung von Oxytocin stehen, doch dies ist bislang nicht empirisch überprüft worden. Spannend wäre auch eine Untersuchung der Frage, welche Auswirkungen auf die Freisetzung von Oxytocin vorhanden sind, wenn sich Menschen über längere Zeit in einem durch die Grundhaltungen geprägten zwischenmenschlichen Klima aufhalten.

Die Relevanz von Oxytocin für die Regulation des Sozialverhaltens wird u.a. in einer Untersuchung von Kosfeld et al. (2005) deutlich. Danach scheinen Menschen in Folge der Verabreichung von Oxytocin vertrauensvoller zu werden und Risiken im Zusammenhang mit sozialen Interaktionen eher in Kauf zu nehmen. Kosfeld et al. untersuchten dabei die Auswirkungen der Verabreichung von Oxytocin über ein Nasenspray auf das Verhalten von Versuchspersonen, die als „Investor" oder als „Verwalter" an dem Experiment teilnehmen. Die Investoren hatten eine bestimmte Menge an Geld zur Verfügung und konnten entscheiden, wie viel sie davon an den Verwalter weitergaben. Der Verwalter konnte das ihm überlassene Geld einsetzen, um damit Gewinn zu machen. Ihm war es freigestellt, inwieweit er den erzielten Gewinn an den Investor zurücktransferiert. Bei der Weitergabe des Geldes musste der Investor also dem Verwalter gewissermaßen blindlings vertrauen. Dieses Vertrauen scheint durch die Gabe von Oxytocin verstärkt zu werden, denn die Investoren geben unter dieser Bedingung mehr Geld an den Verwalter weiter, als dies ohne Oxytocin der Fall ist. Auswirkungen der Oxytocingabe auf das Verhalten der Verwalter ließen sich nicht nachweisen, was die Autoren darauf zurückführen, dass der Verwalter weniger von Vertrauen abhängig ist, als dies beim Investor der Fall ist.

Auch von Heinrichs et al. (2003) wurde eine Untersuchung durchgeführt, die in diesem Zusammenhang relevant ist. Sie untersuchten die Bedeutung von sozialer Unterstützung und Oxytocin anhand eines standardisierten Stresstests an männlichen Versuchspersonen. Bei diesem Stresstest waren ein kurzer Vortrag zu halten sowie eine Kopfrechen-Aufgabe vor einer Kommission auszuführen. Die Anwesenheit des besten Freundes bzw. der besten Freundin in der 10-minütigen Vorbereitungszeit vor dem Stresstest führte zu einer geringeren Zunahme der Cortisolausschüttung und von subjektiven Stressindikatoren in Folge des Stresstests. Vergleichbare stressmindernde Effekte hatte die Verabreichung von Oxytocin. Bei Versuchspersonen, die sowohl soziale Unterstützung als auch Oxytocin erhielten, war die Reduktion körperlicher und psychischer Stressindikatoren am ausgeprägtesten. Die Autoren vermuten, dass die stressmindernde Wirkung von sozialer Unterstützung durch körpereigenes Oxytocin vermittelt ist.

Der stressmindernde Effekt von Oxytocin lässt sich u.a. durch dessen deaktivierende Wirkung auf die Amygdala erklären. Dies wurde in einer Untersuchung von Kirsch et al. (2005) gezeigt. Bei Verabreichung von Oxytocin war das Ausmaß der Amygdala-Aktivierung in Folge der Konfrontation mit Gesichtern mit verärgertem oder furchtsamem Gesichtsausdruck im Vergleich zur Placebobedingung signifikant geringer. Bei Bildern von bedrohlichen Szenen ohne soziale Relevanz trat dieser Effekt in abgeschwächtem Ausmaß auf. Die Befunde legen nach Ansicht der Autoren nahe, dass sich Oxytocin bei der Behandlung von Angststörungen, Depressionen und Autismus als wirksam erweisen könnte. Vermutlich beruht die gute Wirksamkeit von Personzentrierter Psychotherapie bei Angststörungen und Depressionen zumindest teilweise auch auf diesen durch Oxytocin vermittelten Effekten.

Negative Effekte auf den Menschen hat dagegen die soziale Zurückweisung. Dies ist zwar keine neue Erkenntnis, sie wurde jedoch vor kurzem auch in einem Experiment von Eisenberger et al. (2003) untersucht. Hierbei nahmen die Versuchspersonen an einem Computerspiel mit zwei Mitspielern teil. Die Mitspieler wurden durch ein Computerprogramm simuliert, was die Versuchspersonen jedoch nicht wussten. Anfänglich bezogen die „Mitspieler" die Versuchspersonen in das Spiel ein. Später stellten sie ihr Verhalten jedoch um und schlossen die Versuchspersonen von dem Spiel aus. Beobachtet wurden mittels funktionaler Kernspintomographie die damit einhergehenden Veränderungen der Aktivitätszustände von verschiedenen Hirnregionen. Feststellbar war eine Zunahme der Aktivierung im cingulären Kortex, einer Hirnregion, die auch bei der affektiven Komponente von körperlich erfahrenem Schmerz beteiligt ist. Dieser Befund unterstreicht die Bedeutung der positiven Beachtung durch andere Personen als grundlegendes Bedürfnis des Menschen, wie dies im Personzentrierten Ansatz angenommen wird.

8.4 Beziehungen neurowissenschaftlicher Grundlagenbefunde zur Praxis der Personzentrierten Psychotherapie

8.4.1 Die enge Verflochtenheit der therapeutischen Grundhaltungen

Betrachten wir nun die Wirksamkeit der therapeutischen Grundhaltungen des Personzentrierten Ansatzes aus neurowissenschaftlichem Blickwinkel. Dabei vernachlässige ich die psychologische Dimension weitgehend, die bereits wiederholt ausgearbeitet wurde (z.B. Rogers 1961/2004; Tausch/Tausch 1990; Tausch 2001). Gallese et al. (2004) weisen darauf hin, dass die neurowissenschaftlichen Erkenntnisse zu den Spiegelneuronen einen Zugang zum Verständnis des Menschen nahelegen, wie er von der philosophischen Richtung der Phänomenologie vertreten wird. Sie verweisen dabei vor allem auf die Arbeiten von Merleau-Ponty. Die Phänomenologie zählt auch zu den geistigen Wurzeln des Personzentrierten Ansatzes. Deshalb ist es nicht verwunderlich, dass die Befunde zu den Spiegelneuronen völlig kompatibel mit diesem sind.

Im Personzentrierten Ansatz wird davon ausgegangen, dass die therapeutischen Grundhaltungen eng miteinander verflochten sind. Belege für die enge Beziehung der Grundhaltungen der unbedingten Wertschätzung und der des einfühlenden Verstehens lassen sich in der Arbeit von Singer et al. (2006) sehen, mit der Einschränkung, dass diese Zusammenhänge bislang nur bei männlichen Versuchspersonen nachgewiesen wurden.

Die vorliegenden Befunde weisen daneben auf Zusammenhänge zwischen den Grundhaltungen der Kongruenz und des einfühlenden Verstehens hin. Kongruenz, im Sinne einer Offenheit des Bewusstseins des Verstehenden für seine eigenen Erfahrungen, scheint empathisches Verstehen möglich zu machen. Die neurowissenschaftlichen Befunde legen dabei nahe, dass über die durch die Spiegelneurone vermittelte organismische Resonanz die Erfahrungen des Verstehenden in enger Beziehung mit den Erfahrungen des Gegenübers stehen. Die Kongruenz des Therapeuten ist also gewissermaßen eine Voraussetzung für das empathische Verstehen der Erfahrungen des Klienten. Dank der Fähigkeit zur inneren Simulation können wir gewissermaßen am eigenen Leib erfahren, was das Gegenüber erlebt. Das intuitive Verstehen muss jedoch nicht zwangsläufig richtig sein. Durch die Rückmeldung des Verstandenen an den Klienten, das so genannte Spiegeln bzw. die Verbalisation der emotionalen Erlebnisinhalte, kann der Klient anhand der eigenen Erfahrungen prüfen, ob der Therapeut ihn richtig verstanden hat. Dabei wird im Personzentrierten Ansatz davon ausgegangen, dass allein das intensive Bemühen des Therapeuten, den Klienten zu verstehen, eine heilsame Wirkung hat, weil der Klient sich dadurch als eine vom Therapeuten wertgeschätzte Person erfährt.

Das System der Spiegelneuronen erlaubt nicht nur das Verstehen der vom Klienten geäußerten Gedanken und Gefühle, die dem Klienten also schon bekannt sind. Dank der Fähigkeit zur Musterergänzung ermöglicht es auch das empathische Verstehen der Botschaften, die beim Klienten noch unterhalb der Bewusstseinsschwelle liegen. Bauer spricht im ersten Fall von einer „konkordanten Spiegelung“. Er unterscheidet davon die „komplementäre Spiegelung“, worunter ein „ergänzendes Verstehen derjenigen Sequenzen des Handelns und Empfindens, die der Patient – meist auf Grund tief sitzender Angst – nicht fühlen, nicht denken und nicht aussprechen kann“ (Bauer 2005, 137), verstanden wird. Diese beiden Formen der Spiegelung lassen sich problemlos unterschiedlichen Graden des einfühlenden Verstehens zuordnen, die beispielsweise in der Skala von Carkuff (1969, nach Tausch/Tausch 1990) operationalisiert wurden. Bei den von Bauer aus den Befunden zu den Spiegelneuronen getroffenen Ableitungen für die Psychotherapie handelt es sich damit nicht um neue Erkenntnisse, sondern um eine Bestätigung der gängigen Praxis der Personzentrierten Psychotherapie.

Sehen es Davison und Neale (1979, nach Kriz 2001, 180) noch als „wissenschaftslogisches Problem“ an, „wie ein Therapeut auf interne Prozesse schließen soll, die dem Klienten anscheinend nicht bewusst sind“, so trägt das Konzept der Spiegelneurone zur Lösung dieses Problems bei. Die im Therapeuten über Resonanzprozesse aktivierten Skripte und Schemata von Handlungen, Empfindungen oder Emotionen können Erfahrungen des Klienten entsprechen, die sich noch unterhalb der Schwelle seines Bewusstseins befinden. Somit können sie über die vom Klienten geäußerten Erfahrungen hinausgehen. Die Rückmeldung des Verstandenen durch den Therapeuten kann dem Klienten auf diese Weise helfen, die bislang ungenau oder nicht symbolisierten Erfahrungen genauer im Arbeitsgedächtnis abzubilden – unter der Bedingung, dass das vom Therapeuten empathisch Verstandene tatsächlich in Beziehung mit den Erfahrungen des Klienten steht.

Nach den Befunden von Singer et al. (2004) scheint nicht nur die Offenheit des Bewusstseins für das empathische Verstehen von Relevanz zu sein, sondern auch die organismische Resonanzfähigkeit des Verstehenden. Die Empathiefähigkeit sollte also durch eine Förderung der organismischen Resonanzfähigkeit verbessert werden können. Möglichkeiten hierzu sieht Teichmann-Wirth (2002) z.B. in gesunder Ernährung, Yoga oder Ausdauersport.

Auch zur Bedeutung des Außenaspekts der Kongruenz, der Transparenz, lässt sich aus der Perspektive des Konzepts der Spiegelneurone etwas sagen. Transparenz meint, dass der Therapeut nach außen keine „Fassade" zeigt, die seiner inneren Verfassung nicht entspricht. Es ist zu erwarten, dass die hinter der Fassade verborgenen Einstellungen des Therapeuten sich im Ausdrucksverhalten bemerkbar machen. Sigmund Freud (1905, nach Bauer 2005, 131) drückt dies folgendermaßen aus: „Wessen Lippen schweigen, der schwatzt mit den Fingerspitzen. Aus allen Poren dringt der Verrat." Die Einstellungen, Gedanken und Gefühle hinter der Fassade können vom Klienten vermittelt über dessen System der Spiegelneurone intuitiv gespürt werden. Wenn der Therapeut also nur so tut, als bringe er dem Klienten Wertschätzung entgegen, er ihn aber eigentlich gar nicht mag, so kann sich dieses Unausgesprochene als organismische Resonanz im Klienten bemerkbar machen und dadurch für Unsicherheit sorgen. Sicherheit in der therapeutischen Beziehung ist jedoch eine Grundvoraussetzung für das Gelingen der schwierigen Prozesse, mit denen sich der Klient in der Therapie auseinandersetzt. Dies zeigt, dass es wenig Sinn macht, die therapeutischen Grundhaltungen als trainierbare Verhaltensmerkmale zu betrachten. Stattdessen ist eine tiefe Verankerung der Grundhaltungen in der Person des Therapeuten nötig und dessen Übereinstimmung mit den Grundüberzeugungen des Personzentrierten Ansatzes. Um dies zu überprüfen und gegebenenfalls zu fördern, ist eine intensive Selbstauseinandersetzung notwendig, die einen zentralen Bestandteil der Ausbildung von Personzentrierten Psychotherapeuten darstellt.

8.4.2 Emotionales Lernen als Wirkfaktor der Personzentrierten Psychotherapie

Auch die organismische Resonanz, die durch die Person des Therapeuten auf Seiten des Klienten ausgelöst wird, kann sich günstig auf psychotherapeutische Prozesse auswirken. So kann angenommen werden, dass die unbedingte Wertschätzung des Therapeuten für den Klienten und dessen

Erfahrungen dazu führt, dass dieser sich selbst und seinen Erfahrungen mehr Wertschätzung entgegenbringt. Außerdem kann davon ausgegangen werden, dass die organismische Resonanz die Desensibilisierungsprozesse unterstützt, die Tausch (2001) als wichtige Wirkfaktoren der Personzentrierten Psychotherapie ansieht (Lux 2004). Wenn beim Klienten bei der Auseinandersetzung mit einem Thema belastende Emotionen oder Gefühle entstehen, er aber beim Therapeuten beobachten kann, dass dieser ihm positiv zugewandt ist, ihn versteht und trotzdem ruhig bleibt, so kann angenommen werden, dass dadurch beim Klienten eine organismische Resonanz in Richtung auf mehr Ruhe erzeugt wird. Eine Änderung der mit den Gedanken, Erinnerungen und Vorstellungen verbundenen Emotionen und Gefühlen kann daher im Sinne der von Tausch genannten Desensibilisierungsprozesse möglich werden.

In Anbetracht der Befunde zum Bindungshormon Oxytocin kann vermutet werden, dass durch die Realisierung der Grundhaltung der nicht an Bedingungen gebundenen Wertschätzung – einer nach Rogers speziellen Form der Liebe, die durch Wärme und ein hohes Maß an Unterstützung gekennzeichnet ist – beim Klienten eine verstärkte Ausschüttung von Oxytocin erfolgt. Deshalb ist es plausibel, dass die Grundhaltung der bedingungslosen Wertschätzung zu einer Deaktivierung der Amygdala beiträgt, wenn der Klient sich in der therapeutischen Situation mit mit Ängsten und Belastungen verbundenen Themen konfrontiert. Dies würde einen weiteren Erklärungsbaustein für den desensibilisierenden Effekt der Personzentrierten Psychotherapie darstellen. Mit Angst sind aus Sicht des Personzentrierten Ansatzes auch die Erfahrungen verbunden, die durch die Abwehrprozesse vom Bewusstsein ferngehalten werden. Erfährt der Klient bedingungslose Wertschätzung, so kann er sich mit geringerer Amygdala-Aktivierung und damit mit weniger Angst den bislang im Bewusstsein verzerrt abgebildeten oder verleugneten Erfahrungen zuwenden. Damit wird deutlich, wie der Selbstexplorationsprozess durch die Grundhaltung der unbedingten Wertschätzung unterstützt werden kann. Die Desensibilisierungsprozesse werden daneben durch Prozesse unterstützt, die als relativ unabhängig von der Qualität der Beziehung zwischen Therapeut und Klient angesehen werden können.

8.4.3 Von der Beziehungsqualität unabhängige Wirkungen der Personzentrierten Psychotherapie

Wie aus von James Pennebaker (1991) geschilderten Befunden hervorgeht, ist allein das Aussprechen von belastenden Gedanken und Gefühlen hilfreich, um die Belastungen zu reduzieren, die mit den entsprechenden Erfahrungen verbunden sind. Belastende Erfahrungen der Lebensgeschichte, über die noch nie gesprochen wurde, stehen dabei in Zusammenhang mit dem Auftreten von körperlichen Erkrankungen (Pennebaker/Susman 1988). Das Sprechen über diese zurückliegenden Erfahrungen führt zum einen dazu, dass diese anschließend mit weniger Belastungen verbunden sind. Zum anderen lassen sich danach Verbesserungen im Immunsystem sowie Hinweise auf einen Rückgang der Krankheitsanfälligkeit beobachten. Voraussetzung für die günstigen Effekte des Sprechens über Belastungen ist dabei, dass die damit zusammenhängenden Gedanken *und* Gefühle geäußert werden. Ein Sprechen ohne Gefühlsbeteiligung hat keinen nachweisbaren günstigen Effekt. Eine Lenkung der Aufmerksamkeit des Klienten auf wesentliche Gedanken *und* Gefühle wird dabei in der Personzentrierten Psychotherapie durch die Therapietechnik der Verbalisation der emotionalen Erlebnisinhalte erreicht.

Nach den Untersuchungen von Pennebaker ist es nicht unbedingt erforderlich, dass das Aussprechen der Gedanken und Gefühle gegenüber einer anderen Person erfolgt. Das Sprechen mit einem Aufzeichnungsgerät sowie das Aufschreiben der Gedanken und Gefühle haben die gleichen günstigen Auswirkungen. Kurz nach dem Aufschreiben von belastenden Gedanken und Gefühlen tritt häufig eine Beeinträchtigung des seelischen Befindens auf, die später wieder verschwindet. Die Anwesenheit eines Therapeuten kann diesbezüglich hilfreich sein. So weisen Pennebaker et al. (1988) auf Befunde hin, wonach die Befindensbeeinträchtigung geringer ist, wenn die Konfrontation mit den belastenden Erfahrungen im Rahmen der Personzentrierten Psychotherapie erfolgt.

Erst die Anwesenheit einer anderen Person wird es dem Klienten häufig möglich machen, den Mut zu fassen, sich mit belastenden Lebenserfahrungen zu konfrontieren. Beim Vorliegen von schweren Traumaerfahrungen ist auch dringend davon abzuraten, dass eine solche Konfrontation außerhalb der Psychotherapie erfolgt. Die mit Traumaerinnerungen einhergehende Deaktivierung der Broca-Region macht es dem Betroffenen dabei zusätzlich schwer, das Grauen in Worte zu fassen. Die Sicherheit einer therapeutischen Beziehung, imaginative Verfahren (Reddemann 2001) oder spezielle Verfahren wie EMDR (Tausch 1997) können nötig werden, um zu verhindern, dass es zu einer erneuten Traumatisierung in Folge der Konfrontation mit der Traumaerinnerung kommt.

Tausch (2001) vermutet auf Grund von bei Pennebaker (1991) geschilderten Befunden, dass durch das Aussprechen von belastenden Gedanken und Gefühlen der Informationsaustausch zwischen der rechten und der linken Hirnhälfte gefördert wird. Er nimmt dabei an, dass dies eine Ursache für die während der Personzentrierten Psychotherapie stattfindenden Desensibilisierungsprozesse ist. Ergänzend dazu lässt sich sagen, dass hierbei nicht nur der interhemisphärische Informationsaustausch, sondern die Verbundenheit zwischen expliziten und impliziten Funktionssystemen im Allgemeinen verbessert wird. Diese sind über rechts- und linkshemisphärische kortikale Strukturen sowie über subkortikale Strukturen verteilt.

Wurde von Grawe et al. (1994) die Wirksamkeit der Personzentrierten Psychotherapie zwar als bewiesen, deren Wirkprinzipien jedoch als theoretische Herausforderung betrachtet, so ermöglichen neurowissenschaftliche Erkenntnisse eine bessere Erklärung der Wirkungsweise der Personzentrierten Psychotherapie. Dies wird in einigen Jahren vermutlich noch sehr viel besser als heute der Fall sein. Als Nächstes soll versucht werden, Aspekte der Personzentrierten Psychotherapie auf der Basis der in den vorangegangenen Kapiteln dargestellten neurowissenschaftlichen Konzepte zu beschreiben.

Zusammenfassung

Spiegelneurone werden sowohl bei eigenen Handlungen als auch bei der Beobachtung von Handlungen anderer Personen aktiviert. Sie ermöglichen eine neuronale Simulation von beobachteten Handlungen und stellen vermutlich die Grundlage für Gefühlsansteckung, Modelllernen und Empathie dar.

Spiegelneurone sind zur Musterergänzung in der Lage und ermöglichen die Vervollständigung des Skriptes von Handlungen, die nur zum Teil beobachtet wurden.

Die bei der inneren Simulation von Handlungen, Empfindungen oder Emotionen beteiligten Hirnregionen überlappen sich mit den Hirnregionen, die bei den entsprechenden eigenen Erfahrungen beteiligt sind. Es gibt jedoch auch Unterschiede hinsichtlich der neuronalen Repräsentation der Selbst- und der Fremdperspektive.

Das System der Spiegelneuronen ist eng verbunden mit somato-sensorischen Hirnregionen, wodurch bei Simulationsprozessen gespürt wird, wie sich eine simulierte Handlung, Empfindung oder Emotion körperlich anfühlt („verkörperte Simulation").

Sowohl die Beobachtung von anderen Personen als auch das Hören von deren sprachlichen Äußerungen lösen automatisch „verkörperte" Simulationsprozesse aus, die als Resonanzphänomene mit dem Verhalten des Gegenübers in Verbindung stehen („organismische Resonanz").

Die durch die Spiegelneuronen vermittelten Resonanzen ermöglichen ein implizit-automatisches Verstehen der Situation des Gegenübers. Gemeinsam mit Prozessen der bewussten Perspektivenübernahme stellt dies eine wesentliche Grundlage für empathisches Verstehen dar. Kongruenz und Empathie sind somit eng miteinander verflochten, indem die Erfahrungen des Verstehenden einen Zugang zur subjektiven Welt des Gegenübers ermöglichen („phänomenologisches Verstehen").

Die Empathiefähigkeit steht in Beziehung zum Ausmaß der neuronalen Resonanz, die in empathierelevanten Situationen beim Verstehenden hervorgerufen wird.

Das Ausmaß der neuronalen Resonanz in empathierelevanten Situationen kann von der Wertschätzung abhängen, die dem Gegenüber entgegengebracht wird.

Das Hormon Oxytocin ist bei der Regulation des Sozialverhaltens beteiligt und bewirkt beispielsweise einen stärker durch Vertrauen geprägten Interaktionsstil.

Oxytocin wird vermutlich auch bei sozialen Interaktionen ausgeschüttet, die durch zwischenmenschliche Wärme und ein hohes Maß an sozialer Unterstützung gekennzeichnet sind. Dies sollte auch in der Personzentrierten Psychotherapie der Fall sein.

Oxytocin hat eine deaktivierende Wirkung auf die Amygdala und wirkt dadurch stress- und angstmindernd.

Desensibilisierende Effekte der Personzentrierten Psychotherapie lassen sich mit der Verbesserung des Informationsaustausches zwischen expliziten und impliziten Funktionssystemen sowie mit den stress- und angstmindernden Effekten in Zusammenhang bringen, die unter anderem über eine verstärkte Oxytocin-Ausschüttung vermittelt werden können.

9 Neurowissenschaftlich fundierte Personzentrierte Psychotherapie

9.1 Konzepte einer neurowissenschaftlich fundierten Personzentrierten Psychotherapie

Um ein besseres Verständnis der weiteren Ausführungen zu ermöglichen, möchte ich zunächst die in den vorangegangen Kapiteln getroffenen Annahmen über Beziehungen zwischen den theoretischen Konzeptionen des Personzentrierten Ansatzes und neurowissenschaftlichen Konzepten zusammenfassend darstellen. Ausführliche Erläuterungen zu den zugrunde liegenden Überlegungen sind in den vorausgehenden Kapiteln zu finden. Diese Annahmen können als Gerüst einer neurowissenschaftlich fundierten Personzentrierten Psychotherapie angesehen werden. Wenn ich von einer neurowissenschaftlich fundierten Personzentrierten Psychotherapie spreche, möchte ich nicht den Eindruck erwecken, dass es sich hierbei um die „Erfindung" einer neuen Form von Psychotherapie handelt. Dieser Begriff meint stattdessen den Versuch, einen Teil der in der Personzentrierten Psychotherapie auftretenden Phänomene mit Hilfe von neurowissenschaftlichen Konzepten zu beschreiben. Dass dies beim derzeitigen Wissensstand noch nicht umfassend geschehen kann, ist aus meiner Sicht kein ausreichender Grund dafür, diesen Versuch zu unterlassen. Zu groß sind die damit zusammenhängenden Chancen. Eine „Übersetzung" des Personzentrierten Ansatzes in neurowissenschaftliche Termini bietet dabei vor allem die Möglichkeit zu einer Verbesserung des Dialogs des Personzentrierten Ansatzes sowohl mit der Grundlagenforschung als auch mit anderen psychotherapeutischen Verfahren. Nachdem die Konzepte der neurowissenschaftlich fundierten Personzentrierten Psychotherapie dargestellt wurden, soll anschließend deren Anwendbarkeit auf die Praxis anhand klinischer Problemsituationen skizziert werden.

> Personzentrierte Psychotherapie bewirkt über explizite und implizite Lernprozesse die Beeinflussung neuronaler Verschaltungsmuster in Richtung auf größere Funktionalität.

Die Grundlage unseres Erlebens und Verhaltens sind neuronale Verschaltungsmuster. Deren Funktionalität entscheidet über das Ausmaß der seelischen Gesundheit des Individuums. Die Funktionalität der neuronalen Verschaltungsmuster bezieht sich dabei darauf, inwieweit diese es dem Individuum ermöglichen, die Gesamtheit der Bedürfnisse des Organismus in der gegebenen Lebenssituation zu befriedigen. Psychotherapie dient, aus einer neurowissenschaftlichen Perspektive betrachtet, dazu, das Individuum bei der Entwicklung von funktionalen neuronalen Verschaltungsmustern zu unterstützen. Die hier stattfindenden Prozesse können als Lernprozesse bezeichnet werden. Neuronale Verschaltungsmuster können den expliziten und den impliziten Funktionssystemen zugeordnet werden sowie deren Verbindungen. Personzentrierte Psychotherapie bewirkt über Lernprozesse in expliziten und impliziten Funktionssystemen Veränderungen der neuronalen Verschaltungsmuster in Richtung auf eine größere Funktionalität und stärkt dabei die Verbindungen zwischen beiden Systemgruppen.

> Das Selbst und die Symbolisierungsprozesse basieren auf den expliziten Funktionssystemen.

Das Selbst ist ein zentraler Begriff des Personzentrierten Ansatzes und kann den expliziten Funktionssystemen zugeordnet werden. Das Selbst wird im Rahmen der hier vertretenen Sichtweise einer neurowissenschaftlich fundierten Personzentrierten Psychotherapie als aktivierter Teil von Wissensstrukturen des autobiographischen Gedächtnisses betrachtet. Das autobiographische Gedächtnis entwickelt sich dabei lebensgeschichtlich betrachtet ab der Ausreifung eines funktionstüchtigen Hippocampus-Systems. Eingebunden in diese Wissensstrukturen sind emotionsbezogene Bewertungen, die im impliziten Gedächtnis gespeichert sind und die die Ziele des Selbst prägen. Zu diesen emotionsbezogenen Bewertungen zählen auch die Bewertungsbedingungen.

Das Selbst hat eine organisierende Funktion für die im Arbeitsgedächtnis stattfindenden Symbolisierungsprozesse. Diese können genau wie das Selbst den expliziten Funktionssystemen zugeordnet werden. Die symbolisierten Erfahrungen stellen die Inhalte des Arbeitsgedächtnisses dar und entsprechen den vielfältigen Bewusstseinsinhalten. Hierzu zählen z.B. bewusst erlebte Sinneserfahrungen, Körperempfindungen, Gedanken, Gefühle, Absichten, Erwartungen oder Handlungspläne. Das Selbst, als die zu einem bestimmten Zeitpunkt aktivierten Wissensstrukturen des autobiographischen Gedächtnisses, prägt in vielfältiger Weise die im Arbeitsgedächtnis stattfindenden Symbolisierungsprozesse. Es ist dabei als eine Ansammlung von verschiedenen Funktionen zu betrachten und nicht mit einem „Homunkulus“ zu verwechseln. Es hat Zugang zu den Inhalten des Arbeitsgedächtnisses und übt dadurch die Funktion eines „inneren Beobachters“ aus. Die aktivierten Wissensaspekte stellen zudem den Kontext dar, der Erwartungen über zukünftige Ereignisse enthält und der die Bedeutung der Inhalte des Arbeitsgedächtnisses spezifiziert. Daneben entsprechen die Prozesse im Selbst den Exekutivfunktionen, die das Arbeitsgedächtnis zur Erreichung der mit dem Selbst verbundenen Ziele einsetzen. Die bewussten Absichten, die innerhalb der expliziten Funktionssysteme verfolgt werden, sind demzufolge durch die zu einem bestimmten Zeitpunkt aktivierten Wissensstrukturen geprägt, die das Selbst ausmachen. Über eine Steuerung der selektiven Aufmerksamkeit können die Exekutivfunktionen dabei direkt beeinflussen, welche Inhalte in das Arbeitsgedächtnis gelangen und welche Erfahrungen somit symbolisiert werden. Das Zusammenwirken des Selbst und der Symbolisierungsprozesse entspricht dem erweiterten Bewusstsein im Sinne von Damasio.

> Die Gesamtheit der Erfahrungen des Organismus umfasst neben den expliziten Funktionssystemen auch die Ergebnisse der Prozesse der impliziten Funktionssysteme.

Die im Arbeitsgedächtnis ablaufenden Symbolisierungsprozesse können auf Grund von dessen Kapazitätsbeschränkung immer nur einen sehr geringen Teil der zu einem bestimmten Zeitpunkt stattfindenden Erfahrungen des Organismus enthalten. Die Gesamtheit dieser Erfahrungen umfasst neben den expliziten Funktionssystemen auch die Ergebnisse der implizit – und damit ohne Kontrolle des Bewusstseins – ablaufenden Prozesse der verschiedenen Funktionssysteme. Zu diesen implizit ablaufenden Prozessen zählen die im prozeduralen Gedächtnis gespeicherten Denk- und Handlungsroutinen, wie z. B. unbewusste Problemlösungsprozesse, sowie die ebenfalls implizit ablaufenden Suchprozesse im expliziten Gedächtnis und die Prozesse in den verschiedenen emotionalen und motivationalen Funktionssystemen.

Die implizit arbeitenden Prozesse haben zwei Aufgaben: Sie stehen zum einen im Dienst der vom Selbst geprägten und im Arbeitsgedächtnis repräsentierten Absichten der expliziten Funktionssysteme. Dies ist beispielsweise dann der Fall, wenn im Arbeitsgedächtnis eine Problemsituation repräsentiert wird, für die dann mittels der impliziten Problemlösungsroutinen nach einer Lösung gesucht wird. Zum anderen haben die impliziten Funktionssysteme eine Bewertungsfunktion. Sie bewerten unter Einbezug des impliziten emotionalen Erfahrungsgedächtnisses sowohl die Inhalte des Arbeitsgedächtnisses als auch die in den sensorischen Systemen verarbeiteten Reize hinsichtlich ihrer Bedeutung für den Organismus. Die Ergebnisse dieser Bewertungsprozesse finden ihren Ausdruck in Veränderungen der neuronalen Repräsentation des Körpers. Sie prägen die körperbezogene „Bewusstseinsmusik" des Kernbewusstseins nach Damasio. Unter der Annahme, dass in diese Bewertungsprozesse auch Prozesse der Gestaltwahrnehmung einfließen, gehe ich davon aus, dass sie dem organismischen Bewertungsprozess des Personzentrierten Ansatzes entsprechen. Dieser ganzheitlich-integrative Bewertungsprozess enthält die „Weisheit des Organismus" und bringt die Aktualisierungstendenz zum Ausdruck, die den Organismus in Richtung auf seine Erhaltung und Entfaltung leitet.

> Seelische Gesundheit und Kongruenz bedeuten eine Übereinstimmung von expliziten und impliziten Funktionssystemen.

Sowohl die expliziten als auch die impliziten Funktionssysteme sind für die Bewältigung der Anforderungen des Lebens von unverzichtbarer Bedeutung. Allerdings sind die neuronalen Verbindungen zwischen beiden Systemgruppen, bedingt durch den derzeitigen evolutionären Stand der Hirnentwicklung, relativ schwach ausgeprägt. Es besteht deshalb das Risiko der Disharmonie zwischen den expliziten und den impliziten Funktionssystemen und somit zwischen den Symbolisierungsprozessen und der Gesamtheit der Erfahrungen des Organismus. Die Übereinstimmung zwischen expliziten und impliziten Funktionssystemen kann dabei entsprechend der Terminologie des Personzentrierten Ansatzes als Kongruenz bezeichnet werden und ist gleichbedeutend mit seelischer Gesundheit. Inkongruenz ist dann gegeben, wenn diese Übereinstimmung nicht vorhanden ist – in der Sichtweise des Personzentrierten Ansatzes der entscheidende Nährboden für die Entwicklung von psychischen Störungen.

Die Fully Functioning Person, das nie dauerhaft vollständig erreichbare Ideal seelischer Gesundheit, ist offen für alle Erfahrungen des Organismus und kann diese exakt im Bewusstsein symbolisieren. Dies setzt ein flexibles Selbst voraus, das gewissermaßen eine „fließende Gestalt" hat. Die relevanten Wissensaspekte des autobiographischen Gedächtnisses können dann passend zur Gesamtheit der Erfahrungen in der jeweiligen Situation aktiviert werden. Es besteht ein optimaler Zugang des Bewusstseins zu allen relevanten Inhalten der expliziten und der impliziten Funktionssysteme und damit zur Gesamtheit der psychischen Ressourcen. Auf Grund dessen befinden sich bei der Fully Functioning Person die expliziten Funktionssysteme in völliger Übereinstimmung mit den impliziten Funktionssystemen. Die innerhalb der expliziten Funktionssysteme verfolgten Ziele entsprechen dann den Ergebnissen des ganzheitlich-integrativen Bewertungsprozesses der implizit arbeitenden Funktionssysteme. Die Selbstaktualisierungstendenz, die auf die Erreichung der Ziele des Selbst gerichtet ist, und die Aktualisierungstendenz, die die Befriedigung der Gesamtheit der Bedürfnisse des Organismus zum Ziel hat, sind im Sinne von vollständiger Kongruenz völlig im Einklang.

> Inkongruenz kann aus problematischen emotionalen Lernerfahrungen resultieren, die in das Selbst integriert wurden (Bewertungsbedingungen).

Eine wesentliche Ursache von Inkongruenz, und damit einer mangelnden Übereinstimmung zwischen den expliziten und impliziten Funktionssystemen, ist auf Seiten des Selbst anzusiedeln. Die Flexibilität des Selbst und die Fähigkeit zur Symbolisierung der Erfahrungen des Organismus können durch die einseitige Bahnung von Denk-, Gefühls- und Handlungsmustern eingeschränkt sein. Diese Bahnungsprozesse werden vor allem durch sozial-kommunikativ vermittelte Erfahrungen in der Kindheit bestimmt. Das Kind hat das Bedürfnis nach Geborgenheit im Sinne von Anerkennung, Wertschätzung und Fürsorge durch wichtige Bezugspersonen. Ist diese Geborgenheit an Bedingungen gebunden, so erwirbt das Kind Bewertungsbedingungen. Es lernt, dass bestimmte Erlebens- und Verhaltensmuster die Geborgenheit sichern, während andere diese gefährden. Das Kind macht so die Erfahrung, dass die Bezugspersonen bestimmte Erfahrungsbereiche schätzen, während sie andere abwerten, und es übernimmt diese Bewertungen als Bewertungsbedingungen im Sinne von nichtadaptiven somatischen Markern. Die Bewertungsbedingungen haben eine Einschränkung der Flexibilität des Selbst zur Folge, der eine einseitige Bahnung von Grundüberzeugungen zugrunde liegt. Bewertungsbedingungen bewirken eine Einschränkung der Selbstexplorationsfähigkeit, also der Fähigkeit, die Ergebnisse der implizit ablaufenden Prozesse im Arbeitsgedächtnis zu repräsentieren. Liegen Bewertungsbedingungen vor, so werden Erfahrungen, die diesen nicht entsprechen, als Bedrohung für das Selbst erlebt. Sie unterliegen deshalb der Wahrnehmungsabwehr und werden nicht oder in verzerrter Form im Arbeitsgedächtnis symbolisiert. Die Wahrnehmungsabwehr kann beispielsweise durch mnestische Blockaden erfolgen, wodurch Inhalte des expliziten oder impliziten Gedächtnisses nicht aktivierbar sind und nicht für die Bewältigung der situativen Anforderungen zur Verfügung stehen. Bewertungsbedingungen bewirken somit, dass relevante Erfahrungen unzureichend symbolisiert werden. Die Offenheit des Bewusstseins für die Gesamtheit der Erfahrungen des Organismus, und damit auch die Verbundenheit zwischen den expliziten und den impliziten Funktionssystemen, ist deshalb eingeschränkt. Das Selbst kann sich nicht flexibel an die aktuelle Situation anpassen und kann deshalb durch Ziele geprägt sein, die den Bedürfnissen des Organismus nicht entsprechen. Selbstaktualisierungstendenz und Aktualisierungstendenz sind dann nicht im Einklang.

> Inkongruenz kann aus problematischen emotionalen Lernerfahrungen resultieren, die nicht in das Selbst integriert wurden.

Die Fähigkeit zur exakten Symbolisierung von Erfahrungen im Arbeitsgedächtnis ist vor allem auch dann stark eingeschränkt, wenn emotionale Lernerfahrungen unter Bedingungen erworben wurden, bei denen ein funktionstüchtiges Hippocampus-System fehlte. Diese Erfahrungen konnten deshalb nicht bzw. nur unzureichend in das autobiographische Gedächtnis und damit in das Selbst integriert werden, sie sind dissoziiert. Dies gilt für frühkindliche Erfahrungen und für Erfahrungen, die unter traumatisierenden Bedingungen gemacht wurden. Werden die betreffenden

Erfahrungen später durch emotionsauslösende Reize aktiviert, so sind diese nicht exakt symbolisierbar, weil sie mit dem Selbst in keiner Verbindung stehen. Im erweiterten Bewusstsein sind dann die Wissensaspekte nicht enthalten, die für ein Verständnis der betreffenden Erfahrungen nötig sind. Zudem werden durch die mit ihnen einhergehenden Erregungszustände Hirnregionen beeinträchtigt, die für Symbolisierungsprozesse notwendig sind (präfrontaler Kortex, Broca-Region). Die aktivierten Erfahrungen prägen jedoch die körperbezogenen Bewertungsprozesse der impliziten Funktionssysteme. Konditionierte emotionale Reaktionen, die ohne einen funktionstüchtigen Hippocampus erworben wurden, können durch emotionsauslösende Reize ausgelöst werden, ohne dass dies dem situativen Kontext angemessen ist. Dadurch wird der ganzheitlich-integrative Bewertungsprozess der implizit ablaufenden Prozesse gestört, wodurch dieser keine angemessene Orientierung im Sinne der Aktualisierungstendenz für den Organismus geben kann. Explizite und implizite Funktionssysteme sind dann nicht verbunden und die Selbstexplorationsfähigkeit ist stark eingeschränkt.

> Personzentrierte Psychotherapie bewirkt über explizite Lernprozesse eine Integration von Ergebnissen der impliziten Funktionssysteme in das Selbst.

Körperreaktionen im Sinne somatischer Marker und Gefühle stellen Bindeglieder zwischen den expliziten und den impliziten Funktionssystemen dar. Sie ermöglichen den Zugang zum ganzheitlich-integrativen Bewertungsprozess der impliziten Funktionssysteme. Personzentrierte Psychotherapie richtet die expliziten Funktionssysteme auf diesen Bewertungsprozess aus und ermöglicht dadurch die Symbolisierung von damit zusammenhängenden Erfahrungen im Arbeitsgedächtnis und deren Integration in das Selbst. Dies wird durch das Bestreben des Therapeuten gefördert, die Gefühle und Gedanken des Klienten, dessen bewussten und die noch unbewussten Erfahrungen, empathisch zu verstehen und zu verbalisieren. Dies ermöglicht explizite Lernprozesse unter Beteiligung des Hippocampus, wodurch die Erfahrungen Teil des erweiterten Bewusstseins werden können und dadurch für das Verständnis des eigenen Erlebens zur Verfügung stehen.

Zu hohe Erregung beeinträchtigt die für diese Integrationsprozesse nötigen präfrontalen und hippocampalen Hirnregionen. Erfahrungen, die auf Grund von Bewertungsbedingungen der Wahrnehmungsabwehr unterliegen, sind mit Angst und damit hoher Erregung verbunden. Das Gleiche gilt für belastende Lebenserfahrungen (z.B. schwerwiegende Erkrankungen, lebensbedrohliche Ereignisse, Verlust von Angehörigen), die unabhängig von den sozial-kommunikativen Vorerfahrungen mit hohen Erregungszuständen verbunden sind (Stressinkongruenz). Mit hoher Erregung sind daneben vor allem auch konditionierte emotionale Reaktionen verbunden, die unter traumatisierenden Bedingungen erworben wurden. Die Grundhaltung der unbedingten Wertschätzung des Therapeuten für den Klienten und die Gesamtheit von dessen Erfahrungen erleichtern die Integrationsprozesse durch ihre angst- und stressmindernde Wirkung. Abgewehrte oder dissoziierte Erfahrungen können dadurch im Arbeitsgedächtnis symbolisiert und über explizite Lernprozesse in das Selbst integriert werden. Die Übereinstimmung zwischen expliziten und impliziten Funktionssystemen wird somit im Sinne einer größeren Kongruenz gefördert. Die mit dem Selbst verbundenen Ziele entsprechen dann eher den Bedürfnissen des Organismus.

> Personzentrierte Psychotherapie bewirkt über implizite Lernprozesse eine Entstörung des ganzheitlich-integrativen Bewertungsprozesses.

Bewertungsbedingungen sind mit dem Selbst verbunden und stören als nichtadaptive somatische Marker den ganzheitlich-integrativen Bewertungsprozess der impliziten Funktionssysteme. Der Abbau von Bewertungsbedingungen erleichtert die Integration von Erfahrungen in das Selbst und trägt zu einer „Entstörung“ dieses Bewertungsprozesses bei. Nichtadaptive somatische Marker können auch unter den Bedingungen einer eingeschränkten Funktionstüchtigkeit des Hippocampus erworben werden, ohne dass diese in das Selbst integriert werden konnten. Sie sind dann als nichtadaptive somatische Marker ausschließlich im emotionalen Erfahrungsgedächtnis der impliziten Funktionssysteme gespeichert und können ebenfalls den ganzheitlich-integrativen Bewertungsprozess der impliziten Funktionssysteme stören. Die Grundhaltung der unbedingten Wertschätzung, die der Therapeut dem Klienten sowie der Gesamtheit seiner Erfahrungen entgegenbringt, kann sich durch über Spiegelneurone vermittelte Prozesse der organismischen Resonanz desensibilisierend auf nichtadaptive somatische Marker auswirken. Diese Desensibilisierungsprozesse bewirken über Lernprozesse im impliziten Gedächtnis den Abbau von nichtadaptiven somatischen Markern. Dabei ist es nicht von Bedeutung, ob diese als Bewertungsbedingungen in das Selbst integriert oder ob sie ausschließlich im emotionalen Erfahrungsgedächtnis der impliziten Funktionssysteme gespeichert sind. Durch den Abbau der nichtadaptiven somatischen Marker wird eine Entstörung des ganzheitlich-integrativen Bewertungsprozesses der impliziten Funktionssysteme erreicht. Dieser kann dem Individuum dadurch wieder eine verlässliche Orientierung im Hinblick auf die lebenserhaltende und lebensförderliche Entwicklungsrichtung des Organismus geben.

> Im Folgenden sind einige Aspekte der Bedeutung der therapeutischen Grundhaltungen vor dem Hintergrund neurowissenschaftlicher Befunde zusammengestellt:

Einfühlendes Verstehen/Empathie: Durch einfühlendes Verstehen werden die expliziten Verarbeitungssysteme des Klienten auf die Ergebnisse der impliziten Funktionssysteme gelenkt. Der Klient erlernt auf diesem Weg, Ergebnisse der implizit ablaufenden Vorgänge im Arbeitsgedächtnis zu symbolisieren, und die Kompetenz der Selbstexplorationsfähigkeit wird gebahnt. Durch die Rückmeldung empathisch verstandener Erfahrungen durch den Therapeuten, die unterhalb der Bewusstseinsschwelle des Klienten liegen, wird es diesem erleichtert, die Ergebnisse der impliziten Funktionssysteme im Arbeitsgedächtnis abzubilden und somit exakter zu symbolisieren. Die Gesamtheit der Erfahrungen einschließlich des ganzheitlich-integrativen Bewertungsprozesses der impliziten Funktionssysteme kann dadurch in die expliziten Funktionssysteme integriert werden und die Verbundenheit zwischen expliziten und impliziten Funktionssystemen wird gestärkt.

Bedingungslose positive Beachtung/unbedingte Wertschätzung/Akzeptanz: Eine durch bedingungslose, unbedingte Wertschätzung geprägte Grundhaltung bewirkt den Aufbau eines Klimas der Sicherheit. Über deren angst- und stressmindernde Wirkung wird die Repräsentation von abgewehrten Erfahrungen im Arbeitsgedächtnis erleichtert. Außerdem wird über Prozesse der organismischen Resonanz die Wertschätzung des Klienten für sich selbst und die eigenen Erfahrungen unterstützt. Über implizite Lernprozesse im Sinne von Desensibilisierung wird daneben der Abbau von nichtadaptiven somatischen Markern gefördert. Dadurch wird der ganzheitlich-integrative Bewertungsprozess der impliziten Funktionssysteme entstört und der Zugang zur Aktualisierungstendenz verbessert. Die mit dieser Grundhaltung zusammenhängende Nicht-Direktivität optimiert die Nutzung des ganzheitlich-integrativen Bewertungsprozesses des Klienten, verhindert reaktanzbedingtes Auftreten von „Widerstand“ und fördert die Selbstwirksamkeit des Klienten.

Kongruenz/Echtheit: Durch die Kongruenz des Therapeuten wird es diesem möglich, die Gesamtheit der eigenen Erfahrungen zum empathischen Verstehen des Klienten zu nutzen. Von besonderer Bedeutung ist hierbei die durch den Klienten beim Therapeuten ausgelöste organismische Resonanz. Außerdem wird durch die damit verbundene Transparenz die Glaubwürdigkeit des Therapeuten vermittelt und es wird bewirkt, dass die verbale und nonverbale Kommunikation des Therapeuten durch die Grundhaltungen des einfühlenden Verstehens und der bedingungslosen Wertschätzung geprägt ist. Der Klient kann dadurch in optimaler Weise von diesen Grundhaltungen profitieren. Transparenz kann zudem über Prozesse des Modelllernens die Selbstexplorationsfähigkeit des Klienten fördern, indem der Therapeut dem Klienten die Möglichkeit eröffnet, an seinem Selbstexplorationsprozess teilzuhaben. Eine Verringerung der Kongruenz des Therapeuten bewirkt durch die beim Klienten in den impliziten Funktionssystemen erzeugte organismische Resonanz vermehrte Unsicherheit.

9.2 Neurowissenschaftlich fundierte Personzentrierte Psychotherapie in der Praxis

9.2.1 Das „wahre Selbst" werden

Personzentrierte Psychotherapie bewirkt eine Entwicklung des Individuums in Richtung auf die Fully Functioning Person. Deren Selbst ist frei von Starrheit, es hat eine fließende Gestalt und kann sich deshalb flexibel an die verschiedensten Situationen anpassen. Eingeschränkt wird diese Flexibilität durch Bewertungsbedingungen, die durch sozial-kommunikative Erfahrungen in der Kindheit vermittelt werden. Bewertungsbedingungen gehen mit einer einseitigen Bahnung von Grundüberzeugungen einher. Eltern, die ihren Kindern nur unter der Bedingung Geborgenheit, Anerkennung und Wertschätzung geben, dass diese beispielsweise peinlich genau Ordnung halten oder bestimmte Regeln beachten, können dadurch dazu beitragen, dass sich bei dem Kind ein durch Perfektionismus geprägter, zwanghafter Persönlichkeitsstil entwickelt.

Ist es zur Entwicklung eines durch Perfektionismus geprägten Persönlichkeitsstils gekommen, so ist das Selbst dieser Person vor allem durch die Zielsetzung geprägt, perfekt sein zu wollen, Fehler möglichst zu vermeiden sowie Ordnung und Sicherheit aufrechtzuerhalten. Die Exekutivfunktionen, die unter Nutzung der symbolischen Verarbeitungsprozesse des Arbeitsgedächtnisses vorausschauendes Denken ermöglichen, sind auf die Erreichung dieser Zielsetzung ausgerichtet. Im Arbeitsgedächtnis werden deshalb vor allem die Inhalte repräsentiert, die auf die Vermeidung der Verletzung der Grundüberzeugung des Selbst zielen. Die expliziten Funktionssysteme sind dann gewissermaßen durch einen „inneren Antreiber" geprägt, dem es auf das Erreichen von Perfektion ankommt. Da Perfektion ein unerreichbares Ideal ist, wird es zwangsläufig zu Verletzungen der Zielsetzungen des Selbst kommen, was auf Grund der erworbenen Bewertungsbedingungen als Bedrohung erlebt wird. Dies löst Aktivitäten auf Seiten der Exekutivfunktionen aus, die darauf gerichtet sind, einen solchen Vorfall in Zukunft zu vermeiden. Grüblerisches Denken, das durch die Vorwürfe eines „inneren Kritikers" bzw. die Antizipation von möglichen zukünftigen Fehlerquellen gekennzeichnet ist, prägen dann die Inhalte des Arbeitsgedächtnisses.

Es besteht damit die Gefahr, dass das Arbeitsgedächtnis völlig ausgelastet ist durch die Erfüllung der Anforderungen, die mit dem Streben nach Perfektion zusammenhängen. Folglich steht keine ausreichende Kapazität für die Symbolisierung von wichtigen Aspekten der impliziten Funktionssysteme zur Verfügung. Dies können beispielsweise Bedürfnisse des Organismus nach Ruhe und Erholung oder auch nach Wachstum und Selbstentfaltung sein. Selbstentfaltung ist mit dem Risiko des Scheiterns verbunden, weil sie auf der Nutzung von Verschaltungsmustern basiert, die schwach gebahnt und somit noch ineffizient sind. Diese Erfahrungen sind auf Grund der Bewertungsbedingungen bedrohlich für das Selbst, dem es darum geht, keine Fehler zu machen. Sie werden deshalb abgewehrt. Das Individuum befindet sich somit in einer Situation der Inkongruenz, in der sich die expliziten und die impliziten Funktionssysteme nicht in Einklang befinden.

Die Abwehr der impliziten Erfahrungsaspekte kann über lange Zeit erfolgreich gelingen. Perfektionisten haben häufig Erfolg, ernten dadurch viel Anerkennung und zählen vermutlich zu den tragenden Säulen der Gesellschaft. Die mit der Inkongruenz einhergehenden Spannungen können jedoch verstärkt werden, wenn die Wahrnehmungsabwehr nach einem belastenden Lebensereignis geschwächt wird. So kann es beispielsweise nach dem Auftreten einer körperlichen Erkrankung dazu kommen, dass die Bedürfnisse des Organismus nach Ruhe und Erholung nicht mehr geleugnet werden können. Dies ist dann die Situation, in der psychopathologische Syndrome wie z.B. Angststörungen oder Depressionen auftreten können. Möglicherweise hängen auch Krisen in der Lebensmitte („Midlife-Crisis“) mit einer Schwächung der Wahrnehmungsabwehr und dem Durchbruch des Bedürfnisses nach Wachstum und Selbstentfaltung zusammen.

Personzentrierte Psychotherapie bewirkt durch die Realisierung der therapeutischen Grundhaltungen ein Klima der Sicherheit. Dies erleichtert es dem Klienten, sich den für das Selbst bedrohlichen und bislang abgewehrten Erfahrungen zuzuwenden und diese im Arbeitsgedächtnis zu symbolisieren. Die über die Grundhaltung der bedingungslosen Wertschätzung vermittelte Deaktivierung angstassoziierter Hirnstrukturen trägt dabei zu einem Abbau der Bewertungsbedingungen bei. Der Personzentrierte Psychotherapeut unterstützt die Symbolisierungsprozesse durch einfühlendes Verstehen. Er hört dabei nicht nur auf die Worte des Klienten, sondern versucht, die Bedeutungen zu erfassen, die unterhalb von dessen Bewusstseinsschwelle und damit nur im impliziten Funktionsmodus liegen. Körperempfindungen und Gefühle weisen den Weg zu diesen Bereichen, die bislang unzureichend symbolisiert wurden. Werden diese Erfahrungen dann vom Klienten in dessen Arbeitsgedächtnis symbolisiert, können diese über explizite Lernprozesse unter Beteiligung des Hippocampus im autobiographischen Gedächtnis abgespeichert und somit in das Selbst integriert werden. Dadurch können die mit dem Selbst verbundenen Exekutivfunktionen nun auch dazu eingesetzt werden, die Bedürfnisse des Organismus nach Ruhe und Erholung bzw. nach Wachstum und Selbstentfaltung zu erfüllen.

Der Personzentrierte Psychotherapeut begegnet allen Erfahrungen des Klienten mit einer Haltung der Achtsamkeit und der unbedingten Wertschätzung. Diese Haltung eignet sich der Klient in einer gelingenden Therapie ebenfalls schrittweise an, wobei Prozesse des Modelllernens vom Therapeuten eine Rolle spielen können. Die Veränderung hin zu einer Haltung der Achtsamkeit ist gleichbedeutend mit einer Veränderung im Bereich des Selbst und dem Erwerb der Kompetenz der Selbstexplorationsfähigkeit. Die mit dem Selbst verbundenen Ziele bestehen dann nicht mehr im Erreichen des durch Perfektionismus geprägten Selbstideals, sondern im Registrieren der Vorgänge in den verschiedenen Funktionssystemen und in der Nutzung der gesamten Weisheit des Organismus. Diese Haltung der Offenheit für die Gesamtheit der Erfahrungen ist charakteristisch für die Fully Functioning Person und ermöglicht die Ausrichtung der mit dem Selbst verbundenen Exekutivfunktionen auf autonome Ziele. Diese autonomen Ziele stehen im Einklang mit der Gesamtheit der Erfahrungen des Organismus und dem ganzheitlich-integrativen Bewertungsprozess der impliziten Funktionssysteme. Das Individuum ist dann gewissermaßen auf dem Weg dazu, das Selbst zu werden, das es in Wahrheit ist.

9.2.2 Die Annahme des „inneren Kindes"

Frühkindliche emotionale Lernerfahrungen, die vor der Entwicklung eines funktionstüchtigen Hippocampus-Systems gemacht wurden, konnten nicht im autobiographischen Gedächtnis gespeichert werden und sind somit nicht Teil des Selbst. Sie können jedoch im emotionalen Erfahrungsgedächtnis der impliziten Funktionssysteme gespeichert sein und später durch bestimmte emotionsauslösende Reize reaktiviert werden. In der Regel wird diese Reaktivierung jedoch durch präfrontale Hirnregionen, die „Bremse der Amygdala", verhindert. Die mit Krisensituationen wie z.B. dem Auftreten von schweren körperlichen Erkrankungen einhergehende Stressreaktion kann jedoch bewirken, dass die Bremse der Amygdala gewissermaßen gelockert wird. Dadurch können sich die im impliziten Gedächtnis gespeicherten Erfahrungen plötzlich als körperlich spürbare Empfindungen bemerkbar machen. Das Individuum weiß jedoch über diese Erfahrungen nichts, kann sie folglich nicht verstehen und erlebt sie als Bedrohung. Plötzlich ist ein Druck im Hals oder eine zusammenschnürende Enge in der Brust da, etwas, das unverständlich ist und Angst macht. Manchmal sind diese Empfindungen mit einem Gefühl des Eingesperrtseins verbunden. Die mit dem Selbst verbundenen Exekutivfunktionen können darauf mit Wahrnehmungsabwehr reagieren. Gelingt es nicht, diese Erfahrungen außerhalb des Bewusstseins zu halten, so bleibt das Gefühl der Bedrohung bestehen. Dies eröffnet die Chance für seelische Heilungsprozesse.

Im Rahmen der Personzentrierten Psychotherapie kann der Klient in dem über die therapeutischen Grundhaltungen vermittelten Beziehungsklima dahin kommen, die Abwehrhaltung aufzugeben und eine Haltung der Achtsamkeit zu entwickeln. Zu Beginn der Therapie befindet sich der Klient dabei gewissermaßen in einem Zustand der „Selbst-Verteidigung“. Das Selbst ist durch das Ziel geprägt, dass die störende Empfindung oder das belastende Gefühl „weg soll“. Die Haltung der Achtsamkeit bedeutet, dass das Selbst nicht mehr versucht, die entsprechenden Erfahrungen aus dem Bewusstsein zu halten, sondern diesen mit einer Haltung der vermehrten Akzeptanz begegnet. Dies erlaubt dem Klienten, die entsprechenden Empfindungen im Arbeitsgedächtnis genauer zu symbolisieren, so dass sich deren Bedeutung entfalten kann – ein Prozess, der im Focusing vermutlich als die Entfaltung des Felt Sense bezeichnet werden würde. Das Druckgefühl kann dann vielleicht als „inneres Kind“ symbolisiert werden, das Angst hat und sich verlassen fühlt.

Dies kann auf Seiten des Selbst eine weitere Änderung der Zielsetzung bzw. Haltung bewirken. Dem „inneren Kind“ kann dann mit Fürsorge, Wärme und Liebe begegnet werden und vielleicht wird es dann auch in der Vorstellung in die Arme genommen und getröstet. Häufig berichten die Klienten dann über das Auftreten eines angenehmen Wärmegefühls. Bei Vorstellungen laufen die gleichen neuronalen Prozesse ab wie bei den entsprechenden realen Erfahrungen. Deshalb kann davon ausgegangen werden, dass die hierbei beteiligten Prozesse vergleichbar sind mit den Interaktionen zwischen einem realen Elternteil und einem realen Kind, das sich verlassen fühlt und getröstet wird. Die deaktivierende Wirkung von Liebe und Zuwendung auf angstauslösende Hirnstrukturen scheint dabei genauso wirksam zu sein wie bei realen zwischenmenschlichen Interaktionen. Auch das von den Klienten erlebte Wärmegefühl könnte der Zunahme an Wärme im Brustbereich entsprechen, die bei Müttern oder Vätern auftritt, wenn diese ihr Kind auf den Arm nehmen. Diese Zunahme an Wärme wird durch die Ausschüttung von Oxytocin vermittelt (Uvnäs-Moberg 2003).

Eine solche Annahme des „inneren Kindes“ kann plötzliche und dauerhafte Veränderungen des Erlebens bewirken. Vermutlich hängt dies damit zusammen, dass dadurch implizite Erfahrungen in das Selbst integriert und desensibilisiert werden. Der Druck ist auf einmal weg und bleibt unter Umständen dauerhaft weg und mit ihm das diffuse Gefühl der Bedrohung. Manchmal müssen diese Prozesse auch wiederholt durchlaufen werden, um dauerhafte Veränderungen zu bewirken. Wesentliche Aspekte des therapeutischen Prozesses lassen sich dabei mit Worten von Herrmann Hesse ausdrücken: „Widerstand verstärkt, Hingabe mildert, Bejahen ist Magie“ (nach Tausch-Flammer/Bickel 2000, 86).

9.2.3 Dem Grauen entgegentreten

Neben frühkindlichen emotionalen Erfahrungen werden auch emotionale Erfahrungen unter traumatisierenden Bedingungen auf Grund der damit einhergehenden Beeinträchtigung des Hippocampus-Systems unzureichend in das autobiographische Gedächtnis und damit in das Selbst integriert. Diese sind dissoziiert. Werden diese gelernten emotionalen Reaktionen später durch emotionsauslösende Reize aktiviert, wirken sie auf den ganzheitlich-integrativen Bewertungsprozess der impliziten Funktionssysteme ein. Problematisch ist dabei, dass diese emotionalen Reaktionen dem situativen Kontext nicht angemessen sind und auf Grund ihrer Intensität zu einer einseitigen Verzerrung des ganzheitlich-integrativen Bewertungsprozesses führen. Dieser liefert unter diesen Umständen keine brauchbare Orientierung im Hinblick auf die lebenserhaltende und -förderliche Entwicklungsrichtung des Organismus. Genau wie das Leben jedoch in einem tragischen Moment durch grausame Erfahrungen aus den Fugen geraten kann, ist Heilung ebenfalls in dem Moment der therapeutischen Begegnung möglich.

In der Personzentrierten Psychotherapie von traumatischen Erfahrungen geht es darum, das nachzuholen, was in der traumatisierenden Situation nicht möglich war: die Integration der Traumaerfahrung in das autobiographische Gedächtnis und damit in das Selbst. Dadurch stehen die entsprechenden Erfahrungen in Zukunft im erweiterten Bewusstsein für Symbolisierungsprozesse zur Verfügung und können verstanden werden. Zudem bewirkt Personzentrierte Psychotherapie über Desensibilisierungsprozesse eine Entstörung des ganzheitlich-integrativen Bewertungsprozesses, indem die mit den aktivierten Emotionen einhergehende Erregung gemindert wird.

Der Zugang zu den dissoziierten Erfahrungsinhalten kann über Körperempfindungen und Emotionen hergestellt werden. Bei einer Klientin meiner eigenen praktischen Tätigkeit trat beispielsweise immer dann eine extreme Furchtreaktion auf, wenn sie sich in einem Aufzug befand und dieser dann von einem Mann betreten wurde. Daraufhin musste sie den Aufzug fluchtartig verlassen. Die Benutzung des Aufzugs, auf den sie auf Grund einer Gehbehinderung angewiesen war, war ihr nur unter großen Schwierigkeiten möglich, weshalb sie dies so weit wie möglich vermieden hat. Ihre eigene emotionale Reaktion war ihr völlig unverständlich. Was die Aufzugssituation anbelangt, waren die Vorgänge in den impliziten Funktionssystemen völlig unverbunden mit den expliziten Funktionssystemen und damit mit den vom Selbst geprägten Prozessen im Arbeitsgedächtnis – eine Situation der Inkongruenz. Dabei kann angenommen werden, dass auf Grund der mit den emotionalen Reaktionen einhergehenden massiven Erregung die für die Symbolisierung der Erfahrungen im Arbeitsgedächtnis und deren Integration in das autobiographische Gedächtnis zuständigen

Hirnregionen (präfrontaler Kortex, Hippocampus, Broca-Region) beeinträchtigt wurden.

Innerhalb der Personzentrierten Psychotherapie gelang es der Klientin, eine Verbindung zwischen der Furchtreaktion im Aufzug und einer traumatisierenden Situation herzustellen. Dabei war es zu einer Vergewaltigung in einem geschlossenen Raum gekommen. Vermutlich hat auch die durch die Grundhaltung der bedingungslosen Wertschätzung bewirkte Stressminderung diese Prozesse möglich gemacht. In einem weiteren Schritt wagte es die Klientin, sich mit der traumatisierenden Situation in der Therapie zu konfrontieren. Zur Unterstützung der erregungsmindernden Wirkung der Grundhaltung der bedingungslosen Wertschätzung kam dabei die Methode der Blickbewegungsdesensibilisierung (EMDR) zum Einsatz. Im Anschluss daran konnte die Klientin den Aufzug mit ausreichend gemindertem Angstniveau benutzen.

Es ist anzunehmen, dass durch die Konfrontation mit der Traumasituation eine Integration der traumatischen Erfahrungen in das autobiographische Gedächtnis und das Selbst erfolgt ist. Dadurch standen die entsprechenden Erfahrungen fortan für Symbolisierungsprozesse zur Verfügung und die Klientin war somit in der Lage, ihr eigenes Erleben zu verstehen. Daneben fand, vermutlich auf Grund der Beziehungserfahrung sowie von EMDR, ein implizites Lernen im Sinne von Desensibilisierungsprozessen statt. Dieses hat gewissermaßen zu einer Entstörung des ganzheitlich-integrativen Bewertungsprozesses geführt. Nach dieser Auffassung haben damit sowohl explizite als auch implizite Lernprozesse dazu beigetragen, dass die Klientin mit einem verbesserten Zugang zur Aktualisierungstendenz ihr weiteres Leben gestalten konnte.

Die Entstörung des organismischen Bewertungsprozesses erlaubt es den Klienten, sich freier und effektiver zu verhalten. Sie sind dann in der Lage, Dinge zu erleben oder zu tun, die ihnen vorher nicht möglich waren. So können gewissermaßen „ungeplante“, aber erwünschte psychotherapeutisch relevante Veränderungen stattfinden. Plötzlich kann sich ein Klient z. B. überwinden, alleine mit dem Rollstuhl in die Stadt zu fahren, woran er vorher durch zu große Angst gehindert wurde, als erster Schritt auf dem Weg zur Verwirklichung seines Wunsches, das Musical „Starlight Express“ in Bochum zu sehen. So etwas geschieht, zur gemeinsamen Überraschung und Freude von Therapeut und Klient, ohne vorher in der Therapie thematisiert zu werden. Vertreter des Personzentrierten Ansatzes vertrauen darauf, dass dies der Aktualisierungstendenz zu verdanken ist.

Schlussbemerkungen

Nachdem ich über zahlreiche theoretische Konzepte und wissenschaftliche Befunde berichtet habe, erlaube ich mir zum Abschluss einige persönliche Schlussbemerkungen. Bei mir hat die Beschäftigung mit neurowissenschaftlichen Grundlagenbefunden in der beruflichen Praxis dazu geführt, noch mehr auf den eingeschlagenen Weg als Personzentrierter Psychotherapeut zu vertrauen. Es war für mich immer direkt erfahrbar, dass es gut ist, in personzentrierter Weise mit Menschen umzugehen, aber nun kann ich die Gründe dafür besser nachvollziehen. Wenn sich etwas geändert hat, dann vielleicht, dass ich noch achtsamer für die Gefühlsregungen der Klienten geworden bin – seien sie nun positiver oder negativer Art. Ihnen begegne ich nun mit noch größerem Respekt und vertraue noch mehr darauf, dass sich in ihnen der verborgene Weg zu einem besseren Leben verbirgt. Ich vermute, dass sich meine Arbeit mehr in Richtung der Focusing-orientierten Psychotherapie (Gendlin 1998) entwickelt hat. Ich sehe nun auch klarer die Chancen, die in belastenden Lebenssituationen liegen. Sie eröffnen die Möglichkeit, Anteile der Seele kennenzulernen, die zwar immer da sind, sich aber tief in uns verstecken. Gerade in Situationen des seelischen Schmerzes gibt die Seele ihre tiefsten Geheimnisse und Bedürfnisse preis und es lohnt sich außerordentlich, sich diesen behutsam zuzuwenden.

In den vorangegangenen Abschnitten habe ich mich, von wenigen Ausnahmen abgesehen, darauf beschränkt, Beziehungen neurowissenschaftlicher Befunde zu Grundzügen des Personzentrierten Ansatzes darzustellen. Solche Beziehungen bestehen auch zu Weiterentwicklungen, die auf dessen Basis vorgenommen wurden. Ich denke hierbei u.a. an die experienziellen Ansätze, wie sie von Eugene Gendlin oder Leslie Greenberg (van Balen 2002) entwickelt wurden. Darauf in der gebotenen Ausführlichkeit einzugehen, hätte allerdings den Rahmen dieses Buches gesprengt.

Ich habe neurowissenschaftliche und psychologische Grundlagenbefunde aus der Perspektive eines Personzentrierten Psychotherapeuten dargestellt. Auch wenn dabei fast ausschließlich Beziehungen zur Personzentrierten Psychotherapie hergestellt wurden, heißt dies nicht, dass nicht auch die Wirkung anderer psychotherapeutischer Verfahren dadurch erklärt werden kann. Dennoch habe ich den Eindruck, dass die Theorie des Personzentrierten Ansatzes, deren Grundstein von Rogers vor mehr als fünfzig Jahren gelegt wurde, sich in besonders hoher Übereinstimmung mit neurowissenschaftlichen Grundlagenbefunden befindet. Diese Theorie liefert den besten mir bekannten Rahmen zur Integration der ständig wachsenden Zahl neurowissenschaftlicher Erkenntnisse im Hinblick auf die Psychotherapie. Wäre es nicht einen Versuch wert, diese integrative Kraft zu nutzen und sie als Basis für ein schulenübergreifendes Psychotherapiemodell zu verwenden, das auch andere wirksame psychotherapeutische Verfahren und Methoden einbezieht? Im Mittelpunkt eines solchen Modells stünde dann jedenfalls die Beziehung zwischen Therapeut und Klient als eine Begegnung von Person zu Person.

Glossar zum Personzentrierten Ansatz

Aktualisierungstendenz: Bei allen lebenden Organismen vorhandene Tendenz, sich zu erhalten und zu entfalten. Die Aktualisierungstendenz wird in der innerhalb des Personzentrierten Ansatzes eingenommenen systemtheoretischen Perspektive als Ausdruck von Selbstorganisationsprozessen betrachtet.

Bewertungsbedingungen: Knüpfen wichtige Bezugspersonen ihre positive Beachtung für das Kind an das Vorliegen von Bedingungen, kann das Kind diese als Bewertungsbedingungen übernehmen. Es bewertet dann eigene Erfahrungen entsprechend der Bewertungsbedingungen und nicht entsprechend den eigenen organismischen Bewertungsinstanz.

Erfahrung: Alle prinzipiell bewusstseinsfähigen Ereignisse, die zu einem bestimmten Zeitpunkt im Organismus stattfinden. Hierzu zählen z.B. Sinneseindrücke, Körperempfindungen, Gedanken, Bedürfnisse, Gefühle, Erinnerungen. Erfahrungen können bewusst (symbolisiert) oder unbewusst sein.

Felt Sense: Körperlich spürbarer Teil der Erfahrung mit noch nicht symbolisiertem, implizitem Bedeutungsgehalt. In ihm sind alle vergangenheits- und zukunftsbezogenen sowie gegenwärtigen Aspekte der aktuellen Situation enthalten. Der Felt Sense befindet sich in ständiger Interaktion mit den Symbolisierungen. Er schließt die Fortsetzungsordnung ein, die entsprechend der Aktualisierungstendenz die Wachstumsrichtung des Individuums beinhaltet.

Felt Shift: Eine Empfindung von Entspannung, Erleichterung oder von vorwärts gerichteter Energie, die damit verbunden ist, dass eine Symbolisierung den impliziten Bedeutungsgehalt des Felt Sense zum Ausdruck bringt.

Focusing: Richtung innerhalb des Personzentrierten Ansatzes, die auf Eugene Gendlin zurückgeht. Focusing wurde ursprünglich als Verfahren entwickelt, um Klienten durch eine gezielte Förderung der Selbstexplorationsfähigkeit „psychotherapiefähiger" zu machen. Im Zentrum steht die Kontaktaufnahme mit dem Felt Sense, der als vertrauenswürdiger Führer hinsichtlich der förderlichen Entwicklungsrichtung des Individuums angesehen wird.

Fortsetzungsordnung: Im Felt Sense enthaltene Ordnung, die der aus der Aktualisierungstendenz hervorgehenden Entwicklungsrichtung des Organismus entspricht. Die Fortsetzungsordnung offenbart sich, wenn Symbolisierungen den impliziten Bedeutungsgehalt des Felt Sense zum Ausdruck bringen, was sich im Felt Shift und einer Veränderung des Felt Sense äußert.

Fully Functioning Person: Hypothetisches Ideal seelischer Gesundheit, das nie dauerhaft erreicht wird. Das Selbst der Fully Functioning Person besitzt eine fließende Gestalt. Deshalb können alle relevanten Erfahrungen des Organismus darin integriert und somit symbolisiert werden. Dies entspräche einer vollständigen Kongruenz.

Grundhaltungen: Kern der Therapietheorie des Personzentrierten Ansatzes. Durch die Realisierung der Grundhaltungen der Echtheit, des einfühlenden Verstehens und der bedingungslosen Wertschätzung auf Seiten des Therapeuten werden die Voraussetzungen für ein Beziehungsklima geschaffen, in dem sich die Aktualisierungstendenz des Klienten optimal entfalten kann.

Kongruenz, Inkongruenz: Diese Begriffe sind von zentraler Bedeutung für die Störungstheorie des Personzentrierten Ansatzes. Die Fully Functioning Person kann alle relevanten Erfahrungen des Organismus genau symbolisieren. Sie befindet sich damit in einer kongruenten Verfassung und kann von der „Weisheit des Körpers" in optimaler Weise profitieren. Liegen dagegen Bewertungsbedingungen vor, so spaltet sich die Selbstaktualisierungstendenz von der Aktualisierungstendenz ab. Um das Selbst aufrechtzuerhalten bzw. die positive Beachtung durch andere Personen zu sichern, werden Erfahrungen des Organismus der Wahrnehmungsabwehr ausgesetzt. Diese werden deshalb verzerrt symbolisiert oder verleugnet, woraus der mit innerer Spannung verbundene Zustand der Inkongruenz resultiert – der Nährboden für die Entstehung von psychischen Störungen.

Organismus: Die biologische Einheit eines Lebewesens. Der Organismus entspricht beim Menschen der Gesamtheit der Person, einschließlich aller körperlichen, seelischen und geistigen Aspekte. Der Organismus ist der Ausgangspunkt der Aktualisierungstendenz und hat die Funktion einer organismischen Bewertungsinstanz.

Organismische Bewertungsinstanz: Sie basiert als ganzheitlich-integrativer Bewertungsprozess auf der Gesamtheit der Erfahrungen des Organismus und stellt eine autonome „Weisheit des Körpers" dar. Die organismische Bewertungsinstanz gibt im Sinne der Aktualisierungstendenz Orientierung über die lebenserhaltende und lebensentfaltende Entwicklungsrichtung des Organismus.

Selbst: Synonyme Begriffe dazu sind Selbstkonzept und Selbstbild. Gemeint ist das Bild, das eine Person von sich selbst hat. Es handelt sich hierbei um eine geschlossene Gestalt. Diese Gestalt wird gebildet aus den miteinander vernetzten symbolisierten Erfahrungen, die sich auf die Wahrnehmungen der eigenen Person sowie die Wahrnehmung der Beziehungen der eigenen Person zur Außenwelt und zu anderen Personen beziehen. Eingeschlossen sind hierbei auch Bewertungen, die sich auf diese Wahrnehmungen beziehen.

Selbstaktualisierungstendenz: Entwicklungstendenz des Selbst, die beim Vorliegen von Bewertungsbedingungen mit der Aktualisierungstendenz in Konflikt geraten kann. Sie zielt auf die Erhaltung des Selbst und die Sicherung der positiven Beachtung durch wichtige Bezugspersonen ab.

Selbst-Ideal: Das Selbst, das eine Person am liebsten sein möchte.

Selbstexploration: Prozess der Symbolisierung von Erfahrungen, im Zuge dessen die Bedeutung der Erfahrungen für die Gesamtheit der Person geklärt wird. Selbstexploration ist von zentraler Bedeutung für die seelische Gesundheit und die Entwicklung der Persönlichkeit.

Symbolisierung: Die symbolisierten Erfahrungen stellen den bewussten Teil der Gesamtheit der Erfahrungen des Organismus dar. Die symbolische Repräsentation der Erfahrungen kann unterschiedliche Grade von Genauigkeit aufweisen. Bei der exakten Symbolisierung der relevanten Erfahrungen des Organismus befindet sich das Individuum in einer kongruenten Verfassung.

Wahres Selbst: Bei seelischer Gesundheit ist das Selbst eine fließende Gestalt und kann sich flexibel an die jeweilige Situation anpassen. Das Selbst befindet sich dann als „wahres Selbst" in Übereinstimmung mit der Gesamtheit der Erfahrungen des Organismus.

Literatur

Adolphs, R. (2006): How do we know the minds of others? Domain-specifity, simulation, and enactive social cognition. Brain Research 1079, 25–35
Assor, A., Roth, G., Deci, E. L. (2004): The emotional costs of parents' conditional regard: A self-determination theory analysis. Journal of Personality 72, 47–88

Baars, B. J. (1997): In the theatre of consciousness: Global workspace theory, a rigorous scientific theory of consciousness. Journal of Consciousness Studies 4, 292–309
– (1998): Das Schauspiel des Denkens. Klett-Cotta, Stuttgart
– (2002): The conscious access hypothesis: Origins and recent evidence. Trends in Cognitive Sciences 6, 47–52
Baddeley, A. D. (1986): Working memory. Oxford University Press, Oxford
– (1992): Working memory. Science 255, 556–559
–, Hitch, G. (1974): Working memory. In: Bower, G. H. (Hrsg.): The psychology of learning and motivation Bd. VIII. Academic Press, New York, 47–89
Bauer, J. (2005). Warum ich fühle, was Du fühlst. 4. Aufl. Hoffmann & Campe, Hamburg
Bechara, A., Damasio, H., Tranel, D., Damasio, A. R. (1997): Deciding advantagously before knowing advantageous strategy. Science 275, 1293–1295
–, Dolan S., Denburg, N. Hindes, A., Anderson S. W., Nathan P. E. (2001): Decision-making deficits, linked to a dysfunctional ventromedial prefrontal cortex, revealed in alcohol and stimulant abusers. Neuropsychologia 39, 376–389
Becker, P. (1995): Seelische Gesundheit und Verhaltenskontrolle: Eine integrative Persönlichkeitstheorie und ihre Anwendung. Hogrefe, Göttingen
Binder, U., Binder, J. (2003): Empathie. In: Stumm/Wiltschko/Keil (Hrsg.) (2003), 82–86
Birbaumer, N. (1986). Schmerz. In: Miltner, W., Birbaumer, N., Gerber, W. D. (Hrsg.): Verhaltensmedizin. Springer, Berlin, 113–134
Brunstein, J. C., Schultheiss, O. C., Grässmann, R. (1998): Personal goals and emotional well-being: The moderating role of motive dispositions. Journal of Personality and Social Psychology 75, 494–508
Bundschuh-Müller, K. (2004): „Es ist was es ist sagt die Liebe …" Achtsamkeit und Akzeptanz in der Personzentrierten und Experientiellen Psychotherapie. In: Heidenreich, T., Michalak, J. (Hrsg.): Achtsamkeit und Akzeptanz in der Psychotherapie. DGVT-Verlag, Tübingen, 407–457

Caveldini, P., Riboldi, G., D'Annucci, A., Belotti, P., Cisima, M., Bellodi, L. (2002): Decision-making heterogenity in obsessive-compulsive disorder: ventromedial prefrontal cortex function predicts different treatment outcomes. Neuropsychologia 40, 205–211
–, Riboldi, G., Keller, R., D'Annucci, A., Bellodi, L. (2002): Frontal lobe dysfunction in pathological gambling patients. Biological Psychiatry 51, 334–341
Csikszentmihalyi, M. (2005): Flow. 12. Aufl. Klett-Cotta, Stuttgart

Damasio, A. R. (1997): Descartes' Irrtum. 3. Aufl. List, München
– (1998): Investigating the biology of consciousness. Philosophical Transactions of the Royal Society London 353, 1879–1882
– (2002): Ich fühle, also bin ich. 2. Aufl. List, München
– (2003): Looking for Spinoza. Harcourt, New York

– (2005): Der Spinoza-Effekt. List, München
–, Grabowski, T. J., Bechara, A., Damasio, H., Ponto, L. L. B., Parvizi, J., Hichwa, R. D. (2000): Subcortical and cortical brain activity during the feeling of self-generated emotions. Nature Neuroscience 3, 1049–1056
Decety, J., Grèzes, J. (2006): The power of simulation: Imaging one's own and others' behavior. Brain Research 1079, 4–14
Deci, E. L., Ryan, R. M. (2000): The „What" and „Why" of goal pursuits: Human needs and the self-determination of behavior. Psychological Inquiry 11, 227–268

Eckert, J. (2003): Grundhaltung(en), therapeutische. In: Stumm/Wiltschko/Keil (Hrsg.) (2003), 147–150
Ehlers, A. (1999): Posttraumatische Belastungsstörung. Hogrefe, Göttingen
Eibl-Eibesfeldt, I. (1993): Der Mensch–das riskierte Wesen. 5. Aufl. Piper, München
Eisenberger, N. I., Liebermann, M. D., Williams, K. D. (2003): Does rejection hurt? An fMRI study of social exclusion. Science 302, 290–292

Fehringer, C. (2003): Konstruktivistische Perspektive. In: Stumm/Wiltschko/Keil (Hrsg.) (2003), 190–192
Flatten, G. (2003): Posttraumatische Belastungsreaktionen aus neurobiologischer und synergistischer Perspektive. In: Schiepek (Hrsg.) (2003), 404–422
Finke, J. (1994): Die Krankheitslehre der Gesprächspsychotherapie. In: Behr, M., Esser, U., Petermann, F., Sachse, R., Tausch, R. (Hrsg.): Jahrbuch für Personzentrierte Psychologie und Psychotherapie Bd. 4. GwG-Verlag, Köln, 9–29
–, Teusch, L. (2002): Die störungsspezifische Perspektive in der Personzentrierten Psychotherapie. In: Keil/Stumm (Hrsg.) (2002), 147–162
Fox, M., Höder, J., Spielmann T. (2001): Seminar für seelische Gesundheit – wie die Teilnehmer es sehen. In: Langer (Hrsg.) (2001), 339–349
Fujiwara, E., Markowitsch, H. J. (2003): Das mnestische Blockadesyndrom–hirnphysiologische Korrelate von Angst und Stress. In: Schiepek (Hrsg.) (2003), 186–212

Gallese, V. (2006): Intentional attunement: A neurophysiological perspective on social cognition and its disruption in autism. Brain Research 1079, 15–24
–, Fadiga, L., Fogassi, L., Rizzolatti, G. (1996): Action recognition in the premotor cortex. Brain 119, 593–609
–, Keysers, C., Rizzolatti, G. (2004): A unifying view of the basis of social cognition. Trends in Cognitive Sciences 8, 396–403
Gendlin, E. (1998): Focusing-orientierte Psychotherapie. Pfeiffer, Stuttgart
Gottwald, K. (2005): Bewusstseinszentrierte Körperpsychotherapie–angewandte Neurobiologie? In: Sulz, S., Schrenker L. (Hrsg.): Die Psychotherapie entdeckt den Körper – oder: Keine Psychotherapie ohne Körperarbeit. CIP-Medien, München, 105–198
Grawe, K. (2004): Neuropsychotherapie. Hogrefe, Göttingen
–, Donati, R., Bernauer, F. (1994): Psychotherapie im Wandel–Von der Konfession zur Profession. Hogrefe, Göttingen

Harrison, N. A., Singer, T., Rothstein, P., Dolan, R. J., Critchley, H. G. (2006): Pupillary contagion: Central mechanisms engaged in sadness processing. Social Cognitive and Affective Neuroscience 1, 5–17
Hayes, S. C. (2005): Get out of your mind and into your life: The new acceptance and commitment therapy. New Harbinger, Oakland
Hebb, D. O. (1949): The organisation of behavior. Wiley, New York
Heinerth, K. (2003): Selbst, Selbstkonzept. In: Stumm/Wiltschko/Keil (Hrsg.) (2003), 278–280

Heinrichs, M., Baumgartner, T., Kirschbaum, C., Ehlert, U. (2003): Social support and oxytocin interact to suppress cortisol and subjective responses to psychosocial stress. Biological Psychiatry 54, 1389–1398
Hüther, G. (1996): The central adaptation syndrome: Psychosocial stress as a trigger for adaptive modifications of brain structure and brain function. Progress in Neurobiology 48, 569–612
– (2003): Die Evolution der Liebe. 3. Aufl. Vandenhoeck & Ruprecht, Göttingen
– (2004 a): Die Macht der inneren Bilder. 2. Aufl. Vandenhoeck & Ruprecht, Göttingen
– (2004 b): Psychotherapie und Beratung kann die Plastizität des Gehirns nutzen (Interview). Gesprächspsychotherapie und Personzentrierte Beratung 35, 243–245
– (2004 c): Die neurobiologische Verankerung von Erfahrungen und ihre Auswirkungen auf das spätere Verhalten. Gesprächspsychotherapie und Personzentrierte Beratung 35, 246–252
– (2004 d): Selbstorganisierte Strukturierung und nutzungsbedingte Modifikation neuronaler Verschaltungsmuster – Implikationen für die Psychotherapie. Vortrag gehalten auf dem Symposium „Selbst-Organisation – Gestaltende und vermittelnde Prozesse in Personzentrierter Psychotherapie und Beratung" am 17. 09. 2004 in Salzburg
– (2005 a): Die Biologie der Angst. 7. Aufl. Vandenhoeck & Ruprecht, Göttingen
– (2005 b): Bedienungsanleitung für ein menschliches Gehirn. 5. Aufl. Vandenhoeck & Ruprecht, Göttingen
– (2006): Brainwash: Einführung in die Neurobiologie für Pädagogen, Therapeuten und Lehrer. (DVD). Auditorium Netzwerk, Müllheim/Baden
–, Krens I. (2005): Das Geheimnis der ersten neun Monate. 2. Aufl. Walter, Düsseldorf
Hussy, W. (1984): Denkpsychologie Bd. 1. Kohlhammer, Stuttgart
Hutterer, R. (2003): Non-direktiv. In: Stumm/Wiltschko/Keil (Hrsg.) (2003), 217–218

Kaiser, S., Mundt, C., Weisbrod, M. (2003): Störung der exekutiven Kontrollfunktionen bei depressiven Patienten – Implikationen für die Psychotherapie. In: Schiepek (Hrsg.) (2003), 453–468
Keil, W. W., Stumm, G. (Hrsg.) (2002): Die vielen Gesichter der Personzentrierten Psychotherapie. Springer, Wien
Keysers, C., Kohler, E., Umiltà, M. A., Nanetti, L., Fogassi, L., Gallese, V. (2003): Audiovisual mirror neurons and action recognition. Experimental Brain Research 153, 628–636
Kirsch, P., Esslinger, C., Chen, Q., Mier, D., Lis, S., Siddhanti, S., Gruppe, H., Mattay, V. S., Gallhofer, B., Meyer-Lindenberg, A. (2005): Oxytocin modulates neural circuitry for social cognition and fear in humans. Journal of Neuroscience 25, 11489–11493
Kolb, B., Wishaw, I. Q. (1996): Neuropsychologie. 2. Aufl. Spektrum, Heidelberg
Korbei, L. (2002): Zur Einbeziehung des Körpers in die Klientenzentrierte/Personzentrierte Psychotherapie: 2 Perspektiven – Perspektive 1: Der einbezogene Körper. In: Keil/Stumm (Hrsg.) (2002), 377–390
Kosfeld, M., Heinrichs, M., Zak, P. J., Fischbacher, U., Fehr, E. (2005): Oxytocin increases trust in humans. Nature 435, 673–676
Kriz, J. (2001): Grundkonzepte der Psychotherapie. 5. Aufl. PVU, Weinheim
–, Stumm, G. (2003). Aktualisierungstendenz. In: Stumm/Wiltschko/Keil (Hrsg.) (2003), 18–21

LaBar, K., Cabeza, R. (2006): Cognitive neuroscience of emotional memory. Nature Neuroscience 7, 54–64
Langer, I. (Hrsg.) (2001): Menschlichkeit und Wissenschaft. GwG-Verlag, Köln
LeDoux, J. (2001): Das Netz der Gefühle. DTV, München
– (2002): Synaptic self. Penguin Putnam, New York

– (2003): The self: Clues from the brain. Annales of the New York Academy of Sciences 1001, 295–304

Linster, H. W. (1990): Gesprächspsychotherapie mit älteren Menschen. Zeitschrift für Gerontopsychologie und -psychiatrie 3, 144–153

Lorenz, K. (1989): Der Abbau des Menschlichen. 5. Aufl. Piper, München

Lux, M. (2004): Neurowissenschaftliche Perspektiven für den Personzentrierten Ansatz. Gesprächspsychotherapie und Personzentrierte Beratung 35, 261–267

Maguire, E. A., Gadian, D. G., Johnsrude, I. S., Good, C. D., Ashburner, J. Frackowiak, R. S. J., Frith, C. D. (2000): Navigation-related structural changes in the hippocampi of taxi drivers. Proceedings of the National Academy of Sciences 97, 4398–4403

Markowitsch, H. J. (2001): Mnestische Blockaden als Stress- und Traumafolgen. Zeitschrift für Klinische Psychologie und Psychotherapie 30, 204–211

Martin, C. O., Denburg, N., Tranel, D., Granner, M. A., Bechara, A. (2004): The effects of vagus nerve stimulation on decision-making. Cortex 40, 605–612

Miltner, H. R., Krieschel, S. Hecht, H., Trippe, R. H., Weiß, T. (2003): Angstmotivierte Aufmerksamkeitsanomalie: psychobiologische Grundlagen und neuronale Aspekte ihrer therapeutischen Modifikation. In: Schiepek (Hrsg.) (2003), 378–403

Motschnig-Pitrik, R., Lux, M. (zur Publikation eingereicht): The person-centered approach meets neuroscience: Mutual support of C. R. Rogers's and A. R. Damasio's Theories

–, Nykl, L. (2003): Towards a cognitive-emotional model of Rogers' person-centered approach. Journal of Humanistic Psychology 43, 8–45

–, (2004): Wirtschaftsinformatiker erlernen Personzentrierten Ansatz. Gesprächspsychotherapie und Personzentrierte Beratung 35, 117–126

Murphy, S., Zajonc, R. (1993): Affect, cognition and awareness: Affective priming with suboptimal and optimal stimuli. Journal of Personality and Social Psychology 64, 723–739

Pennebaker, J. W. (1991): Sag, was Dich bedrückt. Econ, Düsseldorf

–, Kiecolt-Glaser, J. K., Glaser, R. (1988): Disclosure of traumas and immune function: Health implications for psychotherapy. Journal of Consulting and Clinical Psychology, 56, 239 – 245

–, Susman, J. R. (1988): Disclosure of traumas and psychosomatic processes. Social Science and Medicine 26, 327–332

Prinz, W. (1990): Unwillkürliche Aufmerksamkeit. In: Meinecke, C., Kehrer, L. (Hrsg.): Bielefelder Beiträge zur Kognitionspsychologie. Hogrefe, Göttingen, 49–75

Reddemann, L. (2001): Imagination als heilsame Kraft. Pfeiffer, Stuttgart

Renn, K., Wiltschko, J. (2003): Strukturgebundenheit, strukturgebunden. In: Stumm/Wiltschko/Keil (Hrsg.) (2003), 294–296

Rizzolatti, G., Craighero, L. (2004): The mirror-neuron system. Annual Review of Neuroscience 27, 169–192

Rogers, C. R. (1959/1991): Eine Theorie der Psychotherapie, der Persönlichkeit und der zwischenmenschlichen Beziehungen. 3. Aufl. GwG-Verlag, Köln

– (1980/2003): Der neue Mensch. 7. Aufl. Klett-Cotta, Stuttgart

– (1961/2004): Die Entwicklung der Persönlichkeit. 15. Aufl. Klett-Cotta, Stuttgart

– (1951/2005): Die klientenzentrierte Gesprächspsychotherapie. 17. Aufl. Fischer, Frankfurt/M

Rogers, N. (2002): Personzentrierte Expressive Kunsttherapie. In: Keil/Stumm (Hrsg.) (2002), 411–426

Romero, B., Eder, G. (1992): Selbst-Erhaltungs-Therapie: Konzept einer neuropsychologischen Therapie bei Alzheimer-Kranken. Zeitschrift für Gerontopsychologie und -psychiatrie 5, 267–282

Roth, G. (2003): Fühlen, Denken, Handeln. Suhrkamp, Frankfurt
– (2005): Die Natur der Seele (Interview). Der Spiegel 16/2005, 176–189

Schacter, D. L. (2001 a): Wir sind Erinnerung. Rowohlt, Reinbek
– (2001 b): The seven sins of memory. Houghton Mifflin, Boston
Schandry, R. (1988): Lehrbuch Psychophysiologie: Körperliche Indikatoren psychischen Geschehens. 2. Aufl. PVU, München
Schiepek, G. (Hrsg.) (2003): Neurobiologie der Psychotherapie. Schattauer, Stuttgart
Schultz von Thun, F. (1998): Miteinander reden. Band 3. Rowohlt, Reinbek
Schwartz, R. (2000): Systemische Therapie mit der inneren Familie. 2. Aufl. Pfeiffer, Stuttgart
Shallice, T. (1982): Specific impairments of planning. Philosophical Transactions of the Royal Society London, B, 298, 199–209
Sheldon, K. M., Arndt, J., Houser-Marko, L. (2003): In search of the organismic valuing process: The human tendency to move towards beneficial goal choices. Journal of Personality 71, 835–869
–, Elliott, A. J. (1998): Not all personal goals are personal: Comparing autonomous and controlled reasons as predictors of effort and attainment. Personality and Social Psychology Bulletin 24, 546–557
–, (1999): Goal striving, need satisfaction, and longitudinal well-being: The self-concordance model. Journal of Personality and Social Psychology 76, 482–497
–, Kasser, T. (1995): Coherence and congruence: Two aspects of personality integration. Journal of Personality and Social Psychology 68, 531–543
Singer, T., Seymour, B., O'Doherty, J. P., Kaube, H., Dolan, R. J., Frith, C. D. (2004): Empathy for pain involves the affective but not sensory components of pain. Science 303, 1157–1162
–, Seymour, B., O'Doherty, J. P., Klaas, E. S., Dolan, R. J., Frith, C. D. (2006): Empathic neural responses are modulated by the perceived fairness of others. Nature 439, 466–469
Sokolov, E. N. (1975): The neuronal mechanisms of the orienting reflex. In: Sokolov, E. N., Vinogradova, O. S. (Hrsg.), Neuronal mechanisms of the orienting reflex. Lawrence Erlbaum, Hillsdale, 217–235
Sotres-Bayon, F., Bush, D. E. A., LeDoux, J. E. (2006): Emotional perseveration: An update on prefrontal-amygdala interactions in fear extinction. Learning & Memory 11, 525–535
Speierer, G.-W. (2001): Störungsspezifische Erlebensmuster bei Psychotherapie-PatientInnen. In: Langer (Hrsg.) (2001), 244–256
– (2002): Das Differenzielle Inkongruenzmodell der Gesprächspsychotherapie. In: Keil/Stumm (Hrsg.) (2002), 163–185
Spitzer, M. (2003): Neuronale Netzwerke und Psychotherapie. In: Schiepek (Hrsg.) (2003), 42–57
Storch, M. (2002): Die Bedeutung neurowissenschaftlicher Forschungsansätze für die psychotherapeutische Praxis. Psychotherapie 7, 281 –294
–, Krause, F. (2005): Selbstmanagement – ressourcenorientiert. 3. Aufl. Huber, Bern
Stumm, G., Keil, W. W. (2002): Das Profil der Klienten-/Personzentrierten Psychotherapie. In: Keil/Stumm (Hrsg.) (2002), 1–62
–, Kriz, J. (2003): Organismus. In: Stumm/Wiltschko/Keil (Hrsg.) (2003), 219–221
–, Wiltschko, J., Keil, W. W. (Hrsg.) (2003): Grundbegriffe der Personzentrierten und Focusing-orientierten Psychotherapie und Beratung. Pfeiffer, Stuttgart

Tausch, R. (1997): Praktische Erfahrungen in der Gesprächs- und Verhaltenstherapie mit EMDR. In: Eschenröder, C. T. (Hrsg.): EMDR, eine neue Methode zur Verarbeitung traumatischer Erinnerungen. DGVT-Verlag, Tübingen, 147–159

– (2000): Hilfen bei Stress und Belastung. 9. Aufl. Rowohlt, Reinbek
– (2001): Wirkungsvorgänge in Patienten/Klienten bei der Minderung seelischer Beeinträchtigungen durch Gesprächstherapie–Eine empirisch begründete Theorie. In: Langer (Hrsg.) (2001), 523–548
–, Tausch, A. M. (1990): Gesprächspsychotherapie. 9. Aufl. Hogrefe, Göttingen
Tausch-Flammer, D., Bickel, L. (2000): Jeder Tag ist kostbar. 2. Aufl. Herder, Freiburg
Teichmann-Wirth, B. (2002): Zur Einbeziehung des Körpers in die Klientenzentrierte/Personzentrierte Psychotherapie: 2 Perspektiven – Perspektive 2: Der einzubeziehende Körper. In: Keil/Stumm (Hrsg.) (2002), 391–410
Teusch, L., Finke, J. (2002): Personzentrierte Psychotherapie in der Psychiatrie. In: Keil/Stumm (Hrsg.) (2002), 477–498

Umiltà, M. A., Kohler, V., Gallese, V., Fogassi, L., Keysers, C., Rizzolatti, G. (2001): I know what you are doing: A neurophysiological study. Neuron 31, 155–165
Uvnäs-Moberg, K. (2003): The oxytocin factor. Da Capo Press, Cambridge, MA
–, Petersson, M. (2005): Oxytocin, ein Vermittler von Antistress, Wohlbefinden, sozialer Interaktion, Wachstum und Heilung. Zeitschrift für Psychosomatische Medizin und Psychotherapie 51, 57–80

Vahrenkamp, S., Behr, M. (2004): The dialog with the inner critic: From a pluralistic self to client-centered and experiential work with partial egos. Person-centered and Experiential Psychotherapies 3, 228–244
Vaitl, D., Schienle, A., Stark, R. (2003): Emotionen in der Psychotherapie: Beiträge des Neuroimaging. In: Schiepek (Hrsg.) (2003), 158–185
Van Balen, R., (2002): Die Entwicklung des Experienziellen Ansatzes. In: Keil/Stumm (Hrsg.) (2002), 209–230
Van Honk, J., Hermans, E. J., Putman, P., Montagne, B., Schnitter, D. J. (2002): Defective somatic markers in sub-clinical psychopathy. Neuroreport 13, 1025–1027
Vogeley, K., Bergmann, A., Falkai, P. (2003): Theory of mind und Selbstperspektive-neuronale Korrelate und Veränderungen bei der Schizophrenie. In: Schiepek (Hrsg.) (2003), 423–435

Wicker, B., Keysers, C., Plailly, J., Royet, J. P., Gallese, V., Rizzolatti, G. (2003): Both of us disgusted in my insula: The common neural basis of seeing and feeling disgust. Neuron 40, 655–664
Wilson, T. (2002): Strangers to ourselves. Belknap, Cambridge
Wiltschko, J. (2002): Focusing und Focusing-Therapie. In: Keil/Stumm (Hrsg.) (2002), 231–264
– (2003 a): Fortsetzungsordnung. In: Stumm/Wiltschko/Keil (Hrsg.) (2003), 128–130
– (2003 b): Resonanz. In: Stumm/Wiltschko/Keil (Hrsg.) (2003), 270–272

Zajonc, R. B. (1980): Feeling and thinking: Preferences need no inferences. American Psychologist, 35, 151–175

Sachregister

Julian Paul Keenan

Das Gesicht im Spiegel

Auf der Suche nach dem Ursprung des Bewusstseins
Unter Mitarbeit von Gordon G. Gallup Jr. und Dean Falk
Aus dem Amerikanischen von U. Bischoff
2005. 214 Seiten. 13 Abb.
(978-3-497-01781-2) kt

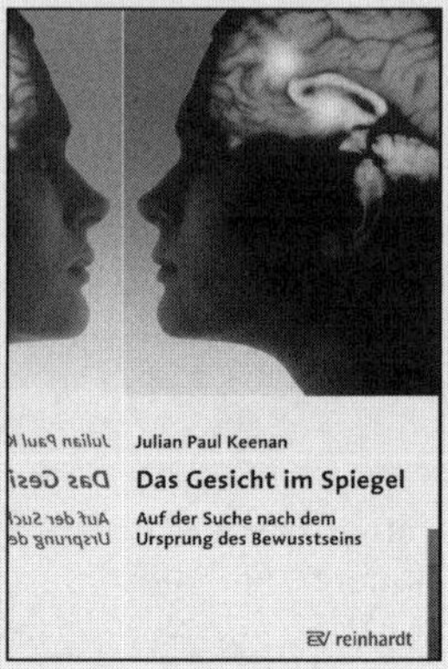

Wenn wir in den Spiegel blicken, offenbart sich eine wichtige Leistung unseres Gehirns: Wir erkennen uns selbst. Dieses sog. Ichbewusstsein hat sich evolutionär entwickelt und bestimmt unser alltägliches Verhalten und Zusammenleben. Mitgefühl, Manipulation, Lebenserinnerungen und Zukunftsvisionen setzen diese Fähigkeit voraus.
Wie entwickelt sich das Ichbewusstsein bei Kindern? Besitzen auch Tierarten ein Ichbewusstsein? Welche Aktivitäten im Gehirn führen dazu, dass wir uns selbst erkennen? Wie verändert sich das Bewusstsein, wenn diese Gehirnregionen beschädigt sind? Wie ist die Fähigkeit, sich seiner Gedanken bewusst zu sein, verknüpft mit dem Gedächtnis und unserem Einfühlungsvermögen in das Denken und Handeln anderer Menschen?

Auf der Suche nach Antworten erfährt der Leser von spannenden Forschungen mit dem Spiegeltest und bildgebenden Verfahren. In der Primatenforschung, der Verhaltensbeobachtung von Kindern und in Fallstudien von Patienten mit Hirnverletzungen zeigt sich, wie das Ichbewusstsein entsteht und wie es beeinträchtigt werden kann. Ein faszinierender Ausflug in die Entwicklungsgeschichte des menschlichen Bewusstseins und seine Erforschung in Neurowissenschaften und Psychologie.

reinhardt
www.reinhardt-verlag.de